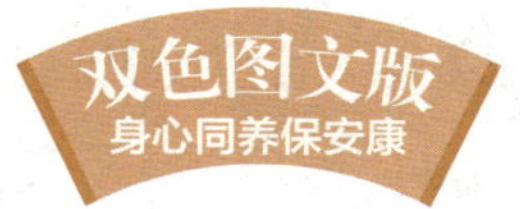

食疗偏方治百病

土荣华◎主编
相光鑫◎副主编

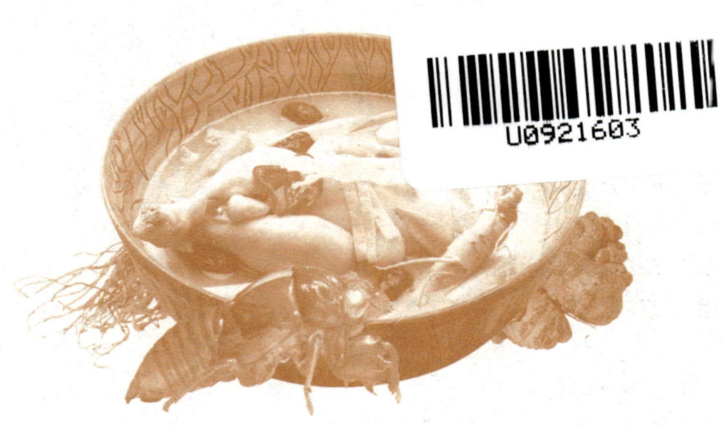

U0921603

中国科学技术出版社
·北 京·

图书在版编目（CIP）数据

食疗偏方治百病 / 土荣华主编 . -- 北京 : 中国科学技术出版社 , 2017.5（2024.7 重印）

ISBN 978-7-5046-7459-3

Ⅰ . ①食… Ⅱ . ①土… Ⅲ . ①食物疗法—验方 Ⅳ . ① R247.1

中国版本图书馆 CIP 数据核字（2017）第 070212 号

策划编辑 崔晓荣 卢紫晔
责任编辑 曹小雅
封面设计 宋双成
责任校对 龚利霞
责任印制 李晓霖

出　　版 中国科学技术出版社
发　　行 中国科学技术出版社有限公司
地　　址 北京市海淀区中关村南大街16号
邮　　编 100081
发行电话 010-62103130
传　　真 010-62179148
网　　址 http://www.cspbooks.com.cn

开　　本 720mm×1000mm　1/16
字　　数 230千字
印　　张 18.75
版　　次 2017年5月第1版
印　　次 2024年7月第1版第2次印刷
印　　刷 唐山富达印务有限公司
书　　号 ISBN 978-7-5046-7459-3/R・2022
定　　价 39.00元

（凡购买本社图书，如有缺页、倒页、脱页者，本社销售中心负责调换）

内容提要

中医药学自古以来就有“药食同源”的理论。许多食物既是食物也是药物，食物和药物同样能够防治疾病，为人们的健康保驾护航。编者系统介绍了五脏调养、小儿调养、美容瘦身、提神醒脑、抗衰老和提升免疫力的食疗方法，并提供了调养内科、外科、男科、妇科、五官科和皮肤病的实用老偏方，其中所涉食材都是日常生活中常见之物，价格低廉，制作简单且能强身健体、防病治病。本书实用性强，可操作性强，是一部家庭必备的健康保健工具书。

前言 Foreword

食疗是中医药学宝库中的重要组成部分。早在上古时代，人们在寻找食物的过程中，经过长期不断地摸索，逐渐分清了药物和食物的区别，将有治疗作用的动植物与矿物归于药物，将能饱腹充饥、有益身体的动植物归于食物，中药由此起源，人们对食物的认识也由此产生。中医药学自古就有“医食同源”“药食同源”之说，即食物与药物的来源一样，也具有一定的性能和功效，因此可以充分利用食物的不同性能和功效来更好地保持和增强人体健康，这就形成了中医药学中一种独特的治疗方法——食物疗法，简称食疗。食疗又称食治，即在中医药理论指导下，应用食物来治疗疾病，或辅助药物来帮助机体恢复健康。其内容十分丰富，已成为中医治疗疾病的重要手段和特色之一。食疗将精湛的烹饪技艺和美味结合在一起，融入了我国特色的饮食文化，又与传统的中医药文化完美结合，其文化意义和价值大大超出单纯的治疗作用。

古代医家认为，人体与自然的风寒暑湿、春夏秋冬、花草树木、鸟兽鱼虫息息相通，自然万物之间存在着广泛而永恒的相生、相克、相制、相化关系，所以人体的不适及病痛，自然界中总有一物可以化解。这正是食疗可以保健养生、防病治病的根源。如今，越来越多的人开始注重传统养生，选择用食疗来调补、滋养身体。为满足人们对食疗养生、自我保健的需求，我们结合传统的中医药理论和现代营养学，针对不同人群，无论是健康、亚健康者，还是罹患各种病痛者，都给出了相应的食疗偏方，各类人群都可以通过食疗偏方进行调补、滋养身体。在身体稍有不适时，可以用食疗小偏方试一试，也许会起到意想不到的效果。

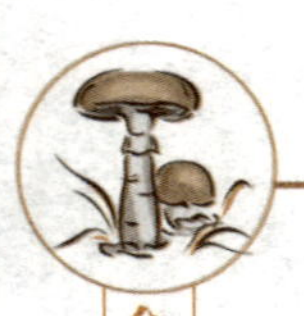

本书博采众长，食疗所用的各种食品、中药都是常用之品，制作简便，适合社会各阶层热爱健康的人士阅读选用，也适合各类患者及其家属参考阅读。希望本书能对读者朋友有所帮助，希望大家通过食疗偏方有病医病、无病健身。

编　者

目录 Contents

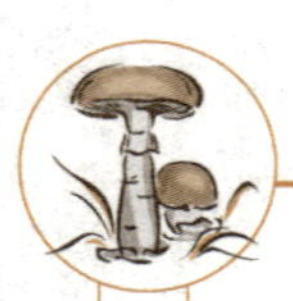

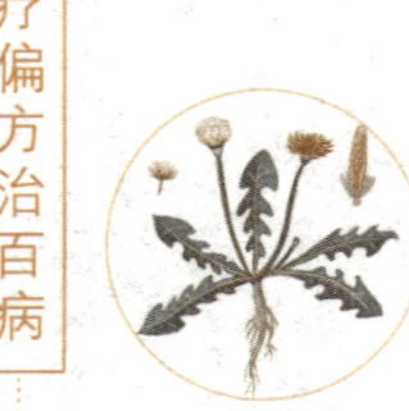

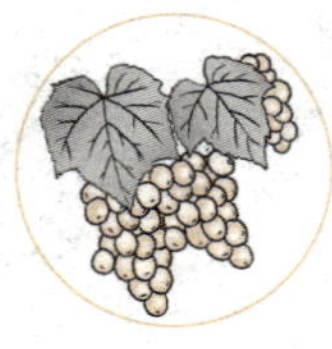

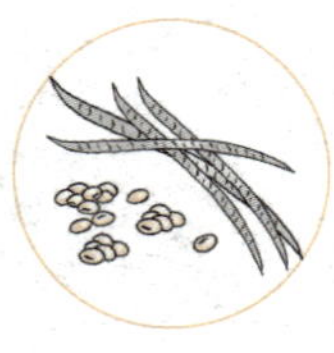

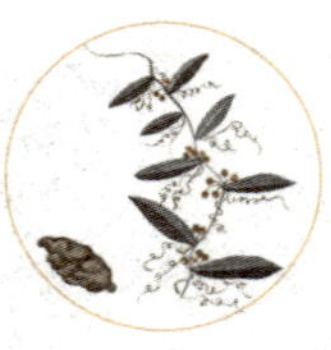

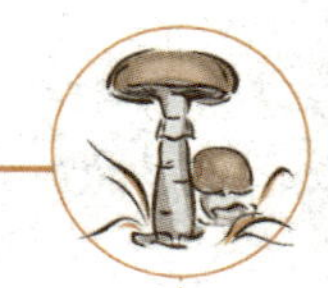

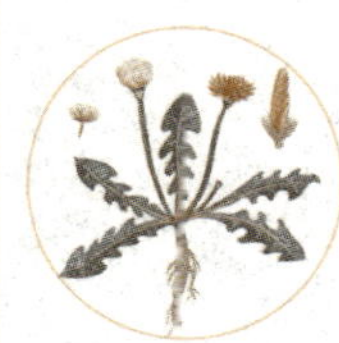

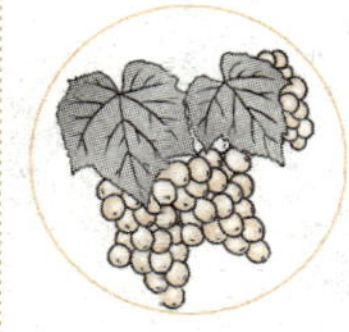

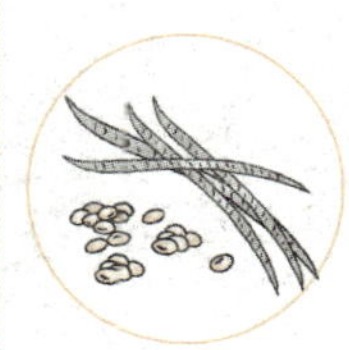

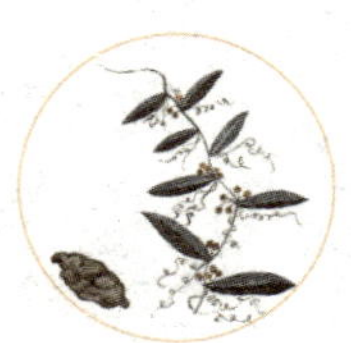

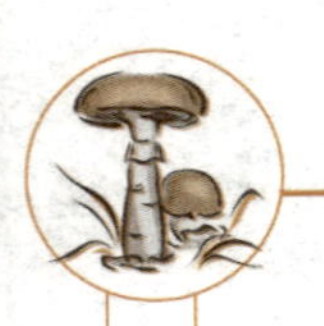

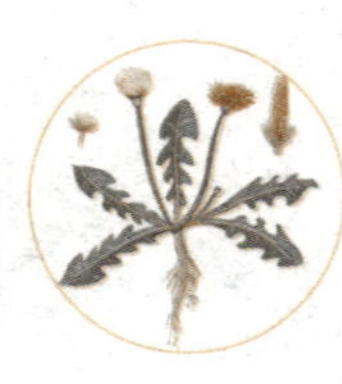

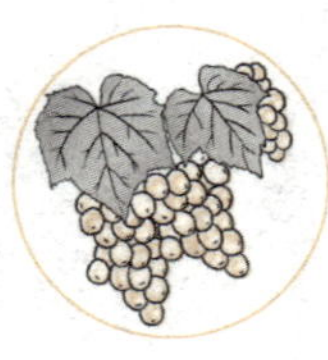

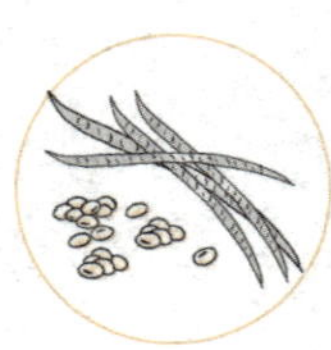

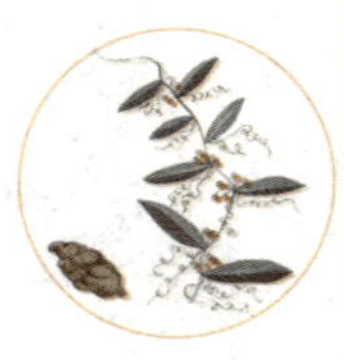

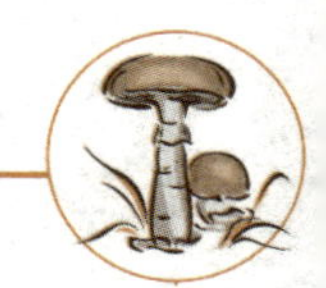

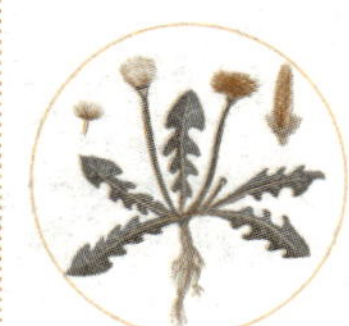

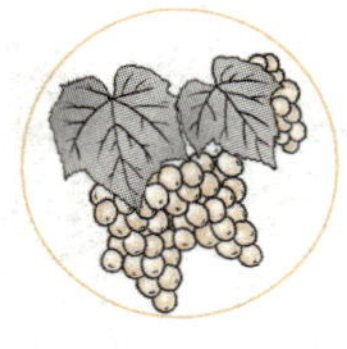

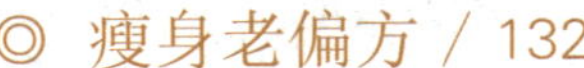

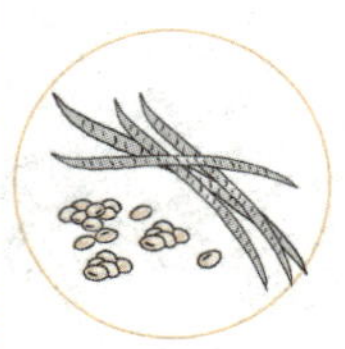

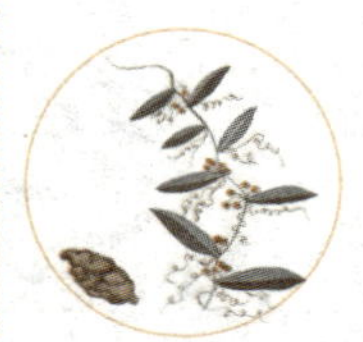

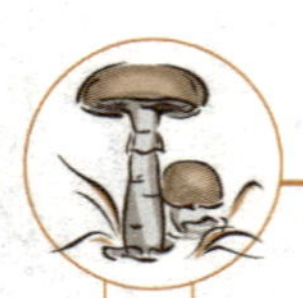

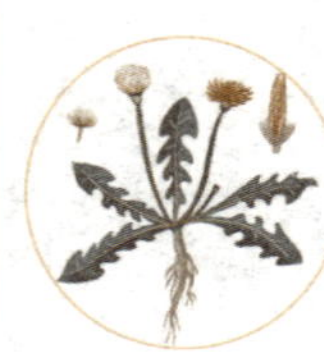

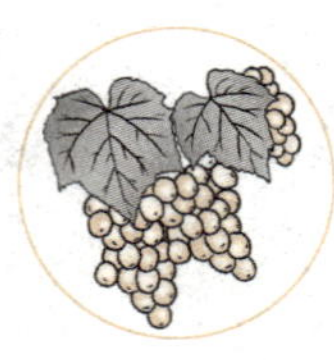

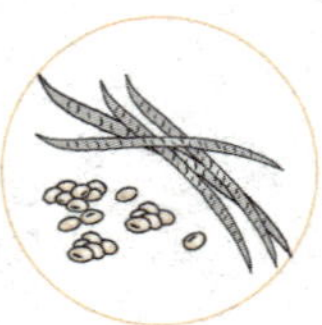

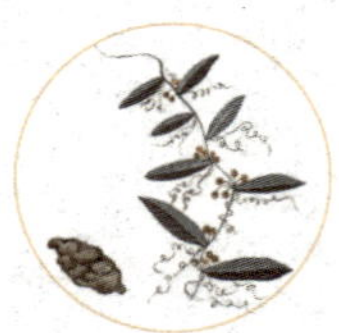

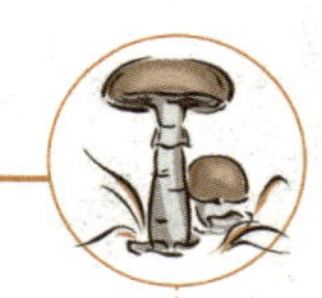

第7章　小病一扫光，中老年病患吃对不吃药

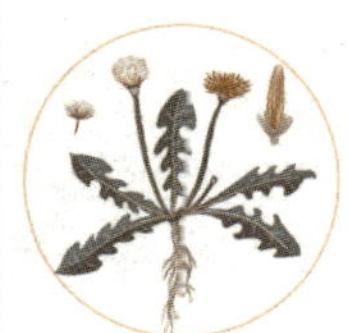

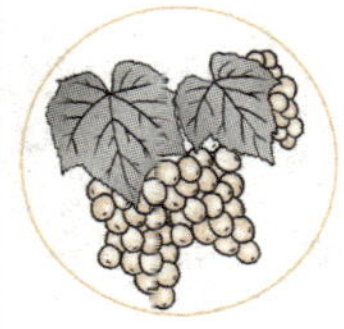

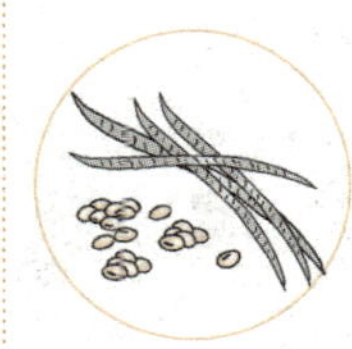

第8章　小病一扫光，一日三餐用偏方

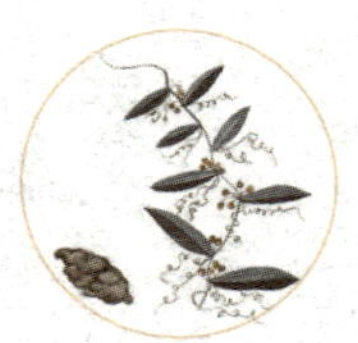

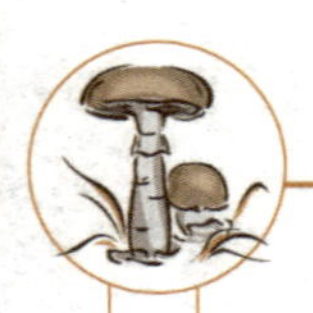

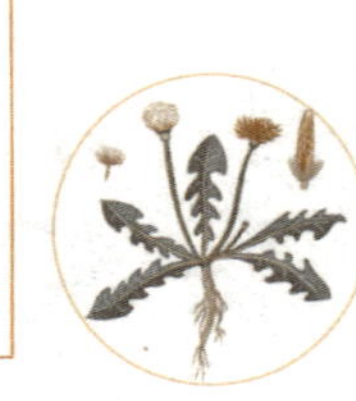

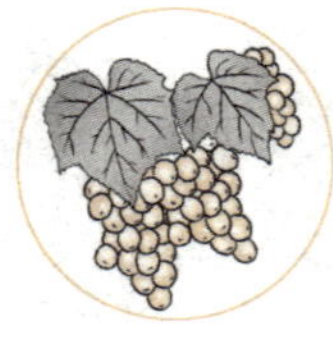

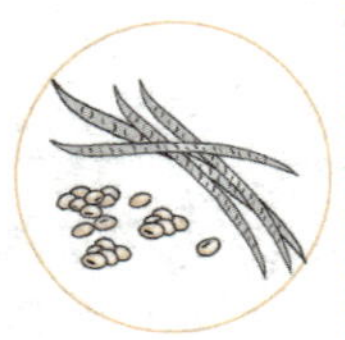

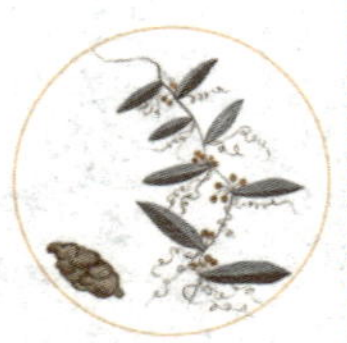

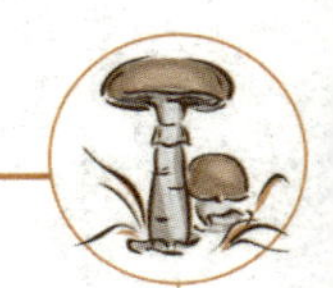

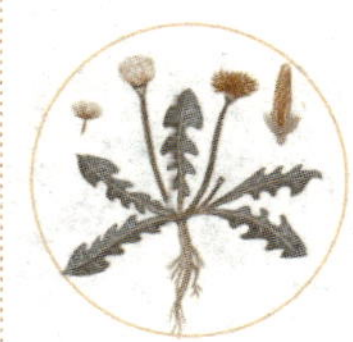

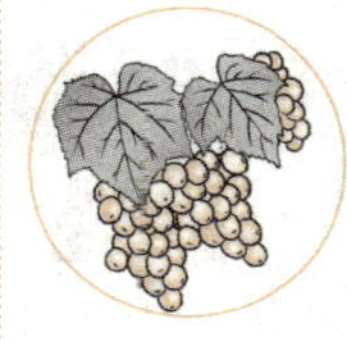

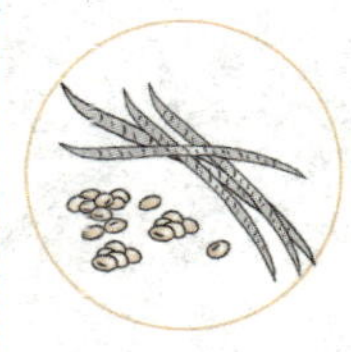

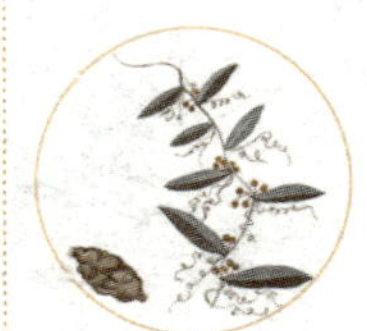

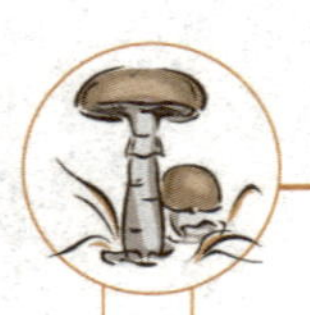

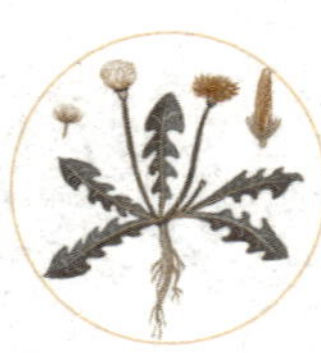

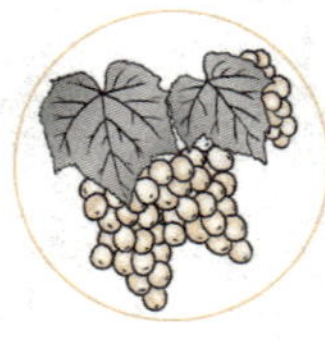

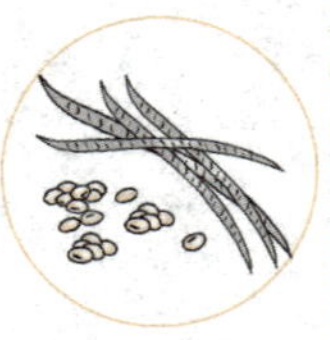

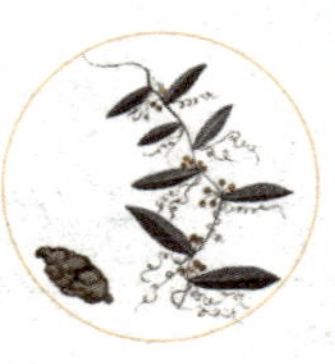

◎ 五官科老偏方 / 255

◎ 皮肤科老偏方 / 269

第 1 章

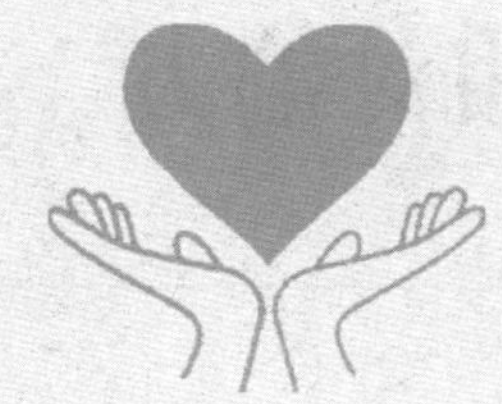

善待身体，自己来当“好医生”

日常生活中，我们总会被各种各样的健康问题所困扰。这时，如果你懂得一些基本的防病养生方法，就知道什么时候该去医院，什么时候该靠自己。花最少的钱，用最短的时间和最简单的方法来祛除身心疾病，摆脱疾病困扰。以中医药理论为基础的食疗偏方是传统医学与美食的完美结合，一碗粥、一道菜、一勺汤，只要加入适当的药材，就成了调理、滋补身体的药膳，让健康与美味兼得。通过对症食疗，食借药力，循经入脏，既能保护五脏六腑，又能养成美食保健的习惯，让疾病远离自己，何乐而不为？

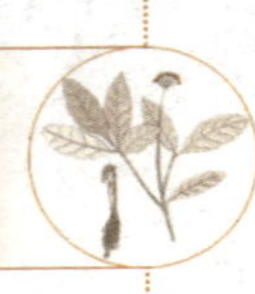

用对偏方，轻轻松松得健康

重视偏方，有病不一定要看医生

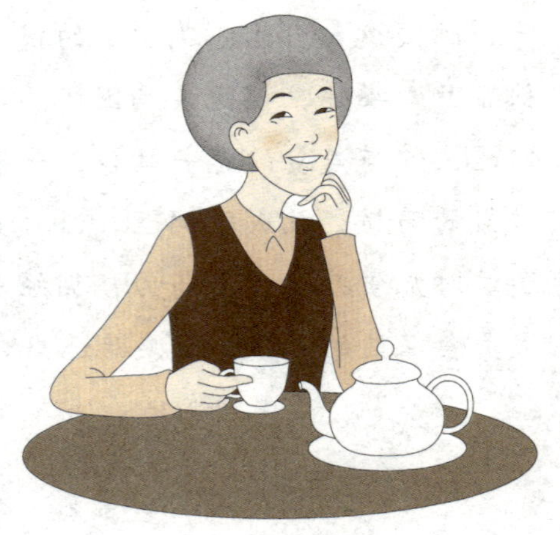

当今不少人面临着“看病难，看病贵”的现实，好多人生病后不敢轻易跨进医院的大门，这迫使人们在医院和医生之外，寻求家庭自疗的“灵丹妙药”。不管是西药、中药还是各种偏方，能治疗疾病就是最好的良药。

千万不要轻视中医的小方法，小方法也有大疗效。不要把自己的身体全部交给别人，最好的医生实际上就是自己，求医不如求己。有病不要光等着医生治，自己配合更重要，用偏方在家中自疗也可以。偏方有一个优势，就是有什么症，用什么方，外行也可使用，无须医生细辨病情，省却求医的麻烦。偏方能长久地流传于民间，一个重要的原因就是老百姓自己就可以运用。

王大爷前年患上了哮喘，这几年没少去医院，药也吃了不少，但治疗效果并不好。每当遇到天气变化，或是受凉时，王大爷的哮

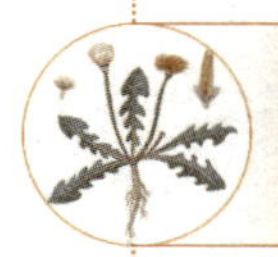

喘病就会加剧，咳嗽不断，还打喷嚏，明显感到上气不接下气，有时一阵咳嗽后，会大口喘气，脸也憋得发青，老伴儿为此也很是揪心，儿女也不知如何是好。

对王大爷这样的哮喘病患者的治疗，医院常让患者用气管扩张药，轻轻一吸，马上就能平息哮喘。气管扩张药能有效地使气管扩张，使足够的氧气参与血液运输。但这种治疗不仅有不良反应，而且价格比较高，所以限于经济条件，好多人都不太愿意使用。其实对于像王大爷这样的哮喘病患者在家用偏方来治疗也行。下面介绍几种适用于哮喘患者的实用偏方。

养生食疗偏方

核桃芝麻蜂蜜饮

【原料】核桃250克，黑芝麻100克，蜂蜜1汤勺，水2汤勺。

【用法】将核桃、黑芝麻捣碎混合，加入蜂蜜和水拌匀，放在笼里蒸20分钟即可，每天早晚分2次服食。

【功效】止咳定喘。适用于老年性哮喘，坚持长期服用有效。

柚子蜂蜜饮

【原料】柚子1个，蜂蜜、黄酒各适量。

【用法】柚子去皮，削去内层白髓，切碎，放入碗中，加适量蜂蜜，隔水蒸至熟烂，每天早晚各1匙，用少许黄酒服下。

【功效】止咳定喘。可治疗老年性哮喘。

葡萄泡蜂蜜

【原料】葡萄（任何品种均可）、蜂蜜各500克。

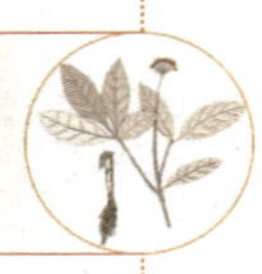

【用法】将葡萄洗净沥干，泡在蜂蜜里，装在一密封容器中泡4天即可食用，每日3次，每次3～4汤匙。

【功效】止咳定喘。主治哮喘。

萝卜汁炖豆腐

【原料】白萝卜1000克，豆腐500克，白糖50克。

【用法】将生白萝卜洗净，去皮，榨汁，装入杯中待用；豆腐切成小块，在开水锅中氽一下捞出；将豆腐、白萝卜汁同放入锅内，上火煮沸5分钟，加入白糖，再烧沸即可食用。

【功效】清热润肺，止咳平喘。适用于治疗老年性哮喘。

【附注】豆腐有清肺热、止痰饮之功效；萝卜也有清热生津、化痰止咳等功效；白糖有清热生津、止咳等作用。三者合用治疗老年性哮喘的功效增强。

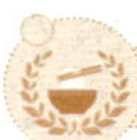

砂锅杏仁豆腐

【原料】豆腐120克，杏仁15克，麻黄3克，食盐、鸡精、芝麻油各适量。

【用法】将杏仁、麻黄洗净，同装入纱布袋，用线将口扎紧；将豆腐切成3厘米见方块，与药袋一起放入砂锅，加适量水，先用大火烧沸，后改用小火，共煮1小时，捞出药袋；加入食盐、鸡精、芝麻油调味，食豆腐、喝汤。分2次食用，3日为1个疗程。

【功效】润肺滑肠，发汗定喘。适于受凉发作者食用，疗效显著。

【附注】豆腐味甘，性平，可补虚润燥，清热化痰；杏仁味苦，性温，能祛痰理气，止咳平喘；麻黄味辛，微苦，可开宣肺气，发汗解表，利水平喘。三者结合，功效倍增，是治疗肾阳虚哮喘的良方。

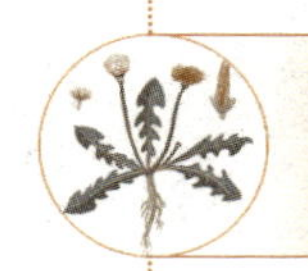

用对偏方，好偏方就是活菩萨

宋徽宗的宠妃在随徽宗野外狩猎时受了风寒，咳嗽不止，以致夜不能眠。太医治疗了几天都没有效果。徽宗龙颜大怒，下令务必在三天内治好，否则格杀勿论。众太医惶惶不可终日。其中一位太医在家正心情烦闷、坐卧不宁时，忽听门外有“家传单方，包治咳嗽”的叫卖声，心想皇上的限期已近，“死马就当活马医”吧，于是就买了几帖。奇妙的是，那个妃子服药一天后咳嗽顿除。徽宗龙颜大悦，当即赏那位太医白银百两。那位太医百思不得其解，于是满大街地寻找那个小贩，找着后以百两银子相赠，并询问药方的组成。小贩诚惶诚恐，忙把药方献上，原来不过是单味中药海蛤壳，放火煅过，再磨成粉而已。这正是“小小偏方，气死名医”。

其实偏方即单方或验方，是指药味不多、对某些病症具有独特疗效的方剂。偏方的“偏”和“正”相对，一般是没有被正式的医学典籍收载，但却凭借较好的治疗效果，在民间以口耳相传的方式流传下来的妙方，是经过实践证明确实有效的良药。千百年来，民间流传着许多单验偏方，老百姓有“偏方治大病”的说法。由于许多偏方是口耳相传的，有的甚至“传男不传女”，因此使这些偏方蒙上了一层神秘的色彩。

关于中药的起源有“神农尝百草，一日而遇七十二毒”的传说，可见中医在一定程度上是一门实践医学。偏方来源于广大人民群众对长期实践经验的总结，在偏方的发现和应用过程中，自觉不自觉地应用了中医的有关理论，它已经成为博大精深的中医药的一个重要组成部分。历代医家包括名医都是重视偏方的，如外科的鼻祖华佗、“医圣”张仲景、“药王”孙思邈等，无不重视民间单验

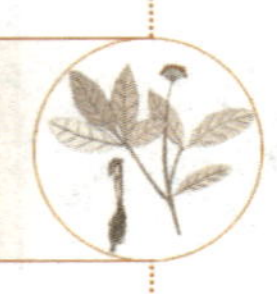

方的搜集和临床应用、验证。

偏方是中医保健的一大特色，是药物或食物巧妙应用于日常疾病的方剂。一般来说，偏方具有以下两个特点。

简单有效

一个偏方一般只需一两味药物或食物，不需要太多的配伍，虽用药简单，却疗效显著，吃下即能去病。

沈大爷今年61岁，几年前患了慢性支气管炎，去年检查出患了肺气肿，平时稍微一活动就喘不上气。为了治疗肺气肿，沈大爷服用了大量西药糖皮质激素，但效果不是太好。沈大爷于是找中医治疗，喝了一段时间中药，病情有所好转。但中药喝得多了，大爷总觉得一闻见中药味就恶心，后来一位老中医给他推荐了一个五味子煮鸡蛋的小偏方，效果非常好。十多天后，沈大爷的咳喘、气喘、呼吸困难、胸闷等症状就明显减轻了。医生嘱咐他继续服用，等肺气肿的症状完全消失后，就可停止服用了。

养生食疗偏方

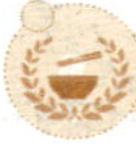

五味子煮鸡蛋

【原料】五味子20克，鸡蛋1枚，白糖少许。

【用法】鸡蛋洗净；五味子洗净，加清水700毫升，浸泡30分钟后与鸡蛋一起煎煮，蛋熟后捞出用冷水浸泡片刻，去壳后再放回煎煮1小时，煲至汤汁约250毫升，加入少许白糖即可。

【功效】止咳定喘，强身补气。治疗肺气肿。

【附注】五味子性温，味酸、甘，无毒，入肺、心、肾经。具有敛肺止汗、益气生津、固涩止泻、补肾宁心的功效。适用于久咳虚

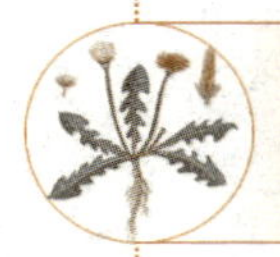

喘、梦遗滑精、遗尿尿频、久泻不止、自汗盗汗、津伤口渴、短气脉虚、内热消渴、心悸失眠等症。现代研究表明，五味子含有丰富的有机酸、维生素、类黄酮、植物固醇以及有强效复原作用的木酚素，是兼具精、气、神三大补益的少数药材之一，能益气强肝，增进细胞排除废物的效率，供应更多氧气，营造和运用能量，提高记忆力及性持久力。

廉价方便

偏方材料的选择经济实惠，很多都是我们常用的食材，鸡鸭鱼肉、水果蔬菜用之得当皆可入药。偏方一般制作方便，不用花钱就医，且没有毒性反应。

李女士才40多岁，但身体素质较差，经常感冒，当流感袭来时，她更是首当其冲。轻则打喷嚏、鼻塞，重则发热、扁桃体发炎。为此，她没少吃西药，但治标不治本，感冒常复发。一次聊天时，一个当中医的朋友告诉她一个含姜片的小偏方，她用了大约半年，感冒频率就大大降低了，三四个月都不会有一次了。

养生食疗偏方

口含生姜片

【原料】生姜适量。

【用法】早上起床，先喝一杯温开水润肠胃。将生姜洗净，切4～5薄片，用开水冲一下消消毒；将姜片放到嘴里含着，慢慢咀嚼，含15～30分钟，不要一下子吞下去；慢慢将姜片嚼烂，让生姜的气味在口腔内散发、扩散。

【功效】发汗解表，温中散寒。适用于风寒感冒、胃寒呕吐、寒痰咳嗽等症。

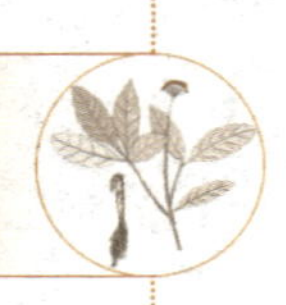

合理使用，使用偏方时的注意事项

食疗偏方是建立在中医理论基础上的，使用食疗偏方同样存在着辨证论治、合理使用的问题。任何单方草药都有其一定的适应证，对特定的人群有效，因此要进行分辨，不能盲目使用。用食疗偏方治病也要了解它的适用范围、药物成分、功效、毒性大小和使用方法等，并尽可能在专业医生的指导下合理使用，有的放矢，才能保证安全有效。

客观地看待小偏方

对待偏方常有两种态度。

(1)严重抵制小偏方。有的人一听说是偏方，就嗤之以鼻，认为不科学。其实这样的想法是不对的，全盘否定的观点是对中医学的不了解所致。尽管偏方不是主流医学，不见得每用必效，但很多偏方经现代医学验证，具有一定的合理性，疗效确实可信，有无数实例可以证明，偏方可以辅助治病、保健、强身。

(2)盲目迷信小偏方。有的人病急乱投医，或者因治疗费用较高，偏听偏信一些江湖游医或机构“美其名曰”的小偏方，结果不仅花了冤枉钱，还没什么效果，甚至有的出现了不良反应，得不偿失；有的人过于迷信小偏方，逢病必求。偏方固然有效，但并非每投必效，中医用药的主导方式还是辨证论治，具体问题具体分析，偏方可以视为一种补充方式；再者，疾病是千奇百样的，偏方却是有限的，并非每一种病症都有偏方对应。此外，有些药性较峻的偏方，使用起来还是应该谨慎。

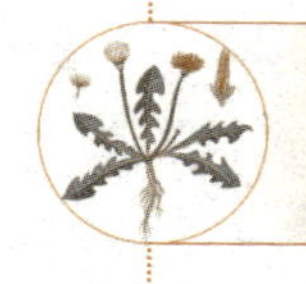

正确的态度是客观地看待小偏方，既不要一棍子打死，也不要盲目偏听偏信。只有这样才能使用好偏方，让它成为服务于我们身体的工具。

因人、因时、因地而异

偏方疗效会因每个人的体质及身体状况、地域、时令不同而异。采用偏方方剂时，要根据地域和自己的身体情况选择合适的方剂，适时地进行疗补。如不加分析辨证，则易出意外。如一般人患口疮多属热证，就是人们经常说的"上火"了，此时用蒲公英煎汁饮服是对症的；有的人患口疮是由虚寒引起的，这种人是因为服用了过多凉药而未治愈，病情于是由阳热转化为虚寒，再服凉药只能是南辕北辙，此时选用口含肉桂是对症的，且效果特别好，因为肉桂性温味辛，善于引火归原，治疗虚寒所致的口疮是最合适不过了。

中华医学源远流长，民间流传的食疗偏方大都凝聚着先人的心血，是中国传统医学的重要组成部分，因此我们要剔除其糟粕，吸取其精华，化腐朽为神奇，使民间偏方像金石珠玉一样，发出耀眼的光芒。

从内到外，小偏方修得大福报

药物本无贵贱之分，只要运用得当都可治大病，如用常见的蒲公英煎汤就可治疗眼睛肿痛、胬肉遮睛等眼疾。而且偏方治病不拘于内服，也可外用。但凡人体的耳朵、鼻子、肚脐眼、背上的腧穴、足心、妇女的阴道等都可作为治疗用药的途径，方便易行。如孙思邈在《千金方》中就有通过耳朵塞药治疗黄疸、寒暑疫毒等的

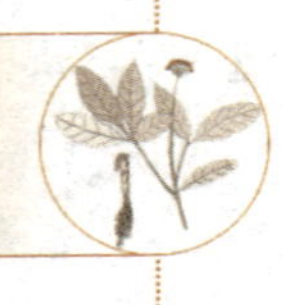

记载，民间也有通过耳道塞入麝香来治疗带状疱疹、肚脐贴膏药预防晕车、用奶汁滴眼和手指结扎的办法治疗眼疾、吴茱萸研末调醋敷两脚心治疗牙痛等。

李先生前年冬天患了一次重感冒，由于当时治疗不彻底，从那次感冒后，李先生就经常感到鼻塞，白天或运动时就会减轻，夜间或寒冷时就会加重，且鼻涕黏稠。一开始李先生并没在意，以为是感冒后遗症，过段时间就会自动好转，结果随着时间的推移，鼻塞现象日益严重，经常需要用嘴呼吸，且常伴有头痛、失眠症状。于是李先生就到医院检查，结果医生说他患上了慢性鼻炎。医生给他开了些西药，但李先生服用后，效果并不理想，而且一到春天，鼻子就更为难受。朋友建议他看一下中医，医生给他开了内服加外用的小偏方，不到两个月，李先生的鼻炎就大为好转。

养生食疗偏方

双豆汤

【原料】绿豆、防风、石菖蒲各15克，淡豆豉20克，生甘草、辛夷各10克，细辛3克。

【用法】水煎服，每日1剂，连用7日。

【功效】散寒除浊，开达肺窍。可治疗慢性鼻炎。

外用药偏方

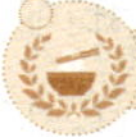

白萝卜煮水

【原料】白萝卜3~4个。

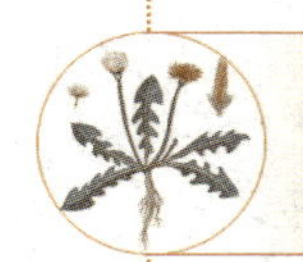

【用法】白萝卜切片，放入锅中加适量清水煮，沸后离火，用鼻吸蒸汽，几分钟后，鼻渐畅通，头痛也会消失。1～2个月彻底治愈后再停用。

【功效】经常使用，可治疗慢性鼻炎。

俗话说，“十人九痔”，痔是一种常见病，是在肛门或肛门附近因为压力而伸出的隆起的正常血管，与腿部的静脉曲张有点类似。

王女士生完小孩儿后就得了痔，刚开始从药店买来痔疮膏涂，症状也有好转，但常反复，后来越来越严重，肛门周围又热又痒，脾气也变得很暴躁。王女士也想过手术治疗，但手术治疗不仅尴尬，还要考虑复发率和不良反应。后来医生给她开了一个内服加外用的小偏方，效果很好，所用材料在中药店都能买到，花费少还方便。

养生食疗偏方

黄芪地龙汤

【原料】黄芪9～12克，地龙6克。

【用法】黄芪加3碗水煎煮，煮成2碗；地龙研成粉末，与黄芪水一同服用；可每晚睡前喝1次，连续喝3日，一日就可见效，1周内明显减轻。

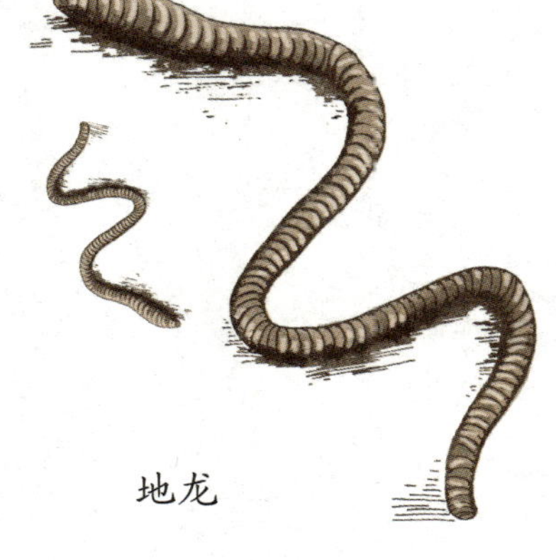
地龙

【功效】利尿托毒，敛疮生肌，通络除痹。用于治疗痔，并伴有便血、脱肛，患处又痒又痛等症。

【附注】喝黄芪地龙汤半小时后，吃一颗槐角丸辅助治疗，效果更好。

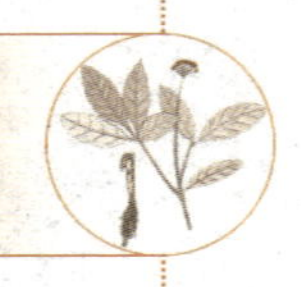

外用药偏方

热水浴

【原料】菖蒲根200克（鲜品加倍），药棉1小块。

【用法】将菖蒲根加水2000毫升，大火煎沸后转小火再煎10分钟，去渣取汁，用药渣先熏后坐浴20分钟。坐浴时用药棉来回擦洗肛门。每日2次，连用3日。

【功效】化痰开窍，健脾利湿。用于痔，并伴有便血、脱肛，患处又痒又痛等症。

总之，小偏方具有大疗效，临床上常见有些患者服了许多中西药毫无效果，但改服某些偏方后，病痛减轻或痊愈。所以说偏方治病虽看似简单，但却快捷、有效，直击病患，可内治，可外用，用之得当往往一招制胜。

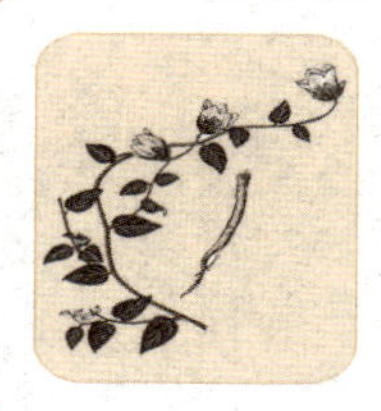

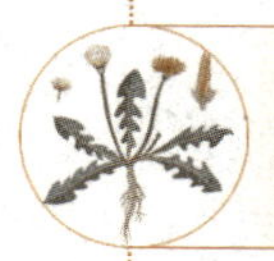

百病食治，不同烹制不同功效

花椒是宝，小调料缓解不适有大功效

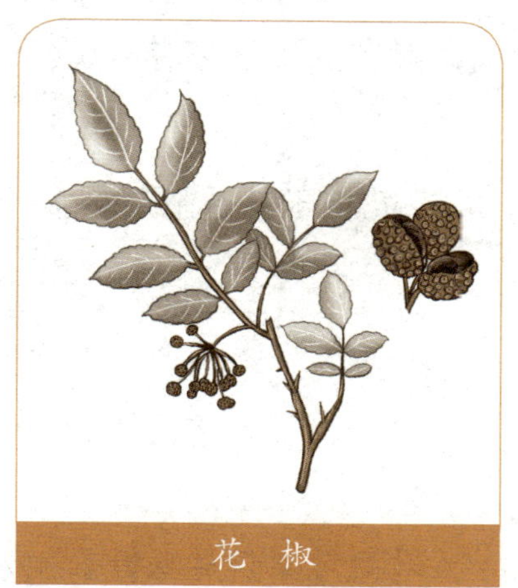
花 椒

花椒也叫川椒，为芳香科植物花椒的成熟果皮，它不仅是烹制美食的调味品，而且全身都是宝，可谓一剂良药。花椒果实含挥发油，挥发油有局部麻醉及消炎止痛的作用，并有杀灭蛔虫的作用，可作驱蛔剂。花椒对多种杆菌及球菌都有明显的抑制作用。

中医学认为，花椒性温，味辛，有毒，入脾、胃、肺、肾经。具有温中散寒、除湿止呕、杀虫止痛、解毒理气、止痒祛腥的功效。常用于治疗脘腹寒痛、呃逆呕吐、风湿痹痛等症。

注意：凡阴虚火旺者忌服，孕妇慎用。

日常生活中，我们可以巧用花椒食疗偏方治常见小病。花椒经不同烹制会有不同的功效，当出现牙痛、腹痛等常见小病时，不妨试用以下花椒食疗偏方，以缓解不适症状。

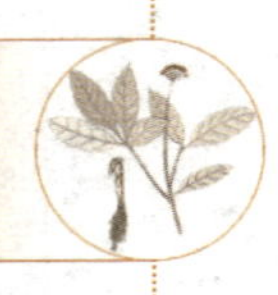

养生食疗偏方

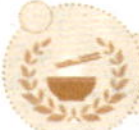

花椒陈醋煎

【原料】花椒6克，陈醋100毫升。

【用法】将花椒、陈醋加适量水煎煮，再去掉花椒，入口中含漱。

【功效】消炎止痛。主治牙痛。

【附注】花椒含有能消炎止痛、抑制局部炎症的成分，对牙龈炎之类的感染性牙病能起到治本的作用。

花椒干姜香附汤

【原料】花椒3克，干姜6克，香附12克。

【用法】将花椒、干姜、香附加适量水煎服，每日2次。

【功效】温中散寒。主治腹痛。

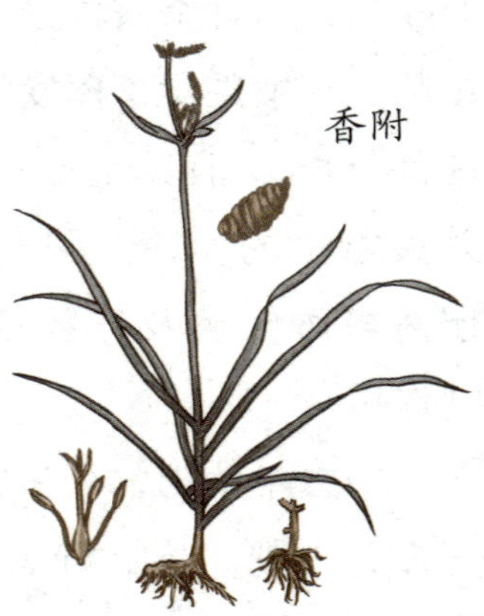

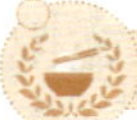

花椒生姜大枣汤

【原料】花椒9～12克，生姜18～24克，大枣10～20枚。

【用法】将花椒、生姜、大枣加水300毫升煎服，每日1剂，分早晚2次温服。

【功效】温经止痛。适用于寒性痛经。

花椒绿豆汤

【原料】花椒6克，绿豆20克。

【用法】水煎服。

【功效】和胃降逆。适用于反胃呕吐。

花椒生姜水

【原料】花椒60克，生姜10克。

【用法】将花椒、生姜加水300毫升，煎至150毫升，趁热熏洗患处。

【功效】温经通络，活血止痛。适用于风湿痹痛、跌打损伤。

花椒食盐水

【原料】花椒20克，食盐50克。

【用法】将花椒、食盐加水2500毫升煮沸，然后以小火煎15分钟，倒入洗脚盆熏蒸双脚；至水温稍降可再加一两次温水，接着泡洗25分钟左右。最后将脚用温水洗净。每晚睡前泡一次脚。3日为1个疗程，每个疗程更换一次花椒食盐水。

【功效】止痒消炎。主治足癣。

花椒红糖水

【原料】花椒9～12克，红糖15～20克。

【用法】将花椒、红糖加水煎服，每日早晚各服1次。

【功效】消炎止痛。主治痢疾。

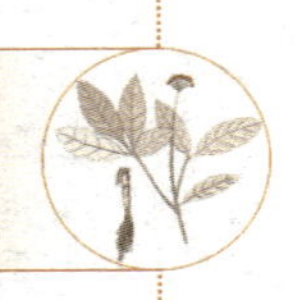

补身御寒，羊肉烹制不同作用各异

羊肉为牛科动物山羊或绵羊的肉，既能御风寒，又可补身体，最适宜于冬季食用，冬季食用可促进血液循环，增强人体的抗寒能力，故被称为冬令补品，深受人们的欢迎。

中医学认为，羊肉性温，味甘，无毒，入脾、肾经，具有补虚益气、温中暖下的功效。对风寒咳嗽、慢性气管炎、虚寒哮喘、肾亏阳痿、腹部冷痛、体虚怕冷、腰膝酸软、面黄肌瘦、气血两亏、病后或产后身体虚亏等一切虚证均有治疗和补益效果。

注意：水肿、骨蒸、疟疾、外感、牙痛及一切热性病症患者禁食，暑热天或发热患者慎食。羊肉忌和红酒一块食用。

羊肉经过不同的烹饪具有不同的功效，下面介绍几种羊肉的不同烹制方法及其所发挥的不同功效。

养生食疗偏方

羊肉粳米粥

【原料】羊肉150克，粳米100克，生姜5片，香油、食盐各适量。

【用法】将羊肉洗净切小丁，与粳米、生姜共煮粥，粥熟后加香油、食盐调味即可。

【功效】补虚益气，温中暖下。主治体虚怕冷、腰腿酸软、肾虚阳痿、遗精早泄、月经不调、血虚经痛等症。

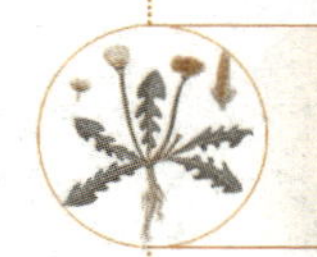

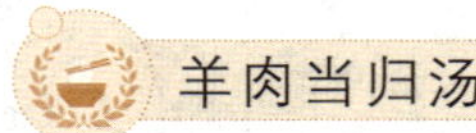

羊肉当归汤

【原料】羊肉500克，当归、地黄各20克，干姜15克，酱油、黄酒、白糖、食盐各适量。

【用法】羊肉冲洗干净，切块，放入锅中，加清水、当归、地黄、干姜、黄酒，煮至七成熟时，再加酱油、白糖、食盐，小火烧煮即成。

【功效】补气养血，温中暖下。适用于血虚、宫冷、崩漏、产后虚寒腹痛、虚劳羸弱等症。

滑溜羊肉

【原料】羊肉250克，山药100克，黑木耳30克，香油、料酒、食盐、葱花、姜末、鸡精、水淀粉各适量。

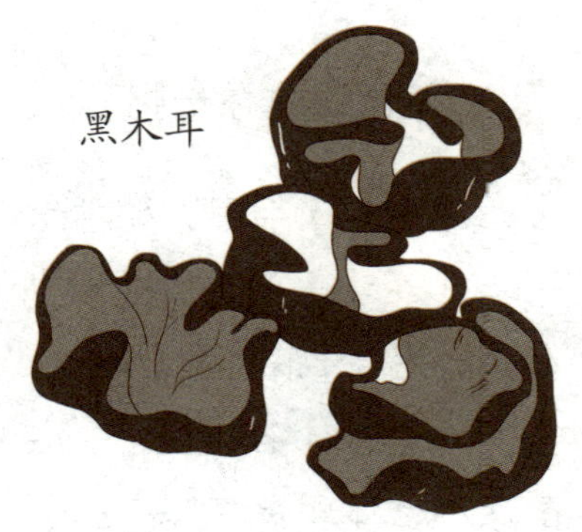

【用法】羊肉洗净切片，放碗中，加料酒、食盐、鸡精，用水淀粉上浆；山药洗净切片；黑木耳洗净撕成朵；锅内倒油，倒入羊肉片滑散，用漏勺捞起沥油；原锅留余油，放葱花、姜末煸炒，再加入山药片、黑木耳煸炒几下，加料酒、食盐、鸡精，加入水淀粉勾薄芡，放入羊肉片，略煮，淋香油即可。

【功效】温阳补元，养血益肾。适用于肾阳虚亏、精血不足所致神疲乏力、畏寒倦怠等症。

【附注】羊肉温补肾阳，配黑木耳可增强其滋养补益之功效，配山药健脾益胃，补而不滞。

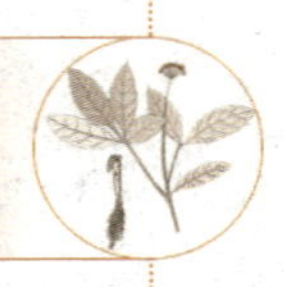

羊肉党参汤

【原料】羊肉（切块）250克，党参、黄芪各30克，当归25克，生姜20克，调料适量。

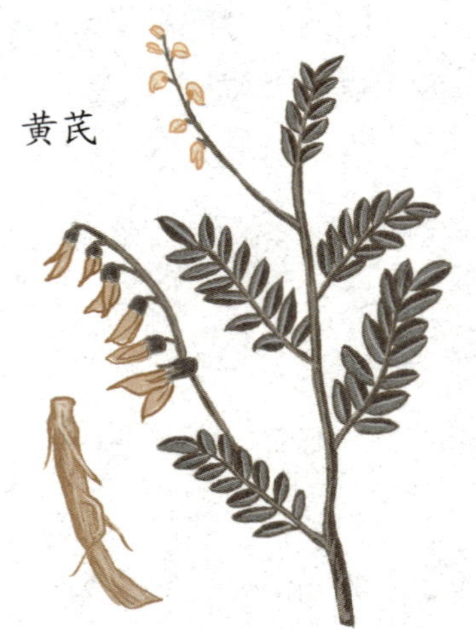

【用法】将党参、黄芪、当归洗净，用干净纱布包裹，同羊肉、生姜放入锅内，加适量清水，煮至羊肉熟烂，加适量调料调味即可食用。

【功效】补气养血，强身壮体。主治营养不良、贫血、手足冷等症。

羊肉山药糯米粥

【原料】羊肉、糯米各250克，山药500克。

【用法】羊肉洗净切小丁，煮烂，再加入洗净切片的鲜山药、糯米煮成粥。早晚各食1次。

【功效】补虚益气，温中暖下。主治食欲缺乏、大便稀溏、腰酸尿频、体弱畏寒等症。

羊肉绿豆粥

【原料】羊瘦肉100克，绿豆50克，粳米30克，葱末、鸡精、食盐、香油各适量。

【用法】羊瘦肉洗净，切小丁；绿豆洗净，用清水浸泡4小时；粳米洗净；锅内加适量的水烧沸，加入羊肉丁、绿豆、粳米，大火烧沸后转小火煮至肉熟粥烂，加食盐、鸡精调味，撒上葱末，

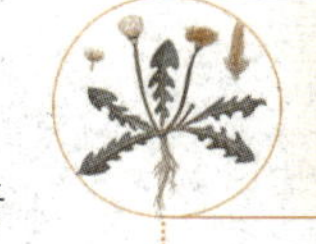

淋上香油即可。

【功效】温肾壮阳。适用于肾阳虚所致的腰膝冷痛、小便清长、水肿、耳聋、阳痿等症。

【附注】羊肉搭配绿豆食用，能缓解羊肉的燥热之性，易于更好地发挥其补益功效。大病初愈的人不宜食用羊肉。

焖羊肉

【原料】羊肉1000克，甘草、当归各10克，食盐、生姜、桂皮、八角各适量。

【用法】羊肉洗净切块，与甘草、当归、食盐、生姜、桂皮、八角一起用小火焖熟。

【功效】补虚益气，温中暖下。主治体虚感冒、风寒咳嗽、腰膝酸软、小便频繁等症。

搭配得当，美食也能成为“良药”

中医讲究药食同源，食疗就是在中医药理论的指导下，应用食物来治疗疾病，或辅助药物来帮助机体恢复健康。其内容十分丰富，多见于本草学、方剂学等各科之中，成为中医治疗疾病的重要手段和特色之一。许多食品既是食物，又是药物，既能防病治病，又能保健强身，利用食物治病在我国也具有悠久的历史。

食疗的原料以副食品为主，包括动物副食品鱼、肉、家禽之类，以及蔬菜类、豆制品类等，根据各人的需要选择。

食疗中的药，按中医辨证论治的原则，根据不同体质或不同的病症选择不同的药物，以植物类或动物类的药物为常用。

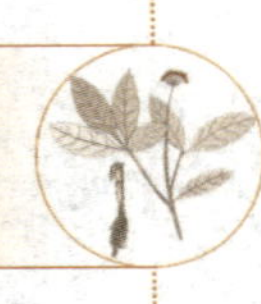

食疗的调料一般根据不同的食疗方，加不同的调料，常用的调料有食盐、糖、葱、姜、蒜、香油、鸡精等。下面介绍几种常见的食疗方。

养生食疗偏方

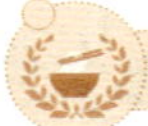

薏苡仁八宝鸡

【原料】母鸡1只，薏苡仁、糯米各50克，香菇20克，干贝10克，百合、去心莲子、芡实、火腿各30克，姜末、食盐、胡椒粉、白糖、料酒、鸡精各适量。

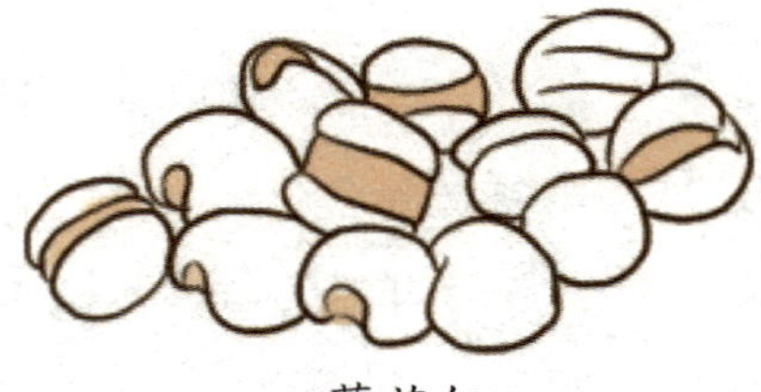

薏苡仁

【用法】母鸡去毛及内脏，洗净沥干，用料酒、食盐、姜末将鸡身内外抹匀；薏苡仁、糯米、芡实、百合、去心莲子分别泡涨，洗净；火腿、香菇洗净切丝；将上述所有材料放在一起，加食盐、白糖、鸡精、胡椒粉拌匀，放入鸡腹内，再将鸡蒸熟。

【功效】健脾补肾，润肺养心。适用于脾胃虚弱、食欲不振、消化不良、大便溏泄、遗精、阳痿等症。

【附注】鸡肉能补五脏，治脾胃虚弱；芡实止泻，固肾涩精，祛湿；百合润肺止咳，清心安神；火腿健脾开胃，生津益血；薏苡仁健脾利湿，清肺；香菇益脾胃，助消化；干贝调胃和中，滋阴补肾。所以本食疗方味美且能调补五脏，对老年人体虚、患者病后调补具有一定的功效。

当归鸡

【原料】母鸡1只，当归20克，葱、姜、食盐、料酒、鸡精、胡椒粉各适量。

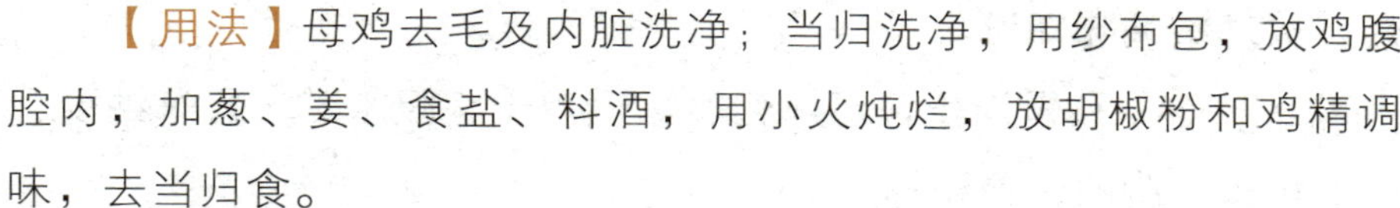

【用法】母鸡去毛及内脏洗净；当归洗净，用纱布包，放鸡腹腔内，加葱、姜、食盐、料酒，用小火炖烂，放胡椒粉和鸡精调味，去当归食。

【功效】调经补血。主治月经不调、气血虚弱等症。

【附注】鸡肉营养丰富，益气补精；当归补血活血、调经止痛，为妇科良药，治月经不调、经闭腹痛、血虚头痛等症。所以本食疗方既能益气补精，又能补血活血，调经止痛。

龙眼肉蛋汤

【原料】鸡蛋2枚，大枣15枚，龙眼肉50克，红糖适量。

【用法】大枣、龙眼肉洗净，加水适量煮汤，至大枣烂熟，把鸡蛋打散冲入汤内稍煮，加红糖即成。

【功效】补益气血。适用于体弱或病后调理，症见神疲乏力、耳鸣眼花、食欲减退等。

【附注】大枣益脾，补阴，养血；龙眼肉养心安神，补益气血；鸡蛋养心安神，养阴补血。所以本食疗方有较好的补益气血的功效，是体弱者或病后调补的食疗佳品。

白萝卜炖猪肉

【原料】白萝卜500克，带皮五花猪肉250克，酱油、白糖、葱、姜、油、食盐、料酒、鸡精各适量。

【用法】猪肉洗净，切小方块；白萝卜洗净，切小方块，用水焯一下，沥干；锅内放油，油烧热后，放白糖、猪肉，不断翻炒，待肉均匀上色后，放酱油、料酒、葱、姜和温水，加盖烧沸，转为

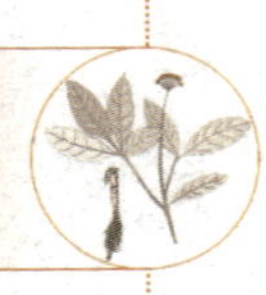

小火烧煮；肉炖至六成熟时，将白萝卜块倒入锅内，加食盐至肉熟烂，放鸡精调味即可。

【功效】和胃消积，清热化痰。适用于脘腹胀满、胃呆纳少、咳嗽痰多、胸闷、便秘等症。

【附注】白萝卜有良好的清热化痰、理气消积的功效，但单用白萝卜则祛邪有余，扶正不足，而猪肉则具有益气扶正之效。两者相配祛邪配以扶正，攻补兼施；祛邪而不伤正，扶正而不留邪，对痰热气滞等症有辅助治疗作用。

第 2 章

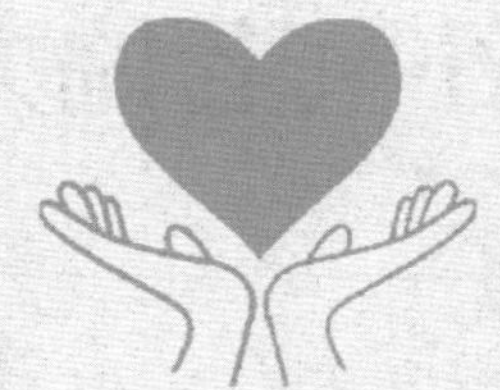

不用开处方，巧用偏方保健康

气血是人体生命活动的物质基础。在中医学中，气属阳，主动，有推动、温煦、营养、固摄、调节的作用。血属阴，主静，性凉，血的运行是靠气的推动和温煦作用实现的。血属阴，气属阳，血的宁静与气的推动、固摄之间形成了阴阳的协调平衡，才能保证血和气正常运行。气血任何一方出现问题，都会影响对方。血脉通调和顺、气血畅行，能使人精神集中，思维敏捷，肢体关节灵活，这样人才能有健康的生活。

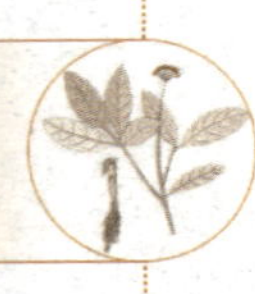

补气老偏方

气虚体弱，人参对气虚的人有益

人参为五加科多年生草本植物人参的根，是驰名中外、众所周知的名贵药材，对人体的作用是多方面的，既能提高人体的免疫力，又能抗疲劳，提高工作能力，不仅具有增强和调节神经系统和内分泌系统的功能，还有一定的抗癌能力。

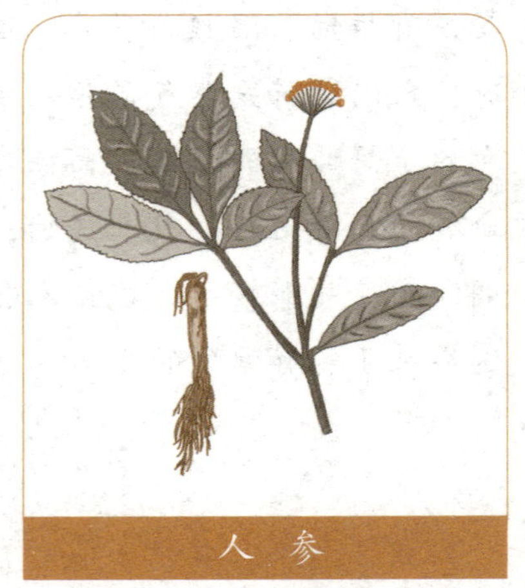

人 参

人参又名神草、地精，有“补气第一圣药”的美誉。性平，味甘、微苦，无毒，入脾、肺经，具有大补元气、固脱生津、健脾益肺、宁心安神的功效。常用于气虚欲脱、气短神疲、脉微欲绝的危重证候，单用即有效。人参既能用于急救虚脱，又可用于久病气虚，故为补虚扶正的要药。

注意：感冒发热、食积不化、咳嗽痰多、阴虚阳亢及实邪热盛者忌用；加工切片时不宜水浸；服用人参时，不可同时服食萝卜、茶叶，以免降低药效；人参对大脑皮质有兴奋作用，所以睡前不宜服用人参，否则可能会导致失眠；本品服量过大，有兴奋、眩晕、皮肤瘙痒等不良反应；人参反藜芦，畏五灵脂，恶皂荚。饮食养生剂量以3~9克为宜。

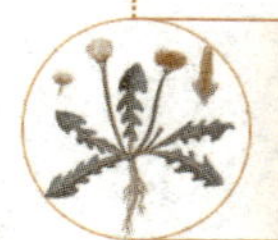

养生食疗偏方

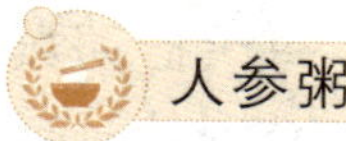

人参粥

【原料】人参5克，粳米60克，生姜汁1汤匙。

【用法】人参研细粉，粳米洗净，加适量水同煮为粥，熟后加生姜汁搅匀服食。

【功效】大补元气，生津养胃。适用于脾虚食少、形体消瘦、头晕目眩、反胃、泄泻等症。

人参茶

【原料】人参2克。

【用法】人参切成薄片，用开水冲泡，代茶饮服，待多次冲泡、茶味变淡后，再嚼食参渣。

【功效】大补元气，扶正祛邪，补脾益肺。适用于元气不足所致神疲乏力等虚损症状，如气短喘促，还可辅助治疗过敏性哮喘。也可用于病后、产后、老年体虚者。

人参炖猪肘

【原料】猪肘1只，人参10克，姜、葱、食盐、胡椒粉各适量。

【用法】将猪肘与人参、姜、葱、食盐、胡椒粉加适量水一起炖煮至猪肘熟烂即可。

【功效】补元气，益气血。适用于体虚消瘦、面色萎黄、四肢厥冷、腰膝酸软等症。

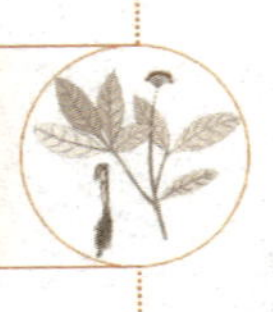

人参酒

【原料】根须完整的新鲜人参1只，白酒500毫升。

【用法】将人参浸入白酒中，然后密封置阴凉处，每天摇动数次，使药物成分充分析出，半月后即可饮用，每次30～50毫升，每日1～2次。

【功效】益气和营，活血舒筋。适用于阳气虚弱及体质亏虚之慢性病者的调养。

人参蒸瘦肉

【原料】人参6克，猪瘦肉250克。

【用法】人参研末，猪肉切小块，拌匀，隔水蒸熟食。

【功效】益气健脾，养血生肌。适用于病后、产后、手术后的养生康复。

人参莲肉汤

【原料】人参10克，莲子（去心）10枚，冰糖30克。

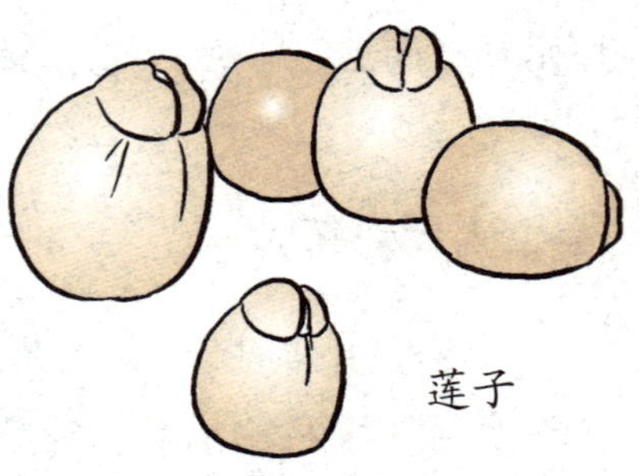
莲子

【用法】将人参切片，与莲子同放碗内，加适量水浸泡，再加入冰糖，放蒸锅内隔水蒸1小时，把人参片捞出；次日再加莲子如上法蒸；人参可连用3次，最后一并吃掉。每日早晨服1次，喝汤，吃莲子肉。

【功效】补气健脾，健体强身。适用于病后体虚、脾虚消瘦、疲倦等症。健康人常食有强壮体质、保健延年的作用。

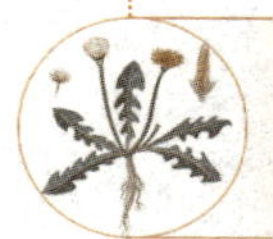

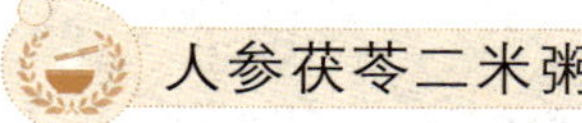

人参茯苓二米粥

【原料】人参3克，山药30克，茯苓、小米、大米各15克。

【用法】将人参、茯苓、山药洗净，焙干，研成细粉；大米、小米洗净；锅内加适量清水，放入大米、小米，加入人参粉、茯苓粉、山药粉，大火煮沸后转小火煮至粥熟即可。

【功效】益气补虚，健脾养胃。可调理气虚引起的脾胃不足、倦怠无力等各种不适之症。

【附注】人参虽有较强的补益作用，但不宜长期过量服用，否则会引起食欲减退和腹胀泄泻。

人参龙眼茶

【原料】人参、蜂蜜各10克，龙眼肉30克。

【用法】人参洗净，放入砂锅中，加入没过人参约2厘米的清水，将人参浸泡30分钟；龙眼肉切丝，放入装有人参的砂锅内，大火烧沸后转小火再煮15分钟，滤渣取汁，晾至温热加蜂蜜调味即可。

【功效】大补元气。人参大补元气，可辅助治疗元气不足；龙眼肉能补气血，对气血不足有帮助。

【附注】有上火发炎症状时不宜饮用此茶，孕妇也不宜过多饮用。

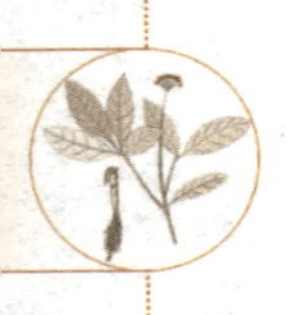

固护元气，像乾隆一样冬季喝汤

乾隆当了60年的皇帝，活到89岁，这在中国历史上不能不算是一个奇迹，其实，这与他注重养生是分不开的。特别是每到冬季，乾隆都要喝汤进补。

乾隆冬日的汤补法：御厨将各种药材按比例配比后研磨，同牛肚一起放入锅内汲取养分，共煮6个时辰熬制成汤。传说此汤方可以延缓衰老。现在多用牛肚、牛骨，放入当归、党参、枸杞子等中药炖煮两三个小时。

从御厨选材的角度来看，牛骨、牛肚都是强身健体的食材；当归、党参可益气补血；枸杞子滋肝、益肾、明目，所以乾隆自然健康长寿。

注意：进行汤补时，除了应根据口味和喜好选择原料外，还应辨明体质。有胃部疾病，经常欲呕、口中甜腻者，不宜喝汤，以免加重病情；糖尿病患者也不宜过多采用汤补；平常阳虚怕冷者，可以用羊肉、生姜、当归熬汤，这些食材都是温补的，对寒性体质有益；阴虚的人则可以用百合、山药、薏苡仁熬成稀粥食用，也可以用龙眼肉、银耳和适量粳米熬粥，可以起到很好的补气养血、安神养心的作用。

冬季气候寒冷，寒邪易伤肾阳，所以冬季饮食养生应以护肾、补肾为主。另外，冬季寒冷干燥，饮食调理应以“滋阴潜阳”为基本原则，即增加热量供给，以抵御寒冷。中医有“冬季进补，百变不离汤”的说法。汤具有温热作用，冬季服用能有效御寒，同时，汤容易吸收，进补奏效快，因此很多人乐于接受。下面介绍一些冬季固护元气的养生汤，我们在家中就可做出像当年乾隆皇帝所喝的一样的美味养生汤。

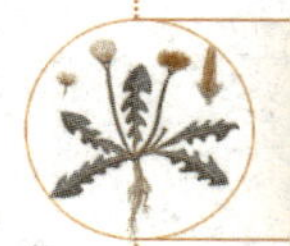

养生食疗偏方

生姜当归羊肉汤

【原料】生姜15克，当归30克，羊肉250克，食用油、食盐各适量。

【用法】羊肉洗净，切成小块，入沸水中焯去血水；生姜切片；锅内倒油烧热，炒香姜片，放入羊肉块、当归翻炒均匀，倒入适量清水，大火烧沸后转小火煮至羊肉熟烂，加食盐调味，去当归、生姜，食肉喝汤。

【功效】缓急止痛，温中健胃，温经补血，益气补虚。可调理脾胃虚寒、气血不足等症。

【附注】羊肉性温，能补气养血，温中散寒；当归性温，可补血活血；生姜能温中和胃。此汤很适合冬季手脚不温、乏力、肢体疼痛、血液循环差的人食用。

羊肉汤

【原料】羊肉250克，胡椒粉、生姜片、黄酒、食盐各适量。

【用法】将羊肉剔去筋膜，切成小块，入开水锅内焯去血水，捞出备用；将羊肉、生姜、黄酒一同置于锅内，加适量清水，大火煮沸后，改用小火继续煮，待羊肉熟烂时，加入胡椒粉、食盐，再煮片刻，佐餐食用即可。

【功效】补虚益气，温中暖下。适用于脾肾阳虚所致的腰膝酸软、腰背发冷、腹痛、身体消瘦等症。

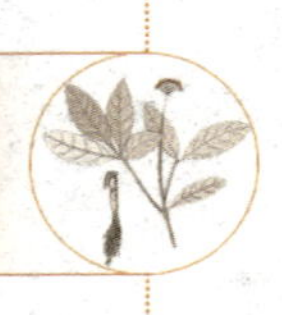

鸡蛋牛肉汤

【原料】牛瘦肉500克，鸡蛋1枚，熟芝麻、韭菜花、大豆油、葱段、大蒜、食盐、鸡精、酱油、胡椒粉、辣椒粉各适量。

【用法】用适量大豆油将辣椒粉炸成辣椒油待用；大蒜捣成蒜末待用；将牛肉放入锅内煮熟，捞出；牛肉趁热撕成牛肉丝放入盘中，加酱油、蒜末、胡椒粉、辣椒油、食盐、韭菜花拌匀备用；再将葱段在油锅里炸香，加适量清水煮沸；将鸡蛋打散入锅中，煮熟，放鸡精调味；将鸡蛋汤浇在牛肉丝上，再撒上熟芝麻即可。

【功效】益气血，强筋骨。常食可益寿延年。

莲藕煲牛骨汤

【原料】牛骨250克，莲藕300克，大枣5枚，食盐、料酒、姜片、鸡精各适量。

【用法】莲藕去皮，洗净，切块；牛骨拍裂，洗净；大枣洗净；锅置火上，放入料酒、姜片、莲藕、牛骨、大枣，加入适量清水，大火煮沸后转小火煲3小时，加食盐、鸡精调味即可。

【功效】安中益气，补益腰腿，强筋骨，养脾胃。可辅助调养骨质疏松。

【附注】牛骨含有大量钙质和骨胶原，能防治中老年人因缺钙引起的骨质疏松，牛骨拍裂，更宜于牛骨中的钙质和骨胶原溶出；莲藕可生肌、健脾、开胃。

豆腐皮腰片汤

【原料】豆腐皮100克，猪腰子1个，食用油、料酒、食盐、葱末、姜末、香菜末、胡椒粉、鸡精各适量。

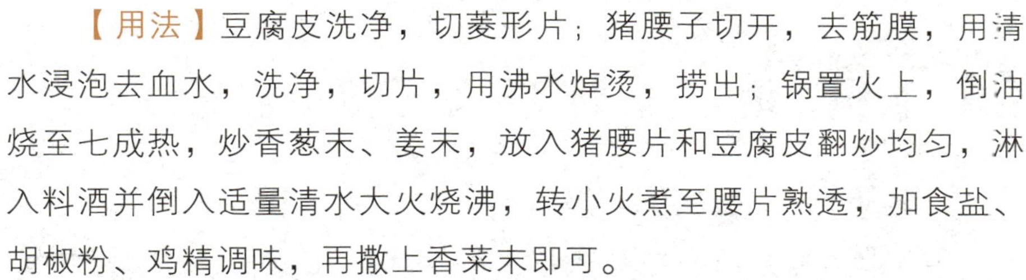

【用法】豆腐皮洗净，切菱形片；猪腰子切开，去筋膜，用清水浸泡去血水，洗净，切片，用沸水焯烫，捞出；锅置火上，倒油烧至七成热，炒香葱末、姜末，放入猪腰片和豆腐皮翻炒均匀，淋入料酒并倒入适量清水大火烧沸，转小火煮至腰片熟透，加食盐、胡椒粉、鸡精调味，再撒上香菜末即可。

【功效】益肾理气，壮腰健肾。适宜肾虚引起的腰酸腰痛、遗精、盗汗者及老年性肾虚耳聋、耳鸣者食用。

枸杞子鲫鱼汤

【原料】枸杞子30克，鲫鱼1条，香油、胡椒粉、姜片、葱段、料酒、食盐、鸡精、醋各适量。

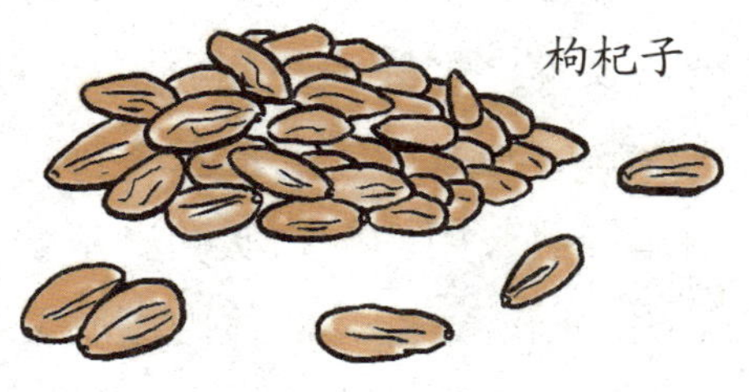

【用法】枸杞子洗净；鲫鱼去鳞、鳃、内脏，洗净，用沸水烫过；锅内放入适量油烧热，放入葱段、姜片煸炒，加清水、胡椒粉、料酒、食盐，煮浓汁，然后放入鲫鱼、枸杞子，用小火炖20分钟，淋香油，加鸡精、醋即可。

【功效】补肾固精，健脾和胃。适用于脾虚食少、乏力水肿、头晕眼花、腰膝酸软等症。

温馨提醒

做汤时最好是几种食材一起煮，煮汤时间比较长，不管是药效成分还是营养成分都溶解在汤里，补充的营养比较全面，容易吸收。喝了汤，最好将食材吃掉，因为汤里只有15%的营养，其余的85%还在食材中。

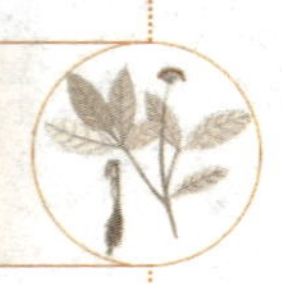

益气补虚，体弱多病喝豆浆粳米粥

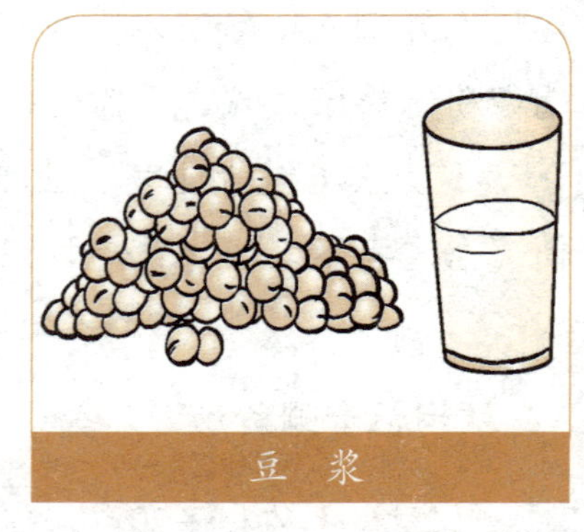
豆 浆

豆浆也称豆腐浆，为豆科植物大豆种子制成的浆汁，是一种老少皆宜的营养饮品。豆浆的蛋白质含量很高，利用率可达80%以上；各种矿物质的含量也十分丰富，如铁、钙等矿物质，尤其是钙的含量，虽不及豆腐，但比其他任何乳类都高，非常适合于女性、老人和幼儿食用；豆浆能增强人体的抗病能力，能防治哮喘病；豆浆中铜的含量丰富，有利于冠心病、阿尔茨海默病的防治；鲜豆浆中的矿物质和氨基酸的含量丰富，几乎不含或仅含极少量的胆固醇，能抑制体内脂肪发生过氧化现象，是防治高脂血症、高血压、动脉硬化等疾病的理想饮品。

豆浆性平，味甘，入肺、胃经，具有补虚润燥、清肺化痰的功效。适用于虚劳咳嗽、痰火哮喘、便秘、淋浊、血崩、脚气肿痛、缺铁性贫血、卤水中毒等症。但豆浆偏寒而滑利，因此，平素胃寒易腹泻、腹胀者不宜饮用。空腹饮豆浆对人体不利，因为豆浆中蛋白质大都会在人体内转化为热量而被消耗掉。

粳米也称大米，是禾本科植物稻的种仁，是天下第一补人之物。性平，味甘，入脾、胃经，具有补中益气、健脾和胃、除烦渴、止泻痢、壮筋骨的功效。粳米是历代医家作为食疗的主要原料。如粳米加绿豆煮粥，可止烦渴，解热毒；加赤豆煮粥，可利尿消水肿；加牛奶煮粥，可润肺通肠，补虚养血；加干姜煮粥，可温中祛寒，温经止痛。

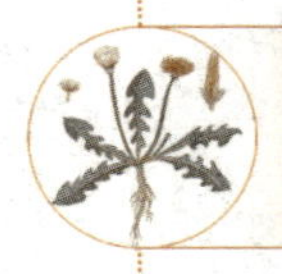

注意：凡常患口腔溃疡、内热较甚者，不宜多食炒粳米和粳米粉；粳米不宜与马肉、苍耳子同食，否则会出现心痛；糖尿病患者不宜多食。

粳米一般都用来熬粥，而且粳米做成粥更易于消化吸收。下面介绍一款益气补虚、适合体弱多病者常喝的豆浆粳米粥。

养生食疗偏方

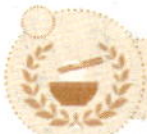

豆浆粳米粥

【原料】豆浆500毫升，粳米50克，白糖适量。

【用法】将粳米淘洗干净，放入锅中，加水适量，置大火上烧沸，再改用小火慢慢熬煮。熬煮至米粒开花时，倒入豆浆，继续熬煮至米粥黏稠，加入白糖适量即成。每日1～2次，每次1碗。以作早餐为佳，午后晚间可作点心食用。

【功效】益气补虚，润燥，清肺化痰。适用于脾虚食少、虚劳咳嗽等症。

补气强身，多喝猪里脊粳米粥

里脊肉可以分为猪外脊肉和猪里脊肉两部分。猪外脊肉又称为通脊、硬脊等，是位于猪的脊椎骨外面，并且与猪脊椎骨平行的一块长条肉。猪外脊肉是猪身上使用价值很高的部分，用途非常广泛。而猪里脊肉别名小里脊，位于猪腰和分水骨之间的一条圆形长条肉，形如黄瓜，肉质非常细嫩，是猪身上最嫩的一块肉。选购里脊肉时，以色泽红润、肉质透明、质地紧密、富有弹性、手按后能够很快复原，并有一种特殊的猪肉鲜味的为佳。

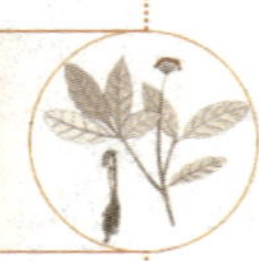

里脊肉具有补肾养血、滋阴润燥的功效，主治热病伤津、消渴羸瘦、肾虚体弱、产后血虚、燥咳、便秘等。猪里脊肉煮汤饮下可急补由于津液不足引起的烦躁、干咳、便秘和难产等。

注意：里脊一般人都可食用。湿热痰滞内蕴者慎食；肥胖、血脂较高者不宜多食。食用猪肉后不宜大量饮茶，因为茶叶的鞣酸会与蛋白质合成具有收敛性的鞣酸蛋白质，使肠蠕动减慢，延长粪便在肠道中的滞留时间，不但易造成便秘，而且还增加了对有毒物质和致癌物质的吸收，影响健康；服药时如有巴豆，也应忌食猪肉。

下面介绍一款可补气强身的猪里脊粳米粥。

养生食疗偏方

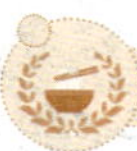

猪里脊粳米粥

【原料】猪里脊、粳米各50克，花椒、食盐、茴香、香油各适量。

【用法】将里脊肉洗净，剁成肉末，加入食盐、花椒、茴香、香油拌匀；粳米煮粥，粥将成时放入拌匀的猪里脊末，再煮至肉熟米烂即可，每日2次。

【功效】滋养阴血，补中益气，常食可令肌肤滑润光泽。

【附注】猪里脊滋阴血，润肌肤；粳米健脾益气；花椒、茴香既可调味，又可温中补虚。三者合用，补益效果更佳。但痰湿内蕴者不宜食用。

温馨提醒

处理里脊肉时，一定要先除去连在肉上的筋和膜，否则不但不好切，而且吃起来口感也不佳。

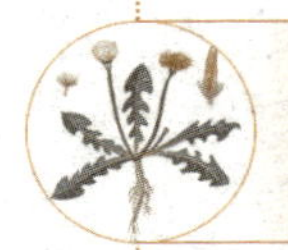

补血老偏方

血虚贫血，莲藕连着你的健康

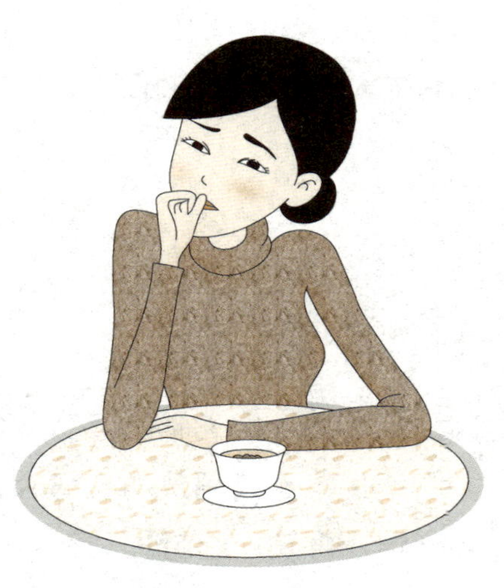

贫血是一种常见疾病，指单位容积血液内红细胞数和血红蛋白量低于正常值的病理状态。造成贫血的主要原因是营养不良、免疫功能紊乱、造血功能障碍，常发生于孕妇、老年人、素食者、减肥族等人群，常表现为头晕、眼花、耳鸣、面色苍白或萎黄、气短、心悸、身体消瘦、夜寐不安、疲乏无力、指甲变平变凹易脆裂、注意力不集中、食欲不佳、月经失调等症状。中医学认为，治疗贫血既要增加营养及补血，又要重视补气，因为气能生血。严重的必须从补肾着手，因为肾中精华能化生成血。

莲藕别名芙渠，为睡莲科植物莲的肥大根茎。莲藕生水中，其叶为荷，其实为莲，其根为藕。莲藕味道微甜而脆，十分爽口，可生食也可做菜，不但营养价值高，而且药用价值也相当高，是老幼妇孺、体弱多病者上好的食品和滋补佳品。早在清朝咸丰年间，

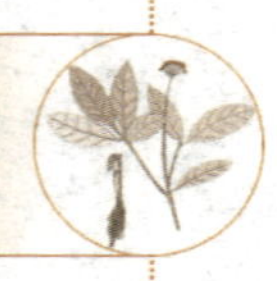

莲藕就被钦定为御膳贡品了。在块茎类食物中，莲藕含铁量较高，用藕辅以其他食材煲汤，特别适合缺铁性贫血患者补血。莲藕含有大量的单宁酸和丰富的维生素K，具有收缩血管和止血的作用，可用来止血，且不留瘀，是热病血证的食疗佳品。妇女产后本忌食生冷，但唯独不忌藕，就是因为它具有止血消瘀的特性。

中医学认为，莲藕生者性寒，味甘，熟者性温，味甘，无毒，入心、脾、胃、肺经，具有补血、凉血、止血的功效。适用于热病烦渴、吐血、衄血、热淋等症。

注意：产妇不宜过早食用藕，一般在产后1～2周后方可食用；脾胃消化功能低下、大便溏泄者不宜食用生藕，生藕性偏凉，生吃凉拌较难消化，有碍脾胃，所以宜食用熟藕，且不宜多食；发黑、有异味的藕不宜食用；煮藕时忌用铁器，以免使藕在烹饪过程中变黑。

养生食疗偏方

莲藕茶

【原料】鲜莲藕250克，红糖20克。

【用法】莲藕洗净切薄片，放入砂锅中，加适量水，以中火煮30分钟，再加入红糖拌匀即可。

【功效】养胃益血。可防治贫血、疲劳、慢性胃炎、腹泻等症。

温馨提醒

平时人们常把藕节弃之不用，其实藕节有很好的止血功能。藕节含有2%左右的鞣质和天门冬酰胺，其止血收敛作用高于鲜藕。用藕节捣碎后加适量红糖煎服，对各种出血如吐血、咯血、尿血、便血、子宫出血等症都有一定疗效。

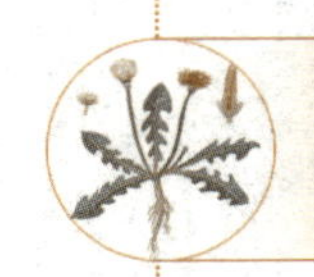

滋阴补血，地黄补五脏效果好

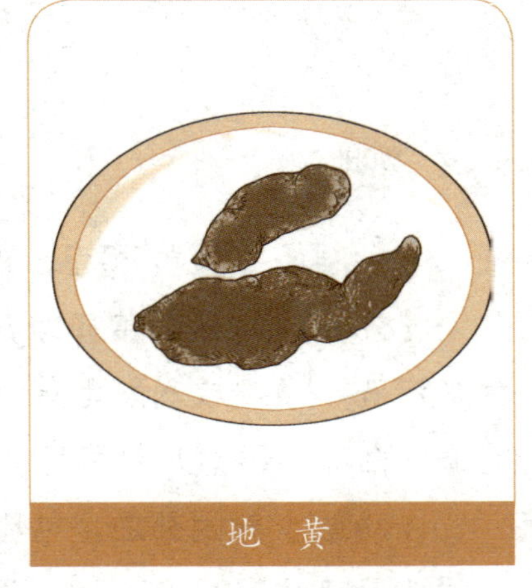
地　黄

地黄是生地黄和熟地黄的统称，是中医临床常用的药材。可用于治疗血虚萎黄、眩晕心悸、月经不调、肾阴不足、遗精、潮热盗汗、内热消渴、精血不足、须发早白、耳鸣耳聋诸症。

生地黄，又名干地黄、怀地黄、大生地，为玄参科植物地黄的块根。生地黄性寒，味甘、苦，入心、肝、肾经，具有清热凉血、养阴生津的功效。《本经逢原》记载："生地黄，内专凉血滋阴，外润皮肤荣则，病入虚而又热者加用之。"《珍珠囊》记载："凉血、生血，补肾水真阴。"因此，凡血分有热及诸脏津伤阴血不足者，可用此物滋阴、凉血。

熟地黄，又名熟地，为生地黄的炮制加工品。熟地黄性微温，味甘，入肝、肾经。具有滋阴补血、生津补髓、黑发乌须、泽肤益颜等功效。可以明显促进骨髓造血功能，生精填髓、养血生血，是滋补肝肾的要药。《本草纲目》记载："填骨髓，长肌肉，生精血，补五脏内伤不足。……久服，聪耳明目，黑发乌须，百日面如桃花，三年身轻不老。"因此，熟地黄适用于血虚萎黄、肝肾阴虚及精血亏虚诸症。用治肾亏，无论阴虚不足、阳虚亏损，皆可配合应用。

注意：服用地黄时不宜用葱白、韭白及白萝卜；熟地黄性味黏腻，有碍消化，凡脾胃虚弱、食少便溏、脘腹胀满、咳嗽痰多及痰

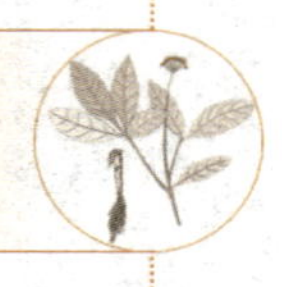

湿素盛者不宜用。

尽管生地黄和熟地黄都可调理血虚，但生地黄长于凉血，熟地黄长于补血，因此，在使用时切不可把二者混淆。

养生食疗偏方

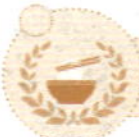

熟地粥

【原料】熟地黄10克，粳米100克，白糖适量。

【用法】将熟地黄择净，切细，用清水浸泡片刻，水煎成汁，粳米淘洗干净，放入熟地黄汁中，再加少许清水，熬煮成粥，待熟时调入白糖，再煮片刻即可。每日1剂。

【功效】养阴补血，益精明目。适用于气血亏虚、肾经不足引起的头晕目眩、视力下降、腰膝酸软、须发早白、肠燥便秘及女子月经不调、崩漏等症。

地黄百合粥

【原料】生地黄15克，百合30克，枸杞子12克，酸枣仁10克，粳米100克。

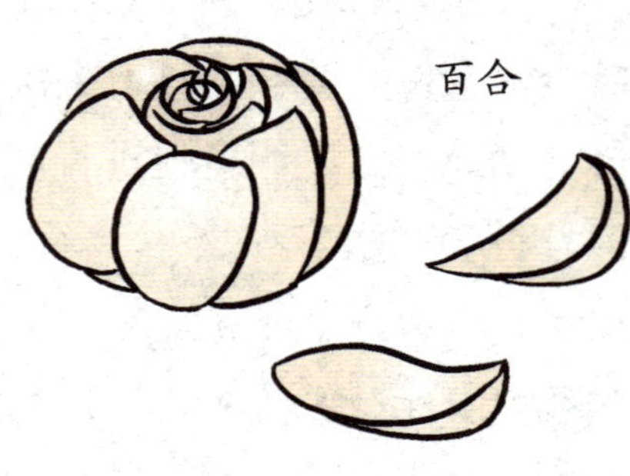

【用法】生地黄、百合、枸杞子、酸枣仁加适量水煎取汁液备用；粳米加适量水煮成粥，将煎煮好的汁液倒入调匀即可。

【功效】生血凉血，清热生津，滋补肝肾。适用于血分有热者。

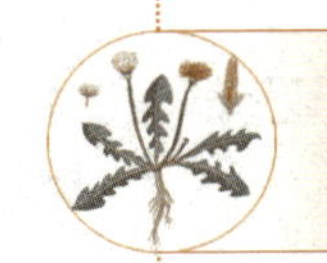

熟地羊肉汤

【原料】羊肉750克，熟地黄、黄芪各50克，当归25克，白芍15克，大枣（去核）5枚，姜片适量，调味料少许。

【用法】羊肉洗净，切块，用沸水汆过；大枣、白芍、熟地黄、黄芪均洗净；当归、生姜洗净，切片；把全部用料放入锅内，加清水适量，大火煮滚后，改小火煲3小时，调味食用。

【功效】养血和血，润色美肤。适用于面色无华或面色暗淡、产后贫血等症。

地黄排骨莲藕汤

【原料】生地黄10克，排骨块250克，去皮藕块300克，去核大枣10枚，生姜、食盐各适量。

【用法】排骨焯水后放入砂锅中，大火烧沸后转小火炖煮40分钟，然后放入生地黄、生姜、藕块、大枣，小火煮至排骨熟烂，加食盐调味即可。

【功效】补益肝血，使气血和畅。适用于阴血不足者。

地黄酒

【原料】熟地黄100克，制何首乌、当归、枸杞子、薏苡仁、龙眼肉各50克，檀香10克，白酒2000毫升。

【用法】上药切小块，用纱布包好，放入白酒坛内，密封15天，取酒饮。每日2次，每次10毫升。

【功效】滋阴补血，益肾宁心。适用于阴血亏损、肝肾两虚所致头晕眼花、面色萎黄、心悸怔忡、失眠多梦、烦热盗汗等症。

【附注】方中以熟地黄为主，配以当归、枸杞子、制何首乌等养阴补血之品，具有良好的益肾阴、补精血的功效。龙眼肉、檀香可以宁心健脾，和血理气，更有利于改善失眠多梦、心悸胸闷等症。

补血悦色，阿胶和驴肉补出好气色

血是构成人体和维持人体生命活动的基本物质之一。人体血不足表现在容颜上，血虚则皮肤干枯、面色萎黄。如何才能克服这个问题呢？日常生活中可以用补血偏方，就是食用驴肉和阿胶。

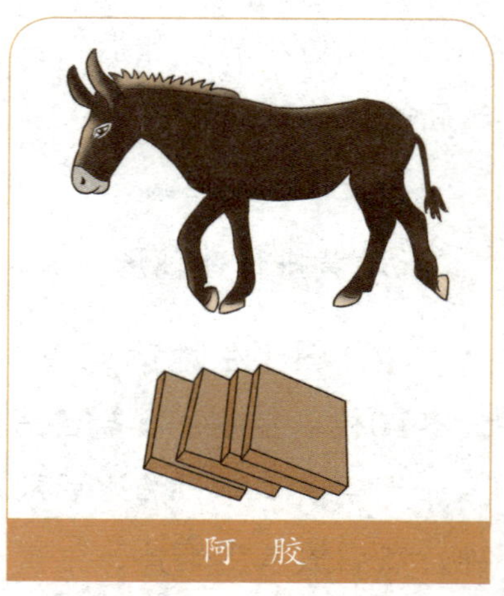

阿　胶

驴肉的营养极为丰富，可总结为“两高两低”，即高蛋白、高氨基酸，低脂肪、低胆固醇。对动脉硬化、冠心病、高血压患者有良好的保健功效。另外，驴肉还含有动物胶、骨胶原和钙酸等成分，能为老人、儿童、体弱和病后调养的人提供良好的营养补充。严寒的冬季吃驴肉、喝驴汤可滋补保暖，补气养血。“天上龙肉，地上驴肉”是人们对驴肉的最高褒奖。

中医学认为，驴肉性凉，味甘、酸，无毒，入脾、胃经，具有补血、益气的功效。《本草纲目》记载，驴肉可“解心烦，止风狂。”“补血益气，治远年劳损”，适用于气血不足、心神不宁、短气乏力、心悸、健忘、睡眠不宁、头晕等症的调养。

注意：脾胃虚寒，有慢性肠炎、腹泻者不宜食用驴肉；孕妇忌食驴肉，古籍记载：“驴肉，妊娠食之难产。”驴肉忌与猪肉、金

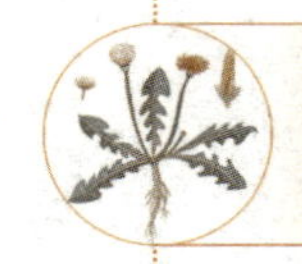

针菇同食，否则易致腹泻；驴肉汤不宜加香菜，因为香菜易掩盖驴肉的香味；吃驴肉后不宜立即饮茶。

阿胶是马科动物黑驴的干燥皮或者鲜皮去毛后经煎煮、浓缩而成的固体胶，别名盆覆胶，以产于山东省东阿县而得名。阿胶补血作用较佳，它能刺激骨髓造血，从根本上解决贫血问题；有加强血液中红细胞和血红蛋白生成的作用，为治血虚的要药，并有显著的止血作用，适用于各种出血症，因而被历代医家视为补虚、养血及治疗各种出血症的必备良药，尤其对某些妇科病有特殊的疗效，可以治疗因血虚、血瘀、血热引起的月经不调，有利血调经的作用。阿胶善于补血养颜、改善肤色，能提供造血的原料，补血功能相当强大，适用于调养人因血虚、心肝失养所致的面色苍白或萎黄、眩晕心悸等问题。阿胶富含胶原蛋白，食用后会使肌肤细嫩，弹性好，并且通过调养气血起到滋润皮肤的作用，长期服用可使面色红润，肌肤细嫩，有光泽，可以有效改善黑眼圈，也有很好的祛斑效果，还可以防止枯发、白发、脱发的发生。

注意：女性在经期不宜服用阿胶，因为阿胶除了可以补血外，还可以止血。经期服用，反而会把经期打乱。本品性质滋腻，凡脾胃虚弱、消化不良、慢性腹泻者或有表证者应忌用。

养生食疗偏方

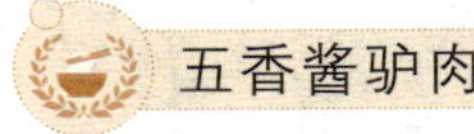

五香酱驴肉

【原料】驴肋肉1000克，酱油、甜面酱、食盐、白糖、葱段、姜片、鲜汤各适量，香料包1个（内装花椒、八角、桂皮各适量）。

【用法】将驴肉浸泡洗净污血，切块，放入沸水中焯透，捞出用凉水冲洗，沥干；锅内放入鲜汤，加酱油、甜面酱、食盐、白

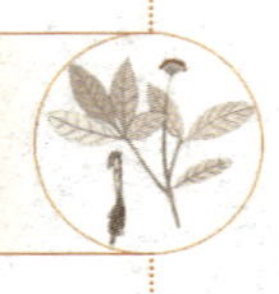

糖、葱段、姜片、香料包，大火烧沸煮20分钟即成酱汤；将驴肉放入酱汤锅内，大火烧沸，撇净浮沫，改小火酱至驴肉熟烂捞出；晾凉后，用刀切片即可食用。

【功效】补气养血，滋阴壮阳，安神去烦。适用于气血不足者的调养。

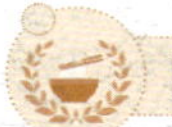

阿胶膏

【原料】阿胶250克，大枣、核桃、黑芝麻各150克，黄酒500毫升，冰糖200克。

【用法】将大枣、核桃、黑芝麻炒好磨成粉；阿胶打碎，在黄酒里浸泡一周，等阿胶呈海绵状，加入大枣、核桃、黑芝麻粉，在锅内隔水蒸1小时，蒸的过程中要不断搅拌，冷却即成冻膏，放入玻璃器皿中密封冷藏保存。每天早晚各1～2汤匙，温开水冲服。

【功效】滋阴补血，安胎。适用于阴虚贫血者、孕妇等。

阿胶参枣粥

【原料】阿胶15克，红参10克，大枣20克。

【用法】阿胶、红参、大枣一同放入大瓷碗中，注入少量水，盖好盖，隔水蒸约1小时，分2次吃参喝汤。

【功效】益气补血。适用于气血两虚、头晕心慌、出血过多引起的贫血。

阿胶糯米粥

【原料】阿胶30克，糯米100克，红糖适量。

【用法】阿胶捣碎；糯米煮粥，粥将熟时，放入捣碎的阿胶、

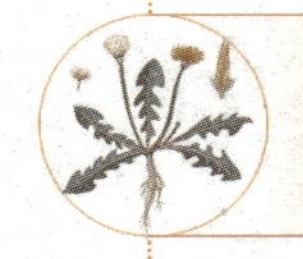

红糖，边煮边搅匀，稍煮二三沸即可，每日1剂。

【功效】滋阴补血，养血止血，安胎益肺。适用于血虚、虚劳咳嗽、久咳咯血、吐血、大便出血，女子月经过少、漏下不止或崩中、孕妇胎动不安、胎漏等症。

阿胶葱白蜜

【原料】阿胶6克，葱白3根，蜂蜜2汤匙。

【用法】锅内倒1碗清水煮葱白，沸后去葱白，加入蜂蜜、阿胶烊化，饭前温服。

【功效】养阴生津，补血，润肠通便。适用于老年人津亏便秘、产后虚弱、大便秘涩等症。

身血双赢，上了年纪喝猪肝菠菜汤

老年人是贫血的高发人群，老年人的贫血如果长期得不到改善，就会加速衰老，还会引发一些其他疾病，或使原发病加重，而猪肝菠菜汤是中老年人补血的好偏方。

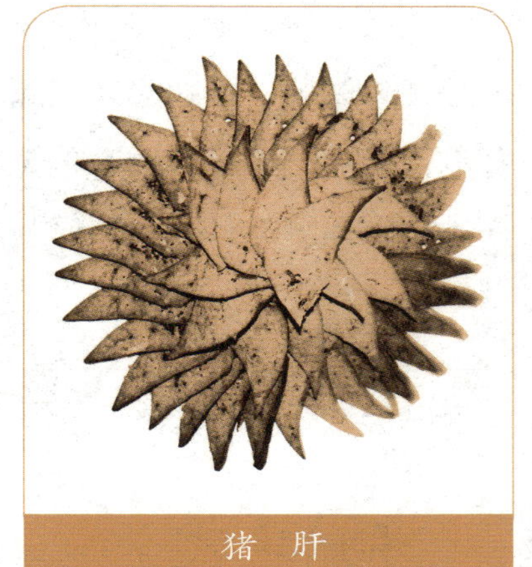

猪　肝

猪肝是人们经常吃的滋补食品，其营养丰富，含铁、磷等造血不可缺少的原料，因此猪肝是良好的补血食品。食用猪肝可促进产生新的红细胞，升高血色素，对恶性贫血有良好的治疗效果。猪肝中的维生素B_2，还可补充机体重要的辅酶，有助机体对一些有毒成分的去除。

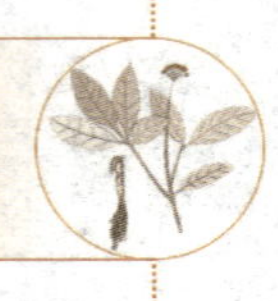

猪肝中还具有一般肉类食品不含的维生素C和微量元素硒，能增强人体的免疫力，抗氧化，防衰老，并能抑制肿瘤细胞的产生，也可治急性传染性肝炎。猪肝配菠菜食用，补血效果显著。

中医学认为，猪肝性温，味甘、苦，入肝经。肝与目密切相关，当肝血不足时，眼视物模糊不清，吃猪肝有明显效果。

注意：患有高血压、冠心病、肥胖症及血脂高的人忌食猪肝，因猪肝中的胆固醇含量较高。食用猪肝时，最好与蔬菜、水果、豆类等搭配，这样就不会担心身体吸收过多的胆固醇。经常吃猪肝，忌另外服用维生素A，否则很容易发生过量中毒。猪肝要现切现做，不能长时间放置，否则会损失营养成分。

菠菜为藜科植物菠菜的带根全草，含有丰富的维生素C、胡萝卜素、蛋白质，以及铁、钙、磷等矿物质。其中丰富的铁对缺铁性贫血有改善作用，能令人面色红润，光彩照人，所以也是养颜佳品。

中医学认为，菠菜性凉，味甘，入大肠、胃经，具有养血止血、下气润燥的功效。适用于贫血、出血、便秘、夜盲症等。

注意：凡便溏、腹泻者忌食菠菜；菠菜中含有草酸，食后影响人体对钙的吸收，因此食用菠菜时要用水焯后减少草酸的含量再烹饪；食用菠菜后，要多吃一些海带、水果等碱性食品，以促进草酸钙溶解排出，防止结石；菠菜不能与豆腐同食，否则易导致缺钙或结石。

养生食疗偏方

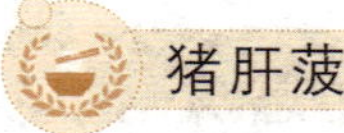

猪肝菠菜汤

【原料】猪肝250克，菠菜150克，鸡汤1碗，食用油、姜丝、食盐、料酒各适量。

【用法】猪肝洗净拭干水，用刀切成薄片；菠菜洗净切段；将猪肝片放入开水中氽烫一下，去除血水，捞起沥干水分待用；锅内倒油烧热，爆香姜丝，注入鸡汤和1碗清水，加入食盐、料酒搅匀大火煮沸；放入菠菜拌匀以中火煮沸，再倒入猪肝片搅匀，便可起锅。

【功效】生血养血，润燥滑肠。适用于老年贫血者、孕妇、阴虚贫血者等。

【附注】猪肝富含铁、叶酸、维生素B_{12}等造血元素，有较好的生血止血作用；菠菜也富含较多叶酸和铁。两者一荤一素搭配煮汤，能补肝明目，养血补虚。

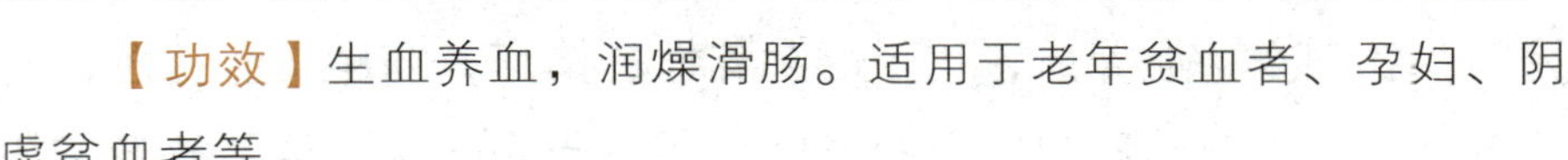

补血活血，当归当属“有情之药”

当归为伞形科植物当归的干燥根，含有挥发油、有机酸、氨基酸、维生素、微量元素等多种物质，能显著促进机体造血功能，升高红细胞、白细胞和血红蛋白含量。当归含有兴奋和抑制子宫平滑肌的两种成分，具有双向调节作用，它通过调节子宫平滑肌收缩，解除痉挛而达到调经止痛功效。当归能抗心律不齐，对外周血管有明显的扩张作用，能抑制血小板凝集，可抗维生素E缺乏症，增高红细胞，还具有消炎、镇痛、抗菌等作用。

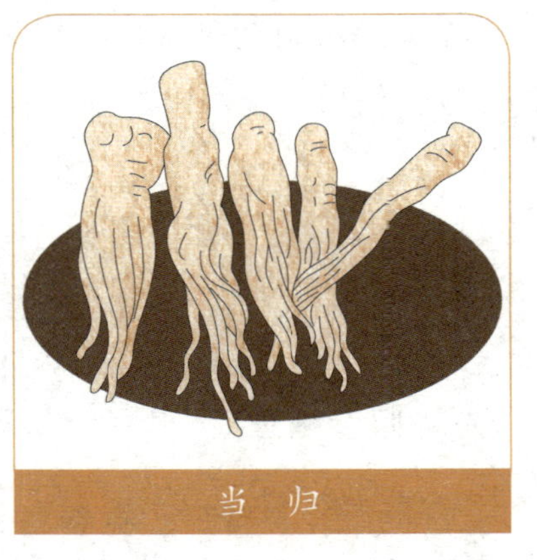

当归

当归是中国传统医学中的妇科圣药，很多著名的方剂中都有当归的身影，所以有“十方九归”之说。中医学认为，当归性温，味甘、辛，入肝、心、脾经，具有补血活血、调经止痛、润肠通便

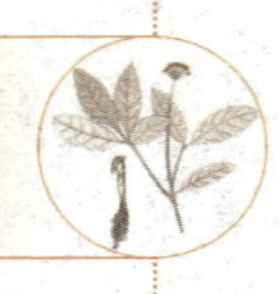

的功效。用于治疗血虚萎黄、眩晕心悸、月经不调、痛经闭经、崩漏、虚寒腹痛、风湿痹痛等症。从结构上来说，当归可分为归头、归身、归尾，而这三部分的药性和用法又不大相同。其中，归头能止血，所以一些血证、女性崩漏带下、月经淋漓不尽等症，应该用归头；归身补血养血，用于滋阴养血的治疗；归尾活血行血，药性下行，对于瘀结和封闭有疏通的作用。当归味甘而重，故专能补血，其气轻而辛，故又能行血，补中有动，行中有补，为血中之要药。因而它既能补血，又能活血，既可通经，又能活络。特别适用于心肝血虚导致的面色苍白或萎黄、倦怠乏力、唇甲色淡无华、头晕目眩、心悸失眠等症，是女人补血活血、调经止痛、调理血虚闭经的最好补品。

注意：**大便泄泻、湿盛中满者忌用；肺虚内热、肝火偏旺者慎用；由于当归有活血作用，孕妇慎用。**

如果没有特殊疾病，只是为了用当归调理气血，把当归混在食物里做成药膳，既可以享受美食，又可以使自己气血充沛，精神焕发。

养生食疗偏方

归参鳝鱼

【原料】当归、党参各15克，鳝鱼1条，酱油、生姜、料酒、食盐、鸡精、味精各适量。

【用法】鳝鱼宰杀，去杂洗净，切块；当归、党参洗净，装入纱布袋内，扎紧袋口，与鳝鱼同置砂锅内，放入料酒、酱油、生姜，煮熟再放入食盐、鸡精、味精调味即可。

【功效】补血活血。适用于疲倦乏力、久病体弱、面黄肌瘦等症。

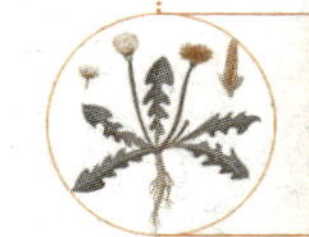

当归五加酒

【原料】当归30克，五加皮15克，白酒500毫升。

【用法】当归、五加皮在白酒中密封浸泡15天即可饮用，每日2次，每次10毫升。

【功效】活血祛风，止痛。适用于风湿痹痛、腰腿酸软等症。

当归荸荠薏米粥

【原料】当归15克，荸荠、薏苡仁各100克，蜂蜜适量。

【用法】将当归切成片，加适量水煮30分钟，去渣后加入荸荠和薏苡仁煮成粥，粥煮好后加入蜂蜜调匀即可。

【功效】活血止痛，清热解毒，健脾利湿。适用于咽喉肿痛、痰热咳嗽、心烦口渴等症。

归参猪心汤

【原料】猪心1个，当归15克，党参20克（或人参10克），生姜、葱、胡椒、食盐各适量。

【用法】将党参、当归洗净入水中煮30分钟后，去药渣再加入适量清水放入猪心和生姜、葱、胡椒、食盐，煮至猪心烂熟即可食用。

【功效】益气养血，补血。适用于心悸怔忡、气短乏力、贫血及神经衰弱等症。

当归炖猪肉

【原料】当归10克，黄花菜15克，猪瘦肉、调料各适量。

【用法】上述食材放入砂锅内煮至猪肉熟透，饮汤食肉。

【功效】补血强身。适用于身体虚弱、血虚经闭、病后体弱者。

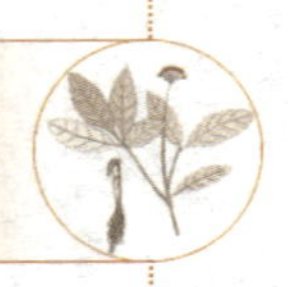

补血排毒，常吃南瓜让你好受

南瓜为葫芦科植物南瓜的果实，也叫番瓜、饭瓜、倭瓜等，果实一般扁圆形或梨形，嫩时绿色，成熟时赤褐色。南瓜不但可以充饥，而且还有一定的食疗价值，特别适合于肥胖和糖尿病患者食用。南瓜中含有丰富的微量元素钴、铁和果胶。南瓜中富含的钴能促使胰岛素的功能正常，对防治糖尿病、降低血糖有特殊的疗效；铁、钴还具有较强的补血作用；果胶能黏结人体内的细菌和病毒，也可延缓肠道对糖和脂质的吸收，减少疾病的发生，还可保护胃肠道黏膜，促进溃疡愈合，适宜于胃病患者；南瓜所含成分还能促进胆汁分泌，加强胃肠蠕动，有助于食物消化。

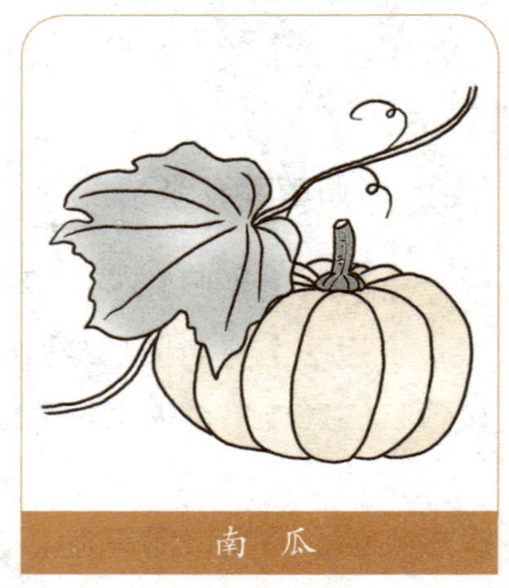

南瓜

中医学认为，南瓜性温，味甘，入脾、胃经，有润肺益气、化痰排脓、驱虫解毒、治咳止喘、消炎止痛的功效。用于治疗脾虚气弱或营养不良、肺痈咳脓痰、蛔虫病等。

注意：南瓜补中益气，对于肥胖者和中老年人、便秘者尤为适用。南瓜性温，胃热炽盛者少食；南瓜性偏壅滞，气滞中满者慎食。南瓜不宜与猪肝、羊肉、荞麦同吃，以免引起胸闷腹胀、消化不良等反应。

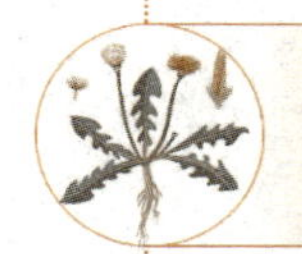

养生食疗偏方

南瓜粥

【原料】老南瓜100克，大米50克，食盐适量。

【用法】南瓜去皮，洗净切细备用；大米淘净，放入锅中，加清水适量煮粥，待沸时放入南瓜，至粥熟时，入食盐调味服食，每日1次。

【功效】补中益气，补血排毒，解毒杀虫。适用于脾胃虚弱、营养不良、肺痈、水火烫伤、下肢溃疡等症。

绿豆南瓜汤

【原料】绿豆50克，老南瓜500克，食盐适量。

【用法】将南瓜去皮、瓤，洗净后切块备用；先取绿豆煮至开花，再下南瓜，煮至烂熟后加食盐调味服食。

【功效】清热解暑，利尿通淋，补血排毒。适用于夏日中暑烦渴、身热尿赤、心悸、胸闷等症，是夏日糖尿病患者的理想饮品。

南瓜大麦羹

【原料】南瓜、大麦各100克，大枣数枚，白糖适量。

【用法】南瓜去皮，切丁备用；锅内加水煮沸，放入大麦并以大火煮沸，然后加入去核大枣，改以小火煮至大麦裂开；加入南瓜丁，煮至大麦熟透后加入白糖，继续煮至白糖溶解即可。

【功效】补中益气，补血排毒，降脂降糖。是糖尿病、高脂血症患者的食疗佳品。

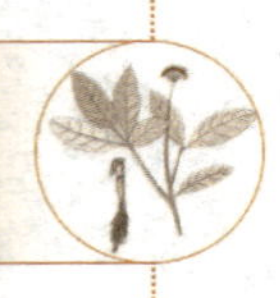

南瓜仙人掌汤

【原料】南瓜、仙人掌各250克，食盐、鸡精各适量。

【用法】将南瓜洗净切丁，仙人掌去皮后切丁，用大火将适量清水烧沸后，放入仙人掌和南瓜煮汤，待熟后加食盐和鸡精调味，饮汤食南瓜和仙人掌。早晚各1次，连食1个月。

【功效】补血排毒，降糖降脂。适用于糖尿病、高脂血症等。

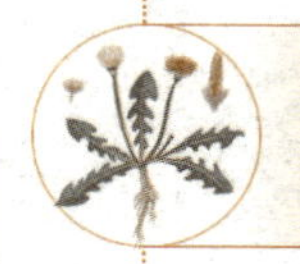

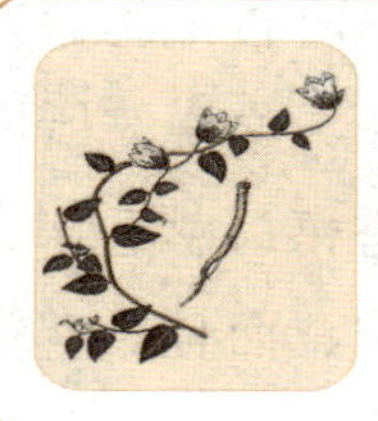

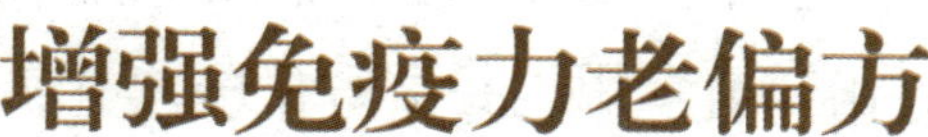

增强免疫力老偏方

提升免疫力，香椿是你的香饽饽

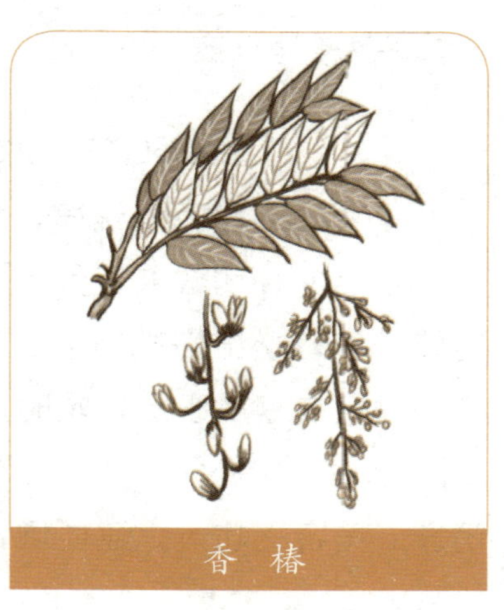
香 椿

香椿为楝科植物香椿春天生长的嫩芽、叶，被称为“树上蔬菜”。香椿含有丰富的维生素C、胡萝卜素等，可增强机体免疫功能，并润滑肌肤；所含的维生素C等有抗氧化作用，具有很强的抗癌功效；香椿含有维生素E和性激素物质，可补阳滋阴、抗衰老，故有“助孕素”的美称；香椿含有香椿素等挥发性芳香族有机物，可健脾开胃，增加食欲，其挥发气味能透过蛔虫的表皮，使蛔虫不能附着在肠壁上而被排出体外，可治蛔虫病；香椿嫩叶内富含大量蛋白质、糖类、B族维生素、维生素C、胡萝卜素、大量的挥发油、磷、铁等矿物质，各种营养素比较全面、均衡。

中医学认为，香椿性温，味辛、苦，入肝、肺经，具有清热解毒、健胃理气、润肤明目、杀菌固精的功效，而且能有效预防春季传染性疾病的发生。主治脱发、目赤、疮疡、肺热咳嗽等症。

每年农历三月，是香椿上市的季节，民间也有“三月八，吃椿

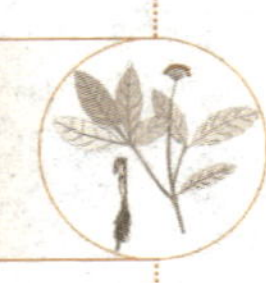

芽”的说法。谷雨节气前，正是采食香椿的季节，这时香椿的营养价值最高，故有“雨前椿芽嫩如丝，雨后椿芽如木质”之说，所以食用香椿最好在谷雨节前食用，谷雨后食用，不仅香椿口感乏味，营养价值也大大降低。香椿鲜香味美，不仅营养丰富，而且具有较高的药用价值，是医食兼得的春季蔬菜。

注意：香椿虽好，但忌食之过量。并且食用前一定要用开水焯一下，这主要是为了降低香椿本身亚硝酸盐的含量，不易引起中毒。

养生食疗偏方

香椿拌豆腐

【原料】豆腐500克，嫩香椿50克，食盐、鸡精、香油各适量。

【用法】将豆腐洗净，切成大块放锅中，加清水煮沸后捞出，沥干水晾凉，切成黄豆大的丁装盘备用。再将香椿洗净，放沸水锅内焯一下，捞出切成细末，放入碗内，加适量食盐、鸡精、香油，拌匀后撒在豆腐丁上，吃时用筷子拌匀。

【功效】补气和中，生津润燥，清热解毒。常食不仅有润肤、消斑、美容之功效，还能增强人体免疫力。

香椿炒鸡蛋

【原料】香椿250克，鸡蛋5枚，食用油、食盐各适量。

【用法】将香椿洗净，下沸水稍焯，捞出切碎；鸡蛋磕入碗内搅匀；油锅烧热，倒入鸡蛋炒至成块，投入香椿炒匀，加入食盐，炒至鸡蛋熟而入味即可出锅。

【功效】清热解毒，滋阴润燥，润肤养颜。适用于虚劳吐血、目赤、营养不良、白秃等症。常人食之可增强人体抗病防病能力。

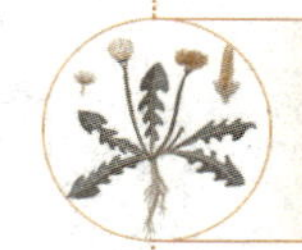

煎香椿饼

【原料】面粉500克，香椿250克，鸡蛋3枚，葱花、料酒各适量。

【用法】将香椿洗净切成小段，用水将面粉调成糊，加入鸡蛋、葱花、料酒，和切段的香椿拌匀；平锅放油烧热，舀入一大匙面糊摊薄，待一面煎黄后翻煎另一面，两面煎黄即可出锅。

【功效】清热解毒，健胃理气，滋阴润燥。适用于体虚纳差、毛发不荣、四肢倦怠、大便不畅等症。常食能增强人体免疫力。

体质虚弱，多吃红螺肉来增强

红螺是海鲜的一种，红螺肉含有丰富的维生素A、蛋白质、铁和钙等营养元素，对目赤、黄疸、脚气、痔等疾病有食疗作用。一般来说，脾胃功能不太好的人体质都比较虚弱，免疫力就会下降。人们增强体质，提升免疫力可试一试食疗偏方红螺肉，效果不错。

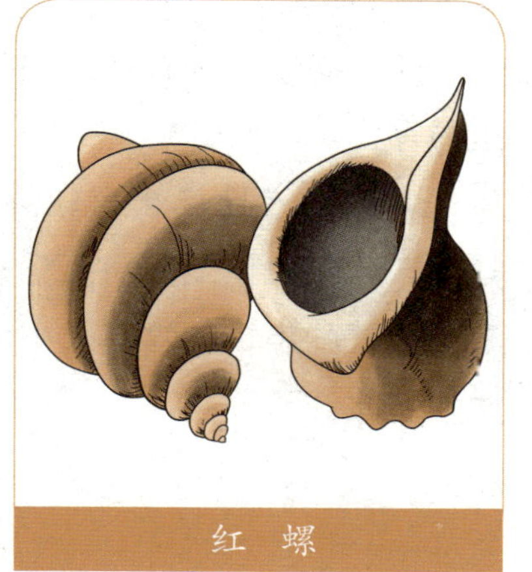

红　螺

中医学认为，红螺肉性凉，味甘，无毒，具有清热明目、强胃健脾等作用。可用来治疗脾胃虚弱、神经衰弱、两目昏花、视物不清等症。

注意：凡属脾胃虚寒、便溏腹泻之人忌食；因红螺肉性大寒，故风寒感冒期间忌食，女子行经期间及妇人产后忌食，素有胃寒病者忌食。螺肉不宜与中药蛤蚧、西药土霉素同服；不宜与牛肉、羊肉、猪肉、蚕豆、蛤、面、玉米、冬瓜、香瓜、木耳及糖类同食；

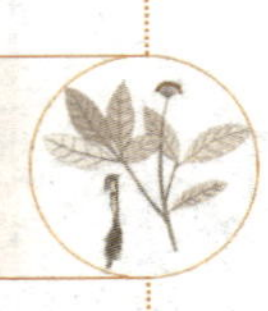

吃螺不可饮用冰水，否则会导致腹泻。

养生食疗偏方

红螺竹荪汤

【原料】红螺肉100克，豌豆苗50克，竹荪10克，料酒、食盐、鸡精、葱段各适量。

【用法】红螺肉去杂、洗净，切成片，在沸水中焯透，捞出沥干；竹荪用清水泡软，洗去泥沙，切去两头，用清水漂至白色时捞出，切成小段；豌豆苗洗净待用；锅内放入竹荪、料酒、食盐、红螺肉片，加适量水烧沸后，放入豌豆苗、葱段，煮至熟，加鸡精调味佐餐食用。

【功效】增强体质，提升人体免疫力。适用于脾胃虚弱、身体羸弱等症。

【附注】此汤含有较高的蛋白质，以及人体所必需的多种氨基酸，营养价值很高。红螺肉含丰富的蛋白质、无机盐及多种维生素，配营养丰富的竹荪，不仅味道鲜美，身体瘦弱的人常食，还可增强体质。

茯苓，全面提升你的免疫力

茯苓为多孔菌科真菌茯苓的干燥菌核，可食也可入药。形状像甘薯，外皮黑褐色，里面白色或粉红色。选购有赤、白两种，以白的为佳，自古被视为中药八珍之一。茯苓虽是一味中药，但被广泛应用于食品之中，例如，北京的茯苓饼闻名全国。茯苓含有的茯苓多糖，能增强人体的免疫功能，提高机体的抗病能力，还具有抗癌及降低血糖等作用，中老年人尤为适宜服食。

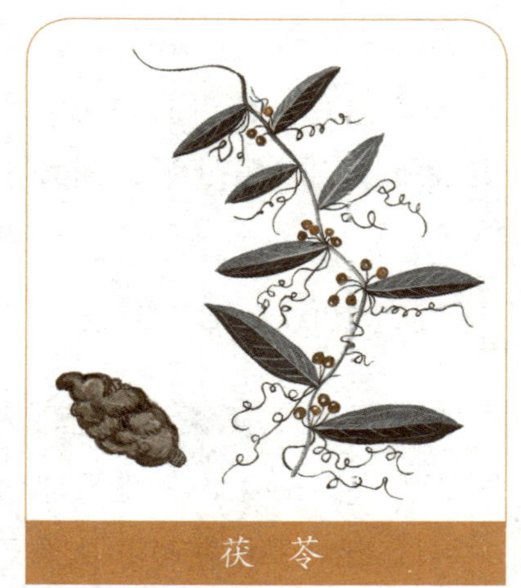

茯 苓

中医学认为，茯苓性平，味甘、淡，无毒，入脾、心、肾经。具有滋阴益气、渗湿利水、益脾和胃、宁心安神的功效。用于治疗脾虚泄泻、小便不利、水肿胀满、心神不安、惊悸失眠、痰饮咳嗽、口焦舌干等症。茯苓药性平和，祛邪之中寓以扶正，为两得其宜之品。

注意：**阴虚火旺、口干咽燥、虚寒滑精、气虚下陷如脱肛者不宜服。饮食养生剂量以9～15克为宜。**

养生食疗偏方

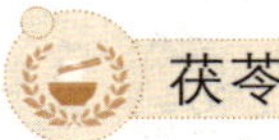

茯苓粥

【原料】茯苓粉15克，粳米100克，食盐、胡椒粉各适量。

【用法】粳米洗净，与茯苓粉同放锅内，大火烧沸，再改用小火煮至米烂粥熟，加食盐、胡椒粉调味即可。

【功效】益脾和胃，渗湿利水，宁心安神，增强人体免疫力。适用于脾虚泄泻、小便不利、水肿胀满、痰饮咳逆、惊悸健忘等症。

茯苓饼

【原料】茯苓200克，人参10克，面粉800克，食盐适量。

【用法】将茯苓、人参二药分别研为细末，加食盐少许，同面

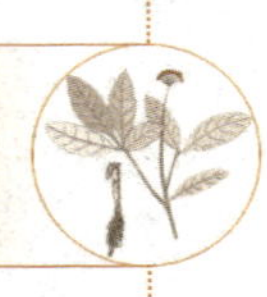

粉加水揉成面团，做成约重100克的饼若干，烙熟。每次食1个。

【功效】益脾和胃，补气和血，增强人体免疫力。适用于阴血虚亏所致的肤色暗沉、崩漏失血及体虚少食、营养不良等症。

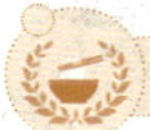

茯苓人参糕

【原料】茯苓120克，人参10克，面粉400克，食盐少许；夏季加莲子肉30克，其他三季加用山药粉30克。

【用法】将茯苓、人参研作细粉，加食盐与面粉和匀，加水适量，制作成糕，上笼蒸熟即成。分次食用。

【功效】补脾益肾，养心益智，健脑。此糕有较好的益智强身效果，尤其适宜中老年人免疫功能下降、智力减退者食用。

【附注】茯苓能增强人体的免疫功能，提高机体的抗病能力，其所含的卵磷脂是构成神经组织的重要原料；人参大补元气，固脱生津，益智安神，对神经系统和心脑血管系统均有滋补强壮作用；莲子、山药均为健脾补肾食品，且能养心安神、益智。

第3章

养生养五脏，五脏健康不生病

人体以五脏为中心，通过经脉、气血、津液与人体皮肤、五官、须发、四肢、九窍构成一个有机整体。五脏是构成人体和维持生命活动的基础五脏随年龄增长而变化，保养五脏是人永葆健康的根本。了解五脏的喜恶特性，顺五脏之性，是五脏养生的基础。尊重五脏的特性，投其所喜，避其所恶，踏着四季节拍，顺着阳气升降，春夏养阳，秋冬养阴，才能使身体不虚不实、不寒不热，在人生四季里魅力永存。

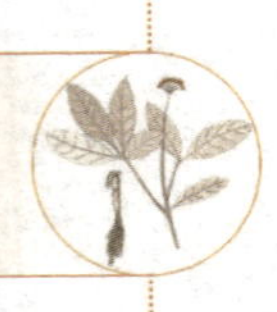

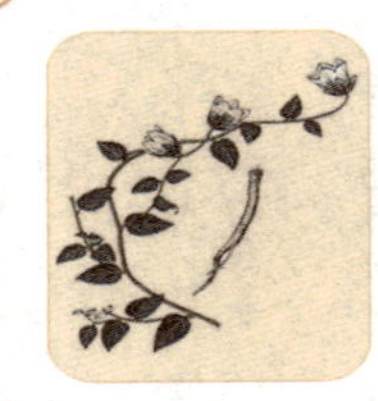

补心老偏方

补养心脏，多吃红色食品

根据五行理论，“五色入五脏”，五色即青、赤、黄、白、黑五种颜色，其中青色养肝，红色补心，黄色益脾胃，白色润肺，黑色入肾。人体五脏与大自然的五色有密切的关联，在五颜六色的“外衣”下，不同颜色的食物蕴含着对五脏六腑的特定食养效果。“五色”食疗，让人们的饮食变得色彩斑斓，蕴含趣味和健康。

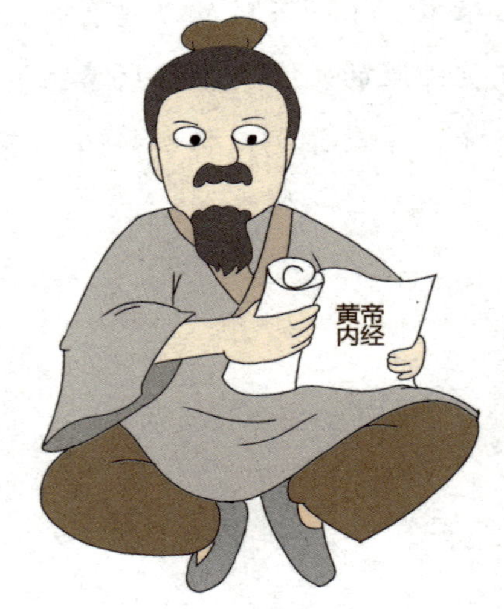

《黄帝内经》说“赤入心”，红色食物能增强心脏之气。心脏对应着南方，为夏季，日到中竿，红红火火，红颜色的食物养心入血，还有活血化瘀的作用。经常食用一些红色果蔬，对增强心脑血管活力、保护血管非常有益。红色食物还能为人体提供丰富的优质蛋白和许多无机盐、维生素及微量元素，大大增强体质。常见的红色食物主要有：红豆、大枣、桂圆肉、山楂、草莓、西红柿、桃子、辣椒等。此外，畜禽肉类也是红色食物的代表，如牛肉、羊肉、猪肉等。

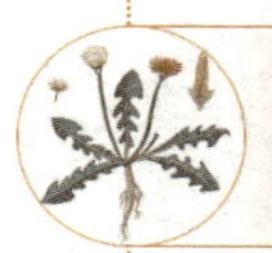

夏季养心神，两款药膳来帮忙

夏季是一年中气温最高的季节，极易导致人的血流加速，心跳加快甚至因体表血量过多造成心脑缺血，引起血液浓缩、血液黏稠度增高，加重心脏负担。所以说在夏季里人的心气最容易耗伤，所以夏季养生应重视养心神。虽然夏季闷热难耐，但有些美味既可以让你胃口大开，又能帮你安养心神。下面介绍非常典型的两道佳肴：柏子仁炖猪心和人参鸡块汤。

养生食疗偏方

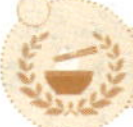

柏子仁炖猪心

【原料】柏子仁15克，酸枣仁20克，猪心1个，食盐、料酒各适量。

【用法】猪心洗净血污，切成厚片，放入开水中焯一下去味，再放入砂锅，加入柏子仁、酸枣仁炖至熟烂后，加食盐、料酒调味，食猪心、喝汤。每次适量服用，每周1次。

【功效】补血养心，安神定志，润肠通便。适用于心慌气短、失眠盗汗、大便秘结、五心烦热等心阴不足者。

柏子仁

【附注】柏子仁可养心安神、润肠通便，对调治心血亏损、精神恍惚等有较好的效果，饮食养生剂量以3～9克为宜；酸枣仁有养

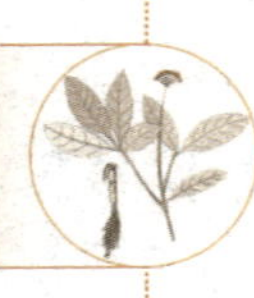

肝、宁心、安神、敛汗的功效，可补血养肝、益心安神，并能抑制中枢神经系统，有较恒定的镇静作用，对于调理血虚引起的心烦不眠或心悸不安均有较好的效果，饮食养生剂量以9～15克为宜。

人参鸡块汤

【原料】人参3克，鸡块500克，枸杞子5克，食盐、料酒、葱段、姜块各适量。

【用法】鸡块洗净，入开水锅里焯透，用凉水洗净沥干；人参、枸杞子洗净；砂锅中倒适量水，放入鸡块、人参、枸杞子、料酒、葱段、姜块，大火煮沸后转小火炖至鸡块肉烂，加食盐调味即可。

【功效】补气安神。特别适合气虚、烦躁不安、失眠的人食用。

【附注】人参有大补元气、补脾益肺、生津安神等功效。中医学认为，人参最好在早晨空腹服用，稍做活动后再进早餐，既利于吸收也不会滞气，不适宜在睡前服用。

心血不足，多吃白醋鸡蛋

气血是人体生命活动的物质基础，在中医学中，气属阳，主动；血属阴，主静。血的运行是靠气的推动和温煦作用实现的，而血又不断为气提供营养，使气发挥作用，血和气相辅相成，不可分割。“心主血脉”，心脏总领管理全身的血液循行，当心血阴虚的时候，气就没有可搭载的工具，就不能运行到全身各处，便会出现心悸、气短等症状。“心主神明”，心脏是生命的主宰，对人体各

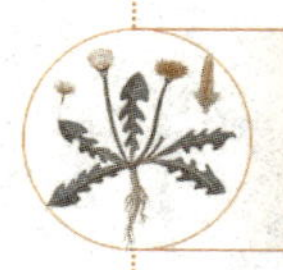

项生理功能以及精神意识、情感思维等心理活动的正常运行都起着至关重要的作用，在心气血虚的情况下，心脏的功能必然会下降，因此它就没有足够的力量去支配人的精神意志，人就会出现精神恍惚、注意力不集中等症状。

所以，当出现心阴虚的状况，一定要注意补心血。若用食疗来补心血，白醋鸡蛋就是不错的选择。

养生食疗偏方

白醋鸡蛋

【原料】白醋1.5毫升，鸡蛋1枚。

【用法】将鸡蛋打入碗中，加入白醋；将放有白醋鸡蛋的碗置于笼屉上，蒸熟即成。趁热服食，可加少量蜂蜜调味，每日晨起1碗蒸蛋，连服半月以上。

【功效】养心安神。适用于心气虚、心血不足的心悸、失眠等症。

温馨提醒

心血不足的人一定要远离咖啡、茶、巧克力或其他含咖啡因的饮料，不吸烟、不喝酒，尽量慎用感冒药、不用减肥药或其他刺激性药物。生活要有规律，保证休息及充足的睡眠，同时还要加强锻炼。跑步不但可以增加肺功能，还可使心脏功能提高。通过锻炼，体质加强了，应对突发事件时身体抵抗力也会提高，心悸发生的概率就会降低很多。

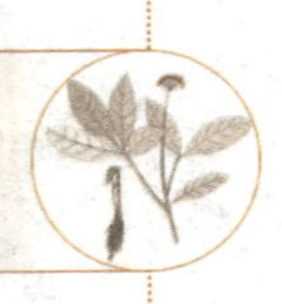

补肝老偏方

养肝去脂，山楂百品之中红艳艳

山楂又名山里红、红果、胭脂果，为蔷薇科植物山楂的果实，有很高的营养和医疗价值。山楂能够开胃，中老年人常吃山楂制品能增强食欲，改善睡眠，保持骨和血中钙的恒定，预防动脉粥样硬化，使人延年益寿，故山楂被人们视为“长寿食品”。山楂还具有养肝去脂的功效，它含有熊果酸，能降低动物脂肪在血管壁的沉积，所以，对于脂肪肝或是肥胖者来说适当多吃些山楂可消食去脂，是很好的保肝食品。山楂也是防治心血管病的理想保健食品，山楂中含的三萜类和黄酮类成分，具有加强和调节心肌、增大心室心房运动振幅和冠状动脉血流量，防止由于电解质不均衡而引起心律失常的功效，还有降低血清胆固醇、降低血压、利尿镇静等作用。因此山楂被称为“血管的清道夫，心脑的守护神”。

山　楂

中医学认为，山楂性微温，味酸、甘，入脾、胃、肝经。具有消食健胃、行气散瘀、收敛止泻、安神促眠的功效。适用于肉食积

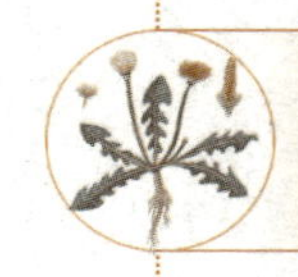

滞、胃脘胀痛、泻痢腹痛、瘀血闭经、产后瘀阻、疝气疼痛等症。焦山楂消食导滞作用增强，适用于肉食积滞、泻痢不爽。

注意：凡食热便秘、胃酸过多及消化性溃疡者慎食；山楂不宜与海鲜、人参、柠檬同食；孕妇忌食山楂，因为山楂可刺激子宫收缩，可能诱发流产；脾胃虚弱者不宜食用山楂，因山楂助消化，只是促进消化液分泌，而不是通过健脾胃的功能来消化食物的；血脂过低的人不宜多食山楂，因山楂具有降血脂的功效；不宜空腹吃山楂，否则会使胃酸猛增，对胃黏膜造成不良刺激；不宜多吃生山楂，否则易形成胃石，如果胃石长时间消化不掉会引起胃溃疡、胃出血等症。

养生食疗偏方

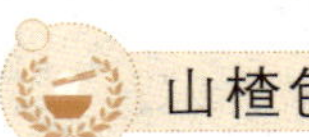

山楂包

【原料】山楂、面粉各500克，白糖250克。

【用法】山楂、白糖制成山楂酱；面粉发酵，和面团，做成小块，包入山楂酱馅，上笼蒸熟。

【功效】养肝去脂，补脾胃，助消化，散瘀血。适用于食积停滞、油腻肉积、胃脘痞满、高血压、冠心病、高脂血症等症。

山楂菊花茶

【原料】山楂、野菊花、绿茶各10克。

【用法】用沸水冲泡代茶饮。

【功效】清热除痰，消食健胃，养肝去脂。适用于高血压病、高脂血症、冠心病等。

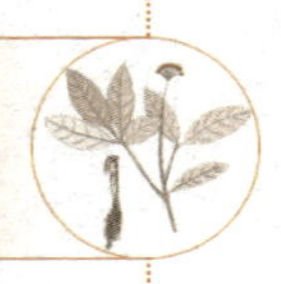

养肝治病，妙用三七花功效看得见

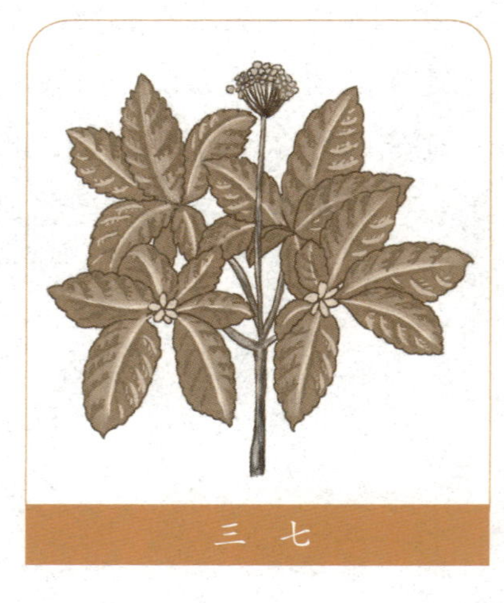
三七

三七花为五加科人参属植物三七花序的干燥品，是三七全株中三七皂苷含量最高的部分，可泡茶、炒肉、煲汤等。经常喝三七花茶，不仅养肝，还可治疗多种疾病。

三七花性凉，味甘，具有清热解毒、平肝明目、降血脂、降血压、消炎止痛、抗癌等功效。适用于头晕、目眩、耳鸣、高血压和急性咽喉炎等症。

注意：身体属于虚寒之人忌用；女性月经期间最好不要用，但若是血瘀型月经不调用三七花可以活血化瘀、调理月经；风寒感冒期间不要用，因为三七花凉性有加重凉感的作用；孕妇尽量不要食用任何三七产品。

养生食疗偏方

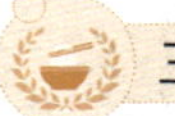

三七花香蕉番茄汁

【原料】香蕉500克，干三七花末5克，番茄汁150毫升，食用油、白糖、食盐、苏打粉、湿淀粉各适量。

【用法】香蕉去皮，切成滚刀块，用湿淀粉、苏打粉、食盐粘裹均匀；干三七花末泡软备用；锅内倒油，烧至六成热时，投入

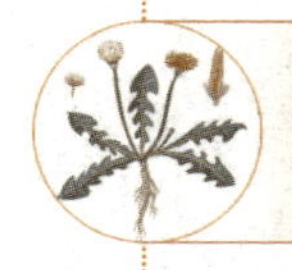

粘裹均匀的香蕉块，炸至外皮酥脆、色泽呈金黄时捞起，沥去余油；锅内留底油，下入番茄汁、白糖、泡软的三七花末翻炒，待白糖溶化后，用湿淀粉勾芡，然后投入炸好的香蕉块，搅匀起锅即可。

【功效】清热平肝，消炎降压，润肺止咳，开胃滑肠。适用于肝火大有内热者。

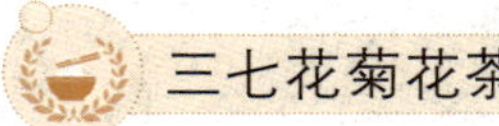

三七花菊花茶

【原料】三七花、槐花、菊花各10克。

【用法】将三七花、槐花、菊花混匀，分5次放入瓷杯中，用沸水冲泡，温浸片刻，代茶饮用。

【功效】清热，平肝，降压。可治高血压病。

三七花鸡肝汤

【原料】三七花10克，鸡肝150克，绿菜心50克，高汤、香油、鸡精、胡椒粉、食盐、水淀粉各适量。

【用法】鸡肝洗净切成片，加食盐、胡椒粉、水淀粉拌匀入味；绿菜心洗净备用；高汤烧沸，放入三七花、鸡肝片，至鸡肝片断生时，下绿菜心搅匀起锅，淋香油、加食盐、鸡精调味即可。

【功效】补肝平肝，清热明目，降压降脂。适用于高血压、高脂血症者。

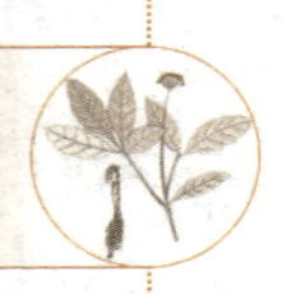

养肝护肝，四季不离蒜不用去医院

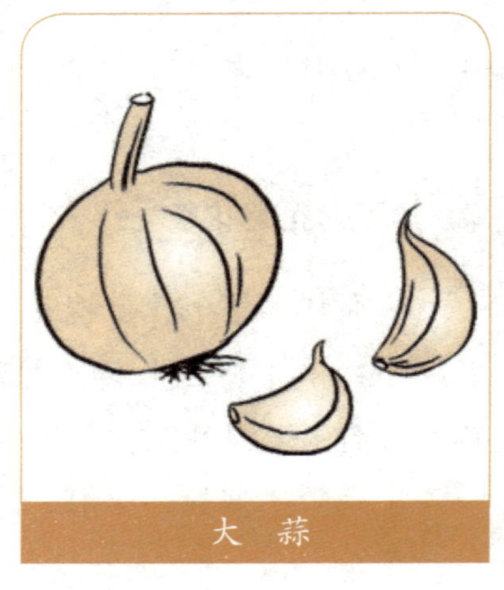
大 蒜

大蒜又名蒜头，为百合科植物大蒜的鳞茎，是烹饪中不可缺少的调味品。大蒜既可调味，又能防病健身，尤其是对肝脏有很好的保护作用，常被人们誉为“天然抗生素”。蒜中含有的辣素，其杀菌能力可达到青霉素的1/10，对消化道中的多种病原菌和寄生虫都有良好的杀灭作用，可以预防流感、防止伤口感染、治疗感染性疾病和驱除人体内的寄生虫；大蒜中所含的大蒜素，可与铅结合成为无毒的化合物，能有效防止铅中毒；大蒜具有明显的降血脂及预防冠心病和动脉硬化的作用，并可防止血栓的形成；大蒜还可以阻断亚硝酸胺致癌物质的合成，从而预防癌症的发生。

中医学认为，大蒜性温，味辛，入脾、胃、肺经，具有温中行滞、解毒杀虫的功效。适用于饮食积滞、脘腹冷痛、腹泻、痢疾、疟疾、百日咳、痈疽肿毒等症。

注意：**长期食用大蒜对身体的保健有很多益处，但大蒜一次不宜多食，否则容易伤肝损目，甚至会引起贫血病的发生。特别是阴虚火旺及有慢性胃炎、胃酸分泌过多、十二指肠溃疡者不宜食。**

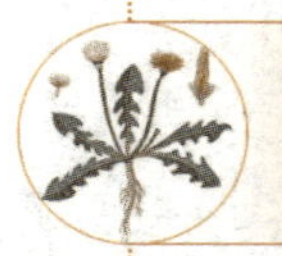

养生食疗偏方

大蒜粳米粥

【原料】粳米100克，大蒜30克。

【用法】将大蒜洗净，切成蒜末备用；粳米洗净，放入锅中，加适量清水，大火煮沸后转小火煮至米熟时，调入蒜末，再煮5分钟即可。温热服食。

【功效】温中行滞，下气健胃，解毒。适用于脘腹冷痛、泄泻、痢疾等症。

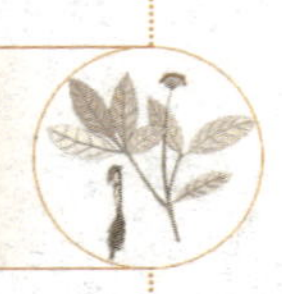

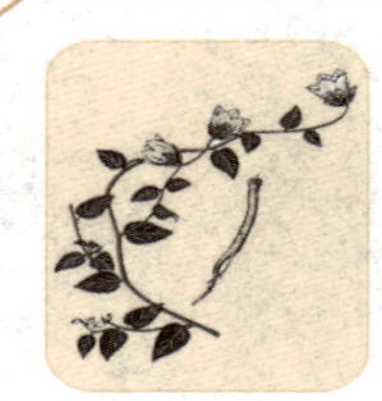

补脾胃老偏方

补脾益气，山药是最好的营养品

中医学认为，脾为后天之本，是气血生化之源，脾能把人吃进去的食物化为水谷精微，再进一步转化为气血。只有脾好了，人的身体才能正常地运转，所以脾不好的人需要补脾。而补脾吃山药是最好的选择。

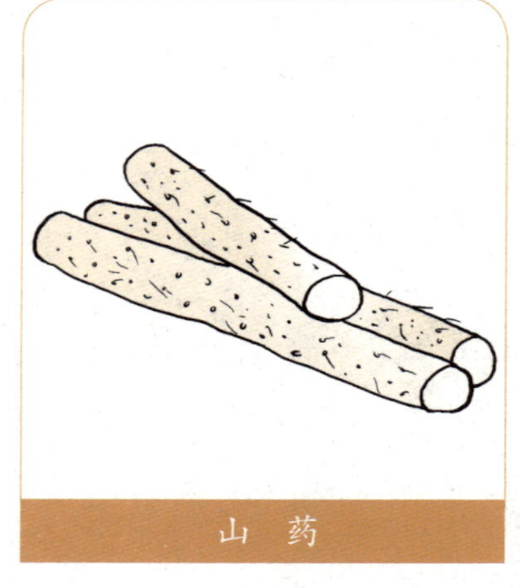

山药

山药为薯蓣科植物薯蓣的干燥根茎，含有淀粉酶、多酚氧化酶等物质，有利于脾胃消化吸收功能，是一味平补脾胃的药食两用之品。不论脾阳亏或胃阴虚，皆可食用。患有糖尿病、高脂血症的老年人也可以适当多吃些山药。

山药性平，味甘，入脾、肺、肾经，上能养肺，中能补脾，下则益肾。药性平和，阴阳兼补，不燥不腻。具有补脾养胃、生津益肺、补肾涩精的功效。用于治疗脾虚泄泻、虚劳咳嗽、消渴、带下、小便频数等症。

注意：大便干结、腹胀满闷者慎用。汤剂宜多浸少煎。麸炒可增强补脾止泻的作用。

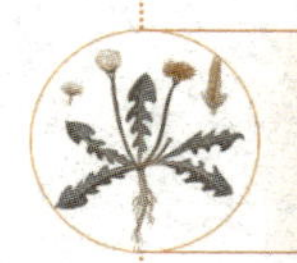

养生食疗偏方

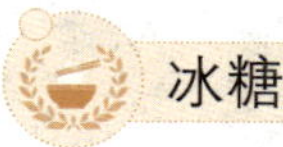

冰糖山药

【原料】山药200克，冰糖适量。

【用法】山药洗净，去皮，切成方块，倒入锅中，加水、冰糖，先用大火煮沸，再改小火煮烂（约40分钟）即成。

【功效】健脾除湿，益肺固肾。适用于脾肺气阴俱虚者。

山药扁豆薏苡仁粥

【原料】鲜山药200克，白扁豆、薏苡仁各100克。

【用法】将上3味煮成粥服食。

【功效】健脾祛湿，厚肠止泻。适用于脾虚夹湿、便溏或泄泻、面浮肢肿等症。

山药粥

【原料】干山药片30克（鲜品60克），大米100克，白糖适量。

【用法】山药与大米洗净同煮粥，粥将熟时加白糖搅匀即可。

【功效】补益脾胃，滋阴养液。适用于食欲不振、消化不良、遗精盗汗及妇女白带、小儿食积等症。

山药鸡内金散

【原料】山药100克，鸡内金12克，炒粳米20克。

【用法】研细末。1岁小儿每次5克，2岁9克，3岁以上12克，

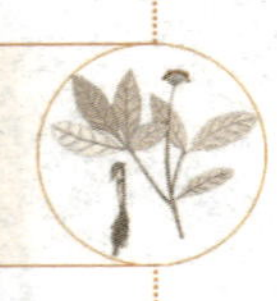

每日2次。

【功效】补脾消食。适用于小儿饮食不节、消化不良、面黄肌瘦或有呕吐、泄泻等症。

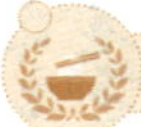

山药糯米粥

【原料】山药、糯米各150克。

【用法】山药洗净，蒸熟剥皮，切小块；糯米洗净，加适量水熬成粥，再加山药块，煮片刻即可。

【功效】健脾补肺，固肾止泻。适用于脾胃虚弱、食少倦怠、便溏久泻、虚劳咳嗽、肾虚遗精等症。

健胃养胃，小米一石二鸟全搞定

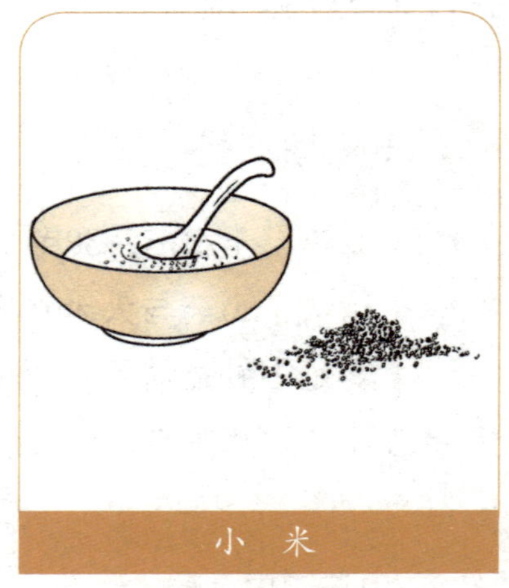

小 米

小米，又叫粟米（谷子去皮），为禾本科植物粟的种仁。小米熬成粥营养丰富，容易消化，具有滋阴养血的功效，常用来作为体弱患者和产妇的膳食，可以使产妇虚寒的体质得到调养，有“代参汤”之美称。喝小米粥可以增强小肠功能，有养心安神之效，适宜于失眠、体虚、低热者食用。小米因富含维生素B_1、维生素B_{12}等，还具有防止消化不良及口角生疮的功效。

中医学认为，小米性凉，味甘、咸，入脾、胃、肾经，具有补中益气、健脾和胃、滋阴退热、解毒止痢的功效。主治脾胃虚弱、

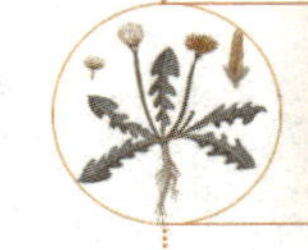

食不消化、反胃呕吐、消渴口干、腹痛泄泻等症。

注意：小米粥不宜熬得太稀薄，否则不利于营养物质的吸收；不宜与杏仁同食，否则令人呕吐腹泻。小米的蛋白质营养价值不如大米，因为小米蛋白质的氨基酸组成并不理想，赖氨酸过低而亮氨酸又过高，所以体弱患者和产妇不能完全以小米为主食，应注意与动物性食品或豆类食品搭配，以免缺乏其他营养。

养生食疗偏方

小米粥

【原料】小米100克，红糖适量。

【用法】将小米煮成粥，加入红糖即可。早、晚餐食之。

【功效】养胃下乳，补肾益气。适用于产妇食用。

小米土豆粥

【原料】小米60克，大米20克，土豆100克。

【用法】小米、大米淘洗干净；土豆去皮，洗净，切小丁；锅内加适量水烧沸后，加入小米、大米、土豆，大火烧沸后转小火煮至米粒熟烂即可。

【功效】健脾养胃。适用于胃病的辅助调养。小米健脾和胃，对胃病可起到较好的辅助调养作用；土豆健脾胃，消炎止痛，适用于胃痛等胃部不适之症。

【附注】土豆切开后不宜再用清水浸泡，否则易使其富含的钾流失。

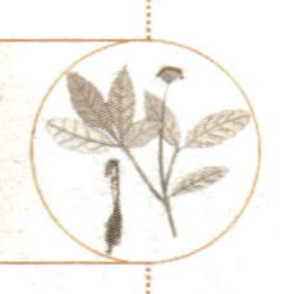

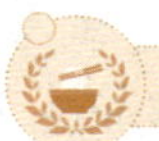

小米红枣粥

【原料】小米80克，大枣6枚，大米20克，红糖少许。

【用法】小米、大米淘洗干净；大枣洗净，去核；锅内加适量水烧沸，放入小米、大米、大枣，大火煮沸后转小火煮至米粒熟烂即可。

【功效】补脾润燥，和胃安眠。可辅助治疗失眠、多梦、食欲不振。小米和胃安眠；大枣补中益气、养血安神。二者同煮粥，可增强补脾和胃的功效。

小米山药粥

【原料】小米60克，山药100克，大米20克。

【用法】小米、大米淘洗干净；山药去皮，洗净，切小丁；锅内加适量清水大火烧沸，放入小米、大米，大火烧沸后转小火煮至米粒八成熟，放入山药丁煮至米粒和山药丁熟透即可。

【功效】养胃护胃。对秋季容易发生或复发的胃溃疡病有防治作用。

养脾开胃，喝对肉汤养生不走弯路

俗话说“饭前先喝汤，胜过良药方”，其实，这话是有科学道理的。这是因为，从口腔、咽喉、食管到胃，犹如一条通道，是食物必经之路，吃饭前，先喝几口汤（或喝一点水），等于给这段消化道加点“润滑剂”，使食物能顺利下咽，防止干硬食物刺激消化道黏膜，从而保护消化道，降低消化道肿瘤的发生率。

吃饭间，中途不时进点汤水也是有益的。因为这有助于食物的稀释和搅拌，从而有益于胃肠对食物的消化和吸收。若饭前不喝汤，吃饭时也不喝汤水，则饭后会因胃液的大量分泌使体液丧失过多而产生口渴感，这时才喝水，反而会冲淡胃液，影响食物的吸收和消化。所以，营养学家认为，养成饭前或吃饭时不断进点汤水的习惯，还可以减少食管炎、胃炎、食管癌、胃癌等疾病的发生。

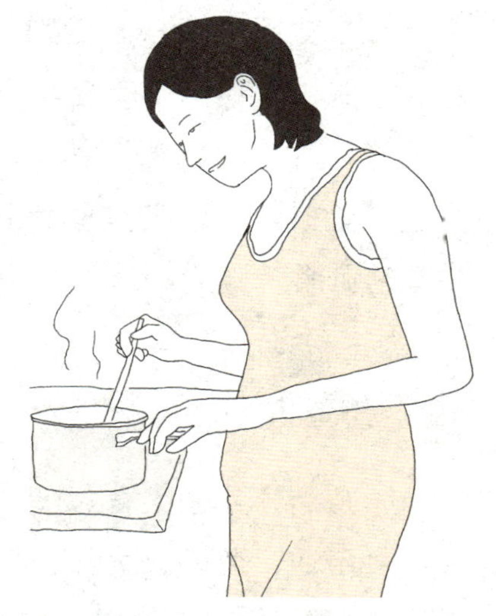

当然，饭前喝汤有益健康，并不是说喝得多就好，要因人而异，也要掌握进汤的时间。一般中、晚餐前以半碗汤为宜，而早餐前可适当多些，因一夜睡眠后，人体水分损失较多。晚上要少喝，否则频频夜尿影响睡眠，进汤时间以饭前20分钟左右为好，吃饭时也可缓慢少量进汤。总之，进汤以胃部舒适为度，饭前、饭后切忌“狂饮”。

但是这饭前要喝的是什么样的汤呢？中医强调，要喝肉汤。这里的肉汤可以是鸡汤、牛筋汤、猪蹄汤、鱼汤、肉皮汤、羊蹄汤、牛肉汤、排骨汤等。不同的汤可以起到不同的抗病防疾效果。下面主要介绍几款养脾开胃的肉汤和大家分享。

养生食疗偏方

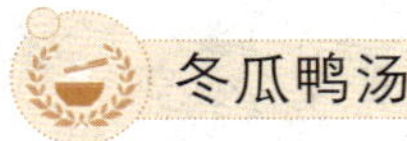

冬瓜鸭汤

【原料】鸭1只，连皮冬瓜500克，芡实50克，薏苡仁30克，葱段、姜片、料酒、食盐、鸡精、香油各适量。

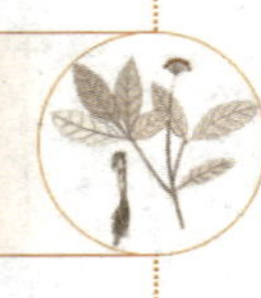

【用法】鸭去毛、内脏、头、脚，洗净；连皮冬瓜洗净，切小块；芡实、薏苡仁洗净，放鸭腹腔内；鸭放砂锅内，加连皮冬瓜、葱段、姜片、料酒，大火煮沸后转小火煮烂，加鸡精、食盐，淋香油即可。

【功效】补虚损，健脾养胃，清暑化湿。适用于脾虚湿困、胸闷、腹胀、大便溏薄等症。

【附注】鸭肉滋阴养胃、利水消肿；冬瓜利水清热解暑；再配芡实、薏苡仁以增强其健脾补肾的补益作用和化湿作用。故本汤是夏季清补食疗佳肴。

鲫鱼汤

【原料】鲫鱼1条（250克左右），砂仁、荜茇各3克，陈皮10克，食用油、葱段、姜片、料酒、食盐、鸡精各适量。

【用法】鲫鱼去鳞、内脏，洗净；砂仁、荜茇、陈皮用纱布包，放鱼腹内；锅内倒油烧热，将鲫鱼煎熟，加葱段、姜片、料酒、适量清水，煮沸至汤成乳白色，加食盐调味即可。

【功效】健脾利湿，暖胃。适用于脾虚食少、乏力水肿、胃脘冷痛、脘腹胀痛等症。

【附注】鲫鱼肉鲜美，具有温补脾胃、补中利尿的功效；砂仁、荜茇、陈皮有温胃理气的功效。故本汤能起到健脾利湿、暖胃的作用。

银耳鸡汤

【原料】银耳30克，鸡汤1000毫升，食盐、料酒、胡椒粉、鸡精各适量。

【用法】银耳用开水浸泡，洗净；鸡汤放锅内，加料酒、胡椒粉烧沸，再加水将银耳煮烂，加食盐、鸡精调味即可。

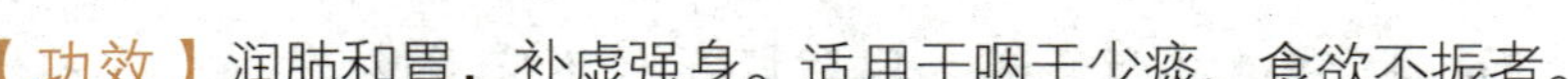

【功效】润肺和胃，补虚强身。适用于咽干少痰、食欲不振者。

【附注】银耳有滋阴润肺、养胃生津的功效，配以鸡汤，不仅味美，还增强其滋补强壮的作用。

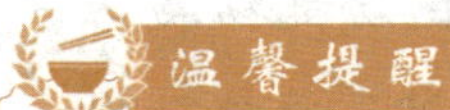

温馨提醒

熬汤时不宜先放食盐。因为食盐具有渗透作用，会使原料中的水分排出、蛋白质凝固，鲜味不足。熬制时间不要过长。长时间加热能破坏煲类菜肴中的维生素；加热1～1.5小时，即可获得比较理想的营养峰值，此时的能耗和营养价值比例较佳。

脾胃虚弱，养生离不开猪肚汤

猪肚即猪胃，含有蛋白质、脂肪、糖类、维生素及钙、铁、磷等，常配其他的食疗药物，装入猪肚，扎紧，煮熟或蒸熟食用。如配党参、白术、薏苡仁、莲子、陈皮煮熟食用，可治小儿消瘦、脾虚食少。

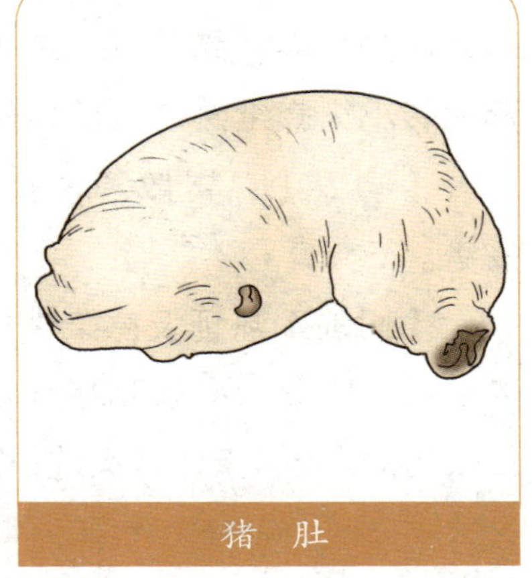

猪　肚

猪肚性微温，味甘，具有补虚损、健脾胃的功效，适用于气血虚损、脾胃虚弱、食欲不振、中气不足、气虚下陷等症。《本草经疏》记载："猪肚，为补脾之要品。脾胃得补，则中气益，利自止矣……补益脾胃，则精血自生，虚劳

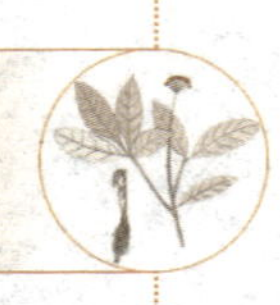

自愈。”

注意：猪肚不适宜储存，应随买随吃。猪肚的热量和胆固醇含量较高，肥胖、血脂高者、脂肪肝患者不宜多吃。

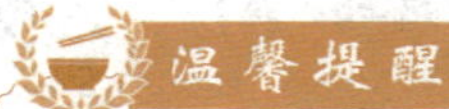

温馨提醒

挑选猪肚要有方法，新鲜猪肚黄白色，手摸劲挺黏液多，肚内无块和硬粒，弹性较足。猪肚的清洗也很关键，将猪肚用清水洗几次，然后放进水快沸的锅里，不停地翻动，不等水沸就把猪肚取出来，再用食盐擦，把猪肚两面的污物除掉即可。

养生食疗偏方

猪肚生姜汤

【原料】猪肚1个，生姜250克，料酒适量。

【用法】生姜洗净切碎；猪肚按“温馨提醒”的方法洗净，塞入切碎的生姜，结扎好后放入瓦锅，加入适量清水和料酒，大火煮沸后转小火煮至熟烂为度，使姜汁渗透进猪肚内。

【功效】温胃散寒，补虚损。适用于脾胃虚寒及十二指肠溃疡者。

【附注】热证及感染性疾病不宜服用。吃猪肚时淡吃或拌少许酱油，不吃姜，必须喝猪肚汤（如汤味太辣，可加入适量开水），每只猪肚可吃4天，连续吃8个。

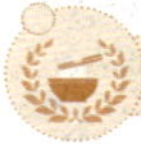

槐花猪肚汤

【原料】猪肚250克，槐花6克，黑木耳10克，料酒、姜、食盐、鸡精各适量。

【用法】猪肚按“温馨提醒”的方法清洗干净，切小块；黑木耳浸软，去蒂，洗净；槐花洗净用纱布包；3味放锅内，加适量清水、料酒、姜，煮熟烂去槐花，再加入食盐、鸡精调味即可。

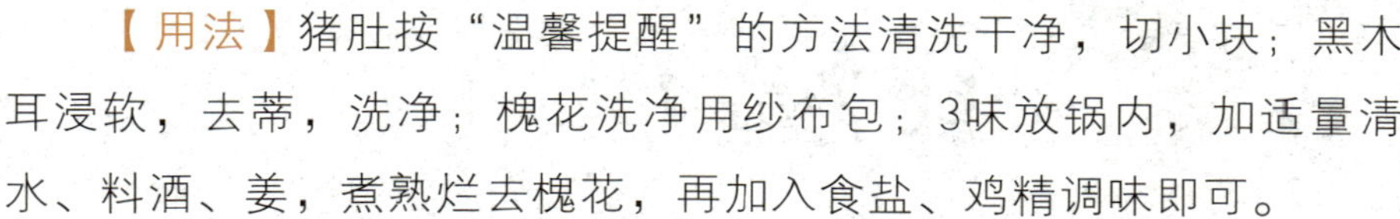

【功效】健脾胃，止胃肠出血。适用于脾胃虚弱、胃溃疡、痔出血等症。

【附注】猪肚能补虚损，健脾胃；槐花有凉血止血的功效，尤其善治下部出血。故本食疗偏方能健脾胃而止胃肠出血。

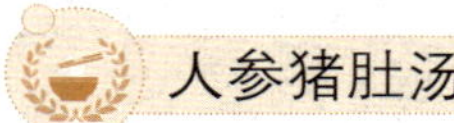

人参猪肚汤

【原料】猪肚250克，人参5克，核桃仁20克，葱段、姜片、食盐、酱油、料酒各适量。

【用法】猪肚按“温馨提醒”的方法清洗干净，切丝；人参清洗干净；人参放入砂锅内，加适量清水浸泡30分钟后置火上，放入猪肚、核桃仁、葱段、姜片、酱油、料酒及没过食材约3厘米的清水，大火烧沸后转小火煮至猪肚熟透，加食盐调味即可。

【功效】健脾养胃。适合胃脘冷痛、食欲不振者食用。

【附注】猪肚健脾胃，适宜脾胃虚弱的人食用；人参补益五脏。二者同煮汤，健脾养胃的功效更好，可辅助治疗胃脘冷痛、食欲不振等症。饮用此汤后不宜立即饮茶，以免降低人参的补益功效。

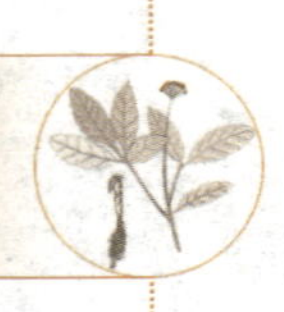

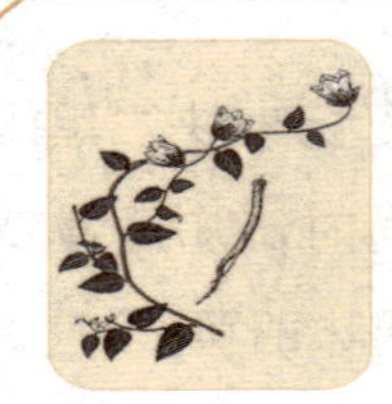

补肺老偏方

补肺、润肠又养颜，杏仁养生三合一

杏仁为蔷薇科植物山杏或杏等的成熟种子。杏仁中含的杏仁苷对呼吸中枢有抑制作用，能够起到镇咳、平喘的作用；杏仁富含的脂肪油能提高肠内容物对黏膜的润滑作用，故有润肠通便的功效；杏仁中所含的脂肪油可使皮肤角质层软化，润燥护肤，不但可以去除肌肤老化细胞和多余角质，还能有效延缓皮肤衰老，使皮肤清洁亮丽，富有光泽和弹性，对面部痤疮、皮肤粗糙、色素沉着、面部皱纹等具有较好的防治作用，经常食用和外敷对增加皮肤弹性和滋润光泽都大有裨益。

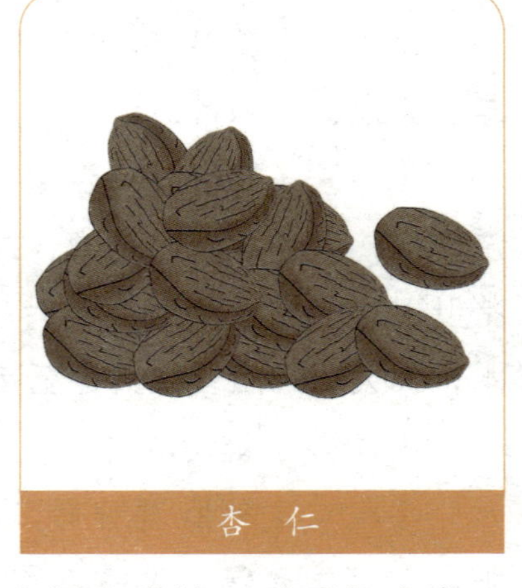

杏 仁

中医学认为，杏仁性微温，味苦、辛，有小毒，入肺、大肠经，具有清热解毒、祛湿散结、润肺清火、消斑抗皱、润肠通便之功效，是治咳嗽气喘不可缺少的药物。无论风寒、风热外邪束肺之证，还是肺寒、肺热兼有痰饮之候，凡见肺气上逆者，皆可用之。本品兼入大肠，质润多脂，故能润肠通便，可治肠燥便秘之证。

注意：婴幼儿慎用，阴虚咳嗽及泻痢便溏者禁服，饮食养生剂量以3～10克为宜。

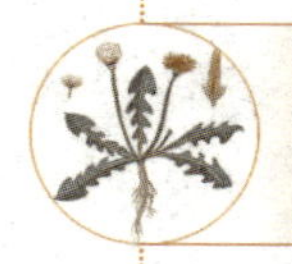

养生食疗偏方

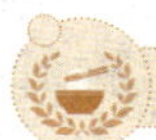

百合杏仁粥

【原料】新鲜百合、绿豆各30克，杏仁15克，粳米40克，白糖适量。

【用法】绿豆洗净，浸泡3小时；大米洗净；百合削去老根，分瓣，洗净；锅内加适量水烧沸，放入绿豆、大米大火煮沸，转小火煮至绿豆开花、大米熟透，放入百合、杏仁略煮，加白糖调味，早晚分食即可。

【功效】润肺止咳。适用于肺燥咳嗽。皮肤粗糙的人常食，可使肌肤丰满、润泽白皙。

【附注】杏仁对干咳无痰、肺虚久咳等症有一定的缓解作用；百合可润肺，调经活血，润滑皮肤；且百合和杏仁都可排毒。杏仁皮中的抗氧化成分含量较高，吃的时候最好不要剥皮。

杏仁粳米粥

【原料】杏仁10克，粳米50克，冰糖适量。

【用法】杏仁水煎，去渣取汁250毫升；粳米洗净，加入杏仁煎汁，再加适量水至500毫升，煮成粥，每日2次，温热服食。

【功效】止咳定喘，养胃润肠。适用于喘促水肿、久咳不止、小便淋漓、老年性肠燥便秘等症。

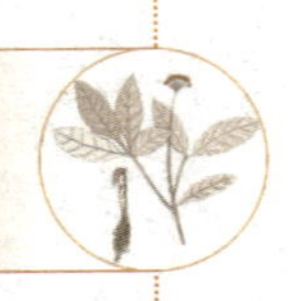

疏通肺气有绝招，降下内火寒自消

中医对肺有这样的说法：肺位于胸腔，上连气道，喉为门户，开窍于鼻，为气体出入的器官，在人体脏腑之中位置最高，故称肺为“华盖”。什么是华盖？华盖原指古代帝王所乘车子的伞形遮蔽物，在此引申为肺的位置最高。肺居五脏六腑的最高位，“肺主肃降”，是说肺内需保持清肃，不受痰热等因素阻碍；肺气必须适当下降，与肾气接纳，上下交流，呼吸才能正常，体内水道才能通畅。同时，肺主输血液和水分，心主血脉，肺主气，气行血行，肺气有协助心脏推动血行的作用；而水液进入人体，先由脾运化到肺，再由肺输送到全身。所以，肺气与人体健康有很大的关系。

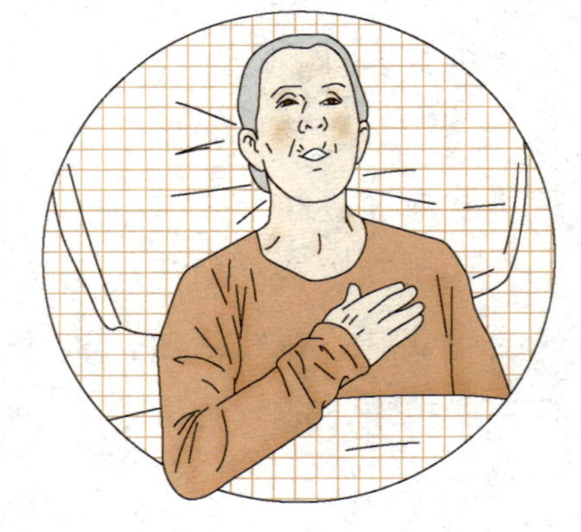

咳嗽、咳痰、气喘等，都是肺气上逆的症状；咯血为肺热、肺（阴）虚或肺络受伤的表现；鼻塞流涕、鼻出血等都应从肺考虑；喉痒、声沙哑或喉鸣等也应从肺考虑；眼睑或面部水肿，四肢肿，也可能由于肺气壅塞不能通调水道引起；肺气要是不足，就无力助心火以驱散风寒，人便会生病。

那么，吃什么食物有利于肺呢？中医学认为，肺对应着西方，为秋季，肺金主降，白色的食物有润肺补肺、肃降肺气的作用。白色食物通过养肺对预防心脑血管病、安定情绪、促进肠蠕动都有很好的作用，经常食用既能消除身体的疲劳，又可促进疾病的康复。白色食物脂肪含量较肉类要低得多，蛋白质也较丰富，十分符合科学的饮食方式。常见的白色食物有：银耳、百合、牛奶、大米、冬瓜、白萝卜、莲藕、豆腐、梨、杏仁、山药等。

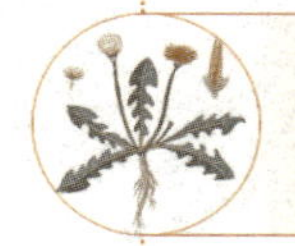

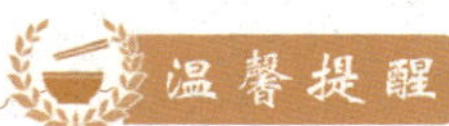

中医称“在脏为肺……在志为忧”。食物的调养固然重要，但心情愉快、态度宽容，放弃不必要的抱怨，不但有利于养肺，还会使心灵深处散发睿智之美。

秋梨枇杷膏，生津润肺养五脏

枇杷叶为双子叶植物蔷薇科枇杷的干燥叶。常绿小乔木，全年均可采叶，鲜用或晒干，用时刷去叶背面绒毛，切丝生用或蜜炙用。

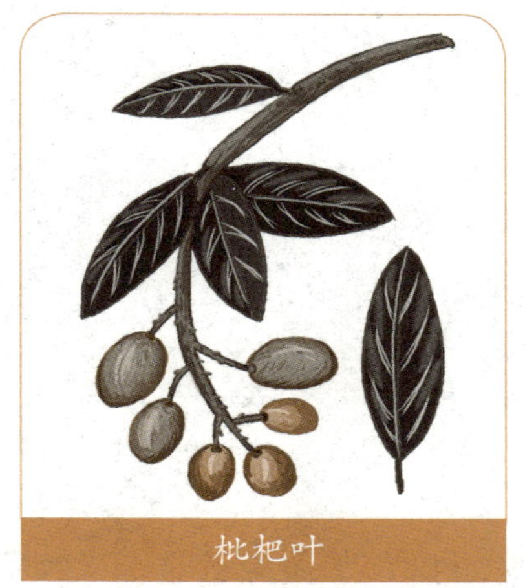
枇杷叶

中医学认为，枇杷叶性微寒，味苦，入肺、胃经，具有清肺止咳、降逆止呕的功效，是止咳的常用药。主要治疗肺热咳嗽、气逆喘急、胃热呕吐、呃逆等症。饮食养生剂量以5～10克为宜。止咳宜炙用，止呕宜生用。民间偏方秋梨枇杷膏润肺补肺，适用于肺虚者服用。

梨性寒，味甘、微酸，无毒。具有润肺生津、清热化痰等功效，适用于热病伤津烦渴、消渴症、热咳、痰热惊狂、噎嗝、口渴失音、眼赤肿痛、消化不良等症。

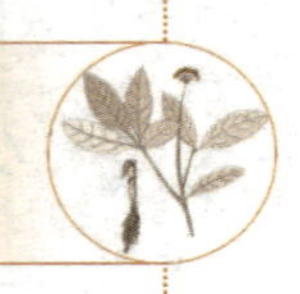

养生食疗偏方

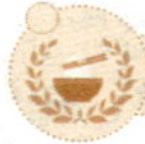

雪梨枇杷膏

【原料】雪梨6个，枇杷叶5片，蜜糖5汤匙，南杏10枚，蜜枣2枚。

【用法】将5个雪梨切去1/5做盖，再把梨肉和梨心挖去；把枇杷叶、南杏和蜜枣洗净，放进梨内；将余下的1个梨削皮、去心、切小块，将所有梨肉和蜜糖拌匀，分放入每个雪梨内，盖上雪梨盖，放在炖盅里，封上砂纸，用小火炖2小时即成。

【功效】生津润肺，止咳祛痰，调和五脏。适用于肺虚者服用。

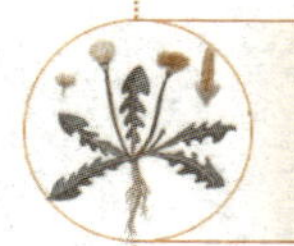

补肾老偏方

壮阳补肾，餐桌上多一道鳗鱼

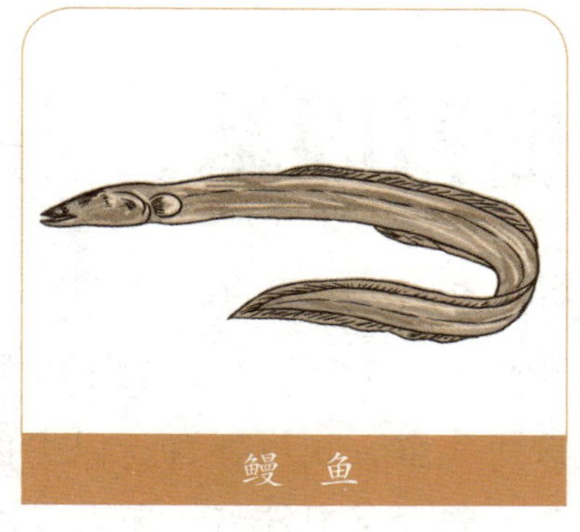
鳗 鱼

鳗鱼别名河鳗、鳗鲡鱼、日本鳗等，为鳗鲡科动物鳗鲡的肉或全体，是一种外观类似长条蛇形的鱼类，具有鱼的基本特征。它肉质鲜美、细嫩，纤维质很少，营养价值很高，属于高蛋白食用鱼类，由于其体内含有一种很稀有的西河洛克蛋白，这种物质可以强精壮肾，是人们壮阳补肾的保健佳品。

中医学认为，鳗鱼性平，味甘，具有补虚羸、祛风湿、杀虫、强精壮肾等功效，可用于治疗虚劳骨蒸、风湿痹痛、脚气、风疹、小儿疳积、肠风、妇女崩漏、痔漏等症。

注意：病后脾肾虚弱、痰多泄泻者忌服。

养生食疗偏方

鳗鱼枸杞汤

【原料】鳗鱼500克，枸杞子15克，米酒15毫升，食盐适量。

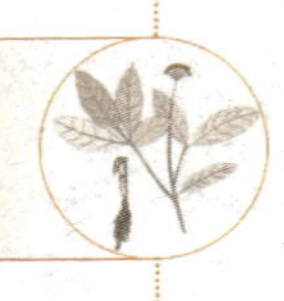

【用法】将鳗鱼去除内脏，洗净切段，放入沸水中氽烫，捞出备用；枸杞子洗净；将鳗鱼、枸杞子放入锅内，加入没过鳗鱼的水，大火煮沸后转小火煮40分钟，加入食盐、米酒调味即可。

【功效】补肾壮阳。适合肾虚体弱者食用。

【附注】鳗鱼富含优质蛋白，提供机体所需的各种必要的氨基酸，还有助于提高人体的免疫力，促进生殖细胞的成长和活动力；枸杞子具有滋补肝肾、益精明目等功效，还能改善体虚乏力、头晕眼花等不适症状。这两种原料搭配在一起，效果极佳。加入米酒，米酒的酒香让汤的味道更醇香。

助肾固精，板栗是你的“肾之果”

板栗别名栗子、大栗、毛栗子、栗果等，为壳斗科植物栗的种仁。板栗可生食，也可熟食，但生食不易消化，熟食又易滞气，所以一次不宜多食，每天只需吃六七颗即可，但生食板栗补肾的效果更好。中老年人由于阳气渐渐衰退，会出现腰膝酸软、四肢疼痛、牙齿松动甚至脱落的现象，这些都是肾气不足的表现，当从补肾入手，及早预防，吃生板栗就是可行的方法之一。板栗对人体的滋补功能，可与人参、黄芪、当归等媲美，是一种价廉物美、营养丰富的滋补品及补养的良药，久食可增强体质，祛病延年。

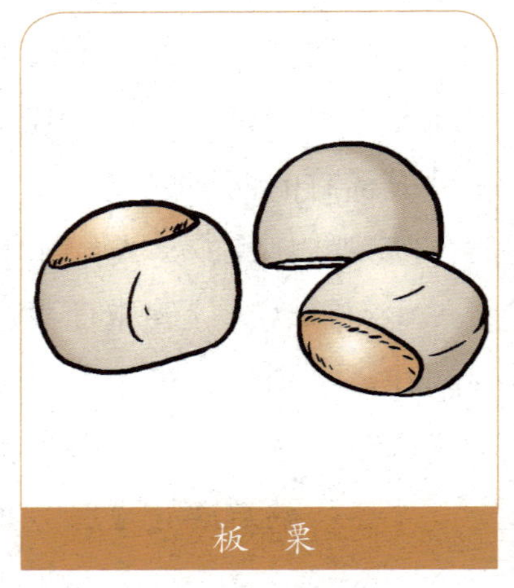
板　栗

中医学认为，板栗性温，味甘、咸，具有健脾养胃、补肾强

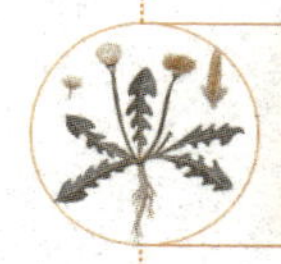

筋、活血止血的功效，尤其对肾虚有良好的疗效，故又称为“肾之果”。主治肾虚咳喘、脾胃虚弱或脾肾阳虚、便溏腹泻、肾气虚亏、腰脚无力、久泻不止或便血等症。

注意：婴幼儿、脾胃虚弱、消化不良者、风湿病患者忌多食；糖尿病患者忌食。

养生食疗偏方

生板栗

【原料】5枚风干的生板栗。

【用法】每天早晨或晚上，把生板栗放在口中细细咀嚼，直到满口白浆，然后再慢慢吞咽下去。

【功效】补肾固精。可以有效防治肾虚、腰酸腿痛。

栗子粥

【原料】栗子肉50克，粳米100克，冰糖适量。

【用法】先将栗子肉用沸水泡片刻，而后趁热切碎，与淘洗干净的粳米同时入水，煮沸后转小火煮成粥，将冰糖投入，待其溶化即可。

【功效】健脾养胃，补肾强筋。适用于肾虚腰痛、腿脚无力、脾虚泄泻等症。

栗子桂花羹

【原料】栗子300克，白糖100克，生粉50克，糖桂花少许。

【用法】栗子加清水略煮，再去壳去皮，栗肉上笼蒸酥，待栗

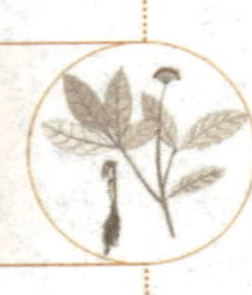

肉冷却后切成粒状；锅内加适量清水、栗肉泥、糖桂花、白糖，用大火烧沸后，转用小火，略焖，再用生粉勾薄芡即成。

【功效】益肝补肾。适合于肾虚腰膝无力者食用。

栗子炒鸡块

【原料】栗子肉50～100克，童子鸡250～500克，料酒、食盐、姜、葱、酱油、红糖各适量。

【用法】将童子鸡洗净切块，用红烧制法，待鸡块熟后加好调料，再加适量水与栗子共煮30分钟左右即可。

【功效】益脾胃，生气血，补肾固精。隔日常吃，能起到很好的固齿效果。

温补肾阳，吃对肉桂当仁不让

肉桂别名玉桂、桂皮，为樟科植物肉桂的树皮。桂皮中含有桂皮油，能刺激胃肠道黏膜，使消化吸收功能亢进，能解除胃肠的痉挛性疼痛，增加胃液分泌，促进胃肠蠕动，排除消化道积气，抑制肠内异常发酵；桂皮油还能兴奋神经、促进血液循环、扩张血管、对痢疾杆菌等细菌有抑制作用。

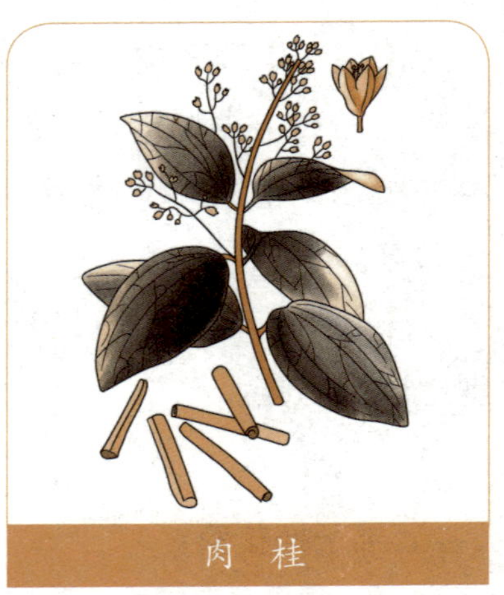

肉　桂

中医学认为，肉桂性温，味辛，入肾、脾、心、肝经，具有温中止痛、祛风散寒、温肾助阳、温通经脉、温煦气血的功效，能补

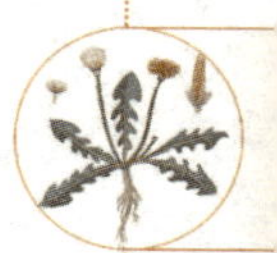

命门之火，益阳消阴，为治下元虚冷要药，又能散沉寒、通血脉，治疗脘腹冷痛、虚寒痛经等症。主治脾肾阳虚、畏寒肢冷、腹痛便溏、阳痿尿频、寒滞痛经、寒湿痹痛、久病体弱、气衰血少等症，可以说肉桂既可温补肾阳，也可温补脾阳。

注意：**肉桂易伤阴助火，不宜过量和长期食用，饮食养生剂量以2～5克为宜。阴虚有火者忌服；孕妇慎用。**

养生食疗偏方

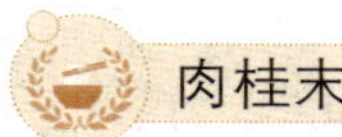

肉桂末

【原料】肉桂适量。

【用法】将肉桂除去杂质，刮去粗皮，捣成小碎块后再磨成粉，置阴凉干燥处。每天取2克，用温开水冲服。

【功效】温补肾阳。适用于肾阳虚的患者。

【附注】温开水中也可以加点蜂蜜，这样可以温煦脾胃的阳气，对脾胃虚寒的人有特别好的保健作用。

肉桂羊肉汤

【原料】羊肉500克，肉桂5克，调料适量。

【用法】将羊肉洗净切小块；肉桂洗净；羊肉与肉桂加适量水和调料大火煮沸后转小火炖熟，吃肉喝汤。

【功效】健脾温肾。适用于脾肾阳虚之四肢不温、纳差食少、腰膝酸软、脘腹冷痛等症。

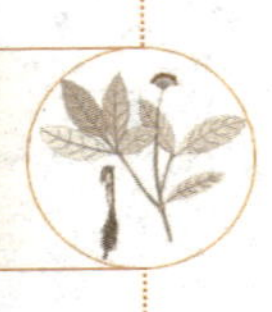

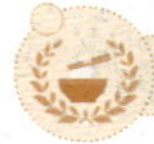

肉桂粳米粥

【原料】肉桂（研细末）3克，粳米100克，白糖适量。

【用法】粳米、白糖放入砂锅中，加适量水煮粥，粥将熟时，加入肉桂末搅匀，用小火煮至粥熟，早晚温食。

【功效】温中补阳，暖脾健胃，散寒止痛。适用于肾阳不足、下焦虚冷、畏寒肢冷、遗尿尿频、脾阳不振、脘腹冷痛、食少溏泄等症。

第4章

小儿不适，轻松调治，父母莫慌

健康活泼、朝气蓬勃的小儿不仅给家庭生活增添情趣，也是家庭的幸福与希望。但小儿脏腑娇嫩，形气未充，抵抗力远不如成人，发病容易，传变迅速，需要家长倍加呵护，提升宝宝免疫力。作为父母，宝宝的健康不能依靠医院和医生，父母才是孩子最好的医生，所以父母应该掌握一些疗效神奇的食疗偏方，让孩子轻松摆脱疾病困扰。

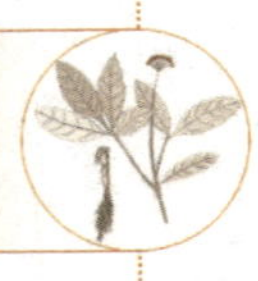

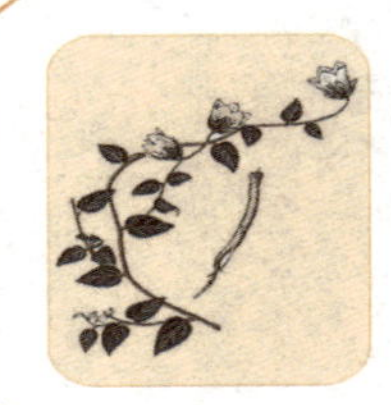

小儿肠胃病老偏方

消化不良引腹泻，自制酸奶“综合整治”

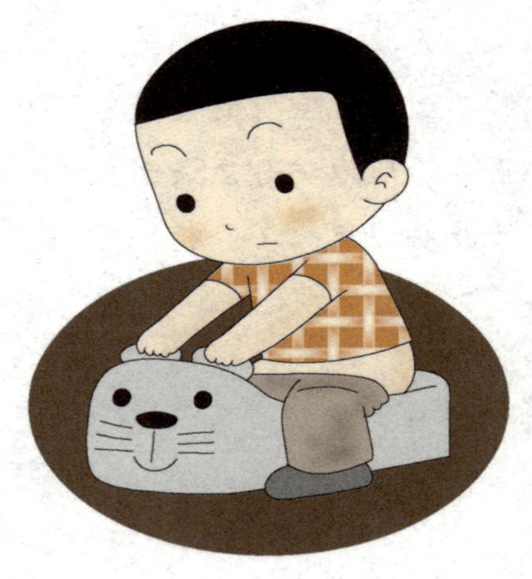

小儿腹泻如果不是由胃肠感染或其他疾病引起，多半是因长期喂养不当导致宝宝消化不良。小儿消化不良性腹泻除腹泻外，往往还伴有肠鸣、腹胀、呕吐等症状。

酸奶是以新鲜的牛奶为原料，经过巴氏杀菌后再向牛奶中添加有益菌（发酵剂），经发酵后，再冷却灌装的一种牛奶制品。酸奶不但保留了牛奶的所有优点，而且某些方面经加工还扬长避短，成为更加适合于人类的营养保健品。酸奶具有帮助宝宝消化的功能，因为酸奶中的乳酸能使蛋白质分子变小，有利于幼儿消化吸收。同时，幼儿喝酸奶可使肠道内酸度增高，从而抑制腐败细菌的繁殖，并防止蛋白质发酵，减轻肠胀气，助消化且止腹泻。

注意：1岁以内的宝宝不能喝酸奶，因为1岁以内的宝宝肝脏发育还不成熟，不能将酸奶中的乳酸消化吸收，所以会导致宝宝胃肠功能紊乱。

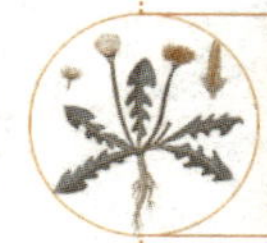

养生食疗偏方

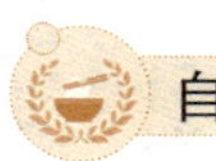

自制酸奶

【原料】鲜牛奶200毫升，酸奶1500毫升。

【用法】鲜牛奶小火煮沸后冷却，去掉上面结的那层奶油即脂肪，这样反复煮五六次用来脱脂，牛奶中基本上不会再有奶油了；然后用老酸奶作引子，和脱脂后放到温热的鲜牛奶混合拌匀，放入酸奶机中，按酸奶机的说明通电放置一段时间，即可食用。

【功效】助消化，止腹泻。可治小儿消化不良性腹泻，伴呕吐、腹胀、肠鸣等。

【附注】可根据宝宝的病情和饮食基础，灵活掌握酸奶用量，不要勉强进食，逐步改善宝宝的肠道功能。

温馨提醒

宝宝因消化不良引起腹泻，最好不要买现成的酸奶给宝宝喝，用上述方法制作酸奶更安全。经几次脱脂的牛奶，脂肪含量变得很少，符合腹泻时限制脂肪的要求，对喂养不当而导致的单纯性幼儿腹泻，有很好的疗效。

急性腹泻防脱水，车前草煲粥是妙方

小儿急性腹泻是儿科常见的多发病，夏秋季尤为多见。小儿在夏秋之交，常因贪凉饮冷或多吃瓜果而伤了脾胃，从而引起腹泻。小儿是纯阳之体，而阴不足，腹泻最易伤阴，如果小儿一天排多次

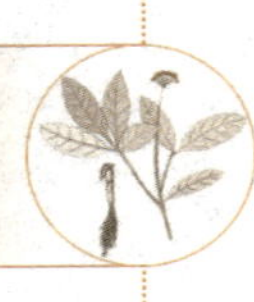

水便而不及时治疗，就会发生严重的后果。治疗应以健脾、利湿、止泻为主，而涩肠止泻是当务之急。

养生食疗偏方

车前草粥

【原料】鲜车前草30克（干品15克），大米50克。

【用法】车前草洗净切碎，煮20分钟，去渣取汁，加入大米煮成粥服用即可。

【功效】清热，祛湿，利尿。适用于小儿急性腹泻伴小便少，尤其适合治疗水泻型的小儿秋季腹泻。

【附注】此偏方只适合急性腹泻，不宜久用。小儿停服此偏方后，要给宝宝吃点补脾益气的食物如小米粥来调理。

温馨提醒

车前草性寒，味甘，入肾、膀胱、肝、肺经，具有利水通淋、渗湿止泻、清肝明目、祛痰止咳的功效。但车前草性寒，凡内伤劳倦、阳气下陷、肾虚精滑、内无湿热者慎服。

小儿积食肚子胀，山楂萝卜来帮忙

小儿积食也叫小儿积滞。积滞是指小儿内伤乳食、停聚中焦、积而不化、气滞不行所形成的一种胃肠病症。以不思乳食、食而不化、腹部胀满、嗳气酸腐、大便溏薄或秘结酸臭为特征，俗称“食积”、“食滞”，以脾胃素虚的婴幼儿为多见，相当于现代医学的

"婴幼儿消化不良症"。

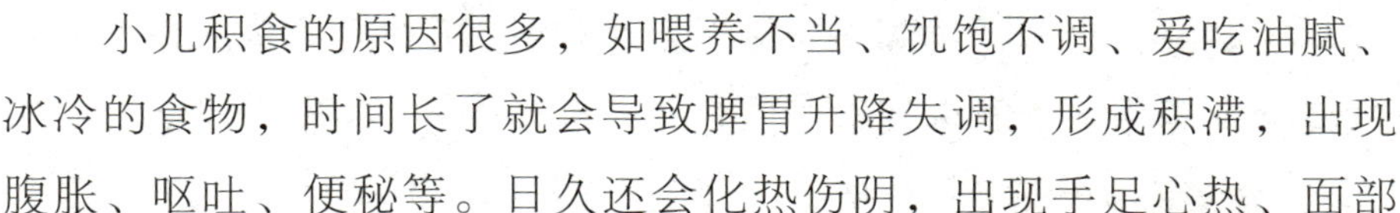

小儿积食的原因很多，如喂养不当、饥饱不调、爱吃油腻、冰冷的食物，时间长了就会导致脾胃升降失调，形成积滞，出现腹胀、呕吐、便秘等。日久还会化热伤阴，出现手足心热、面部潮红、盗汗等。从现代医学观点分析，积滞是消化系统功能紊乱的结果。如果小儿饮食不规律，长期偏食，会导致胃肠疲劳，消化液分泌失调，食欲缺乏，影响消化吸收；如果食物缺乏B族维生素、纤维素、蛋白质等的刺激，交感神经兴奋增强，胃液分泌下降，胃肠蠕动缓慢，则会出现便秘，大便不能及时排出，引起自身中毒，出现恶心、呕吐、食欲减退等症状；如果食物中糖类过多，胃常有饱胀感，且胃受刺激又易引起乳酸发酵造成胃部发炎，出现疼痛、呕吐，加重食欲缺乏。一般中医治疗这种病，会开大黄等中药来攻积导滞，但好多小儿嫌中药苦，喝不下中药，此时可以通过食疗偏方山楂白萝卜汤来治疗小儿积食。

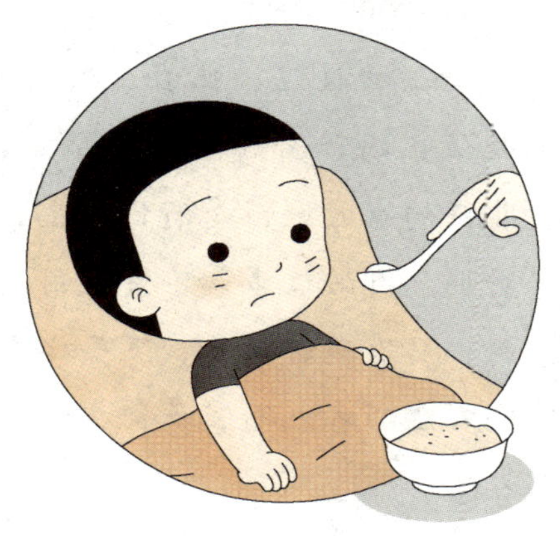

养生食疗偏方

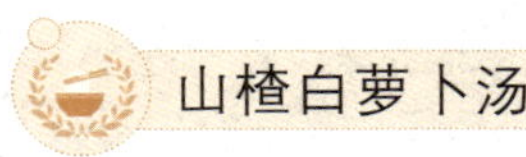

山楂白萝卜汤

【原料】山楂25克，白萝卜50克。

【用法】山楂、白萝卜洗净切成片，加适量的水煎成一小碗汤，一次服下，每日2次。

【功效】攻积导滞。对小儿消化不良造成的积食有特效，适用

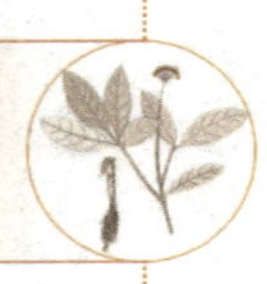

于腹胀、大便干结、口臭的积食小儿。

【附注】此汤不宜加糖，服此方期间，饮食宜清淡。孩子病情好转就可停用，不宜久服。

温馨提醒

山楂性温，味甘、酸，入脾、胃、肝经，具有化食消积、收敛止泻、行气散瘀的功效，对食积不化引起的腹胀、腹泻、腹痛均有疗效，是消化不良和缺少胃酸患者的理想食品，但脾胃虚弱、胃酸过多者不宜食用；白萝卜性凉，味辛、甘，入肺、胃经，具有健脾消食、下气化痰、化积宽中、生津解毒的功效，但脾胃虚弱者也不宜多食。

小儿胃寒呕吐，泡杯生姜热牛奶立竿见影

小儿呕吐的原因有很多，如外感犯胃、内伤饮食、蛔虫侵扰、跌仆惊吓等因素，都会使脾胃功能失调而引发呕吐。无论是什么原因引起的呕吐，其共同的病理变化都是属于胃气通降失和，胃气受损，不能下行，势必上逆呕吐。

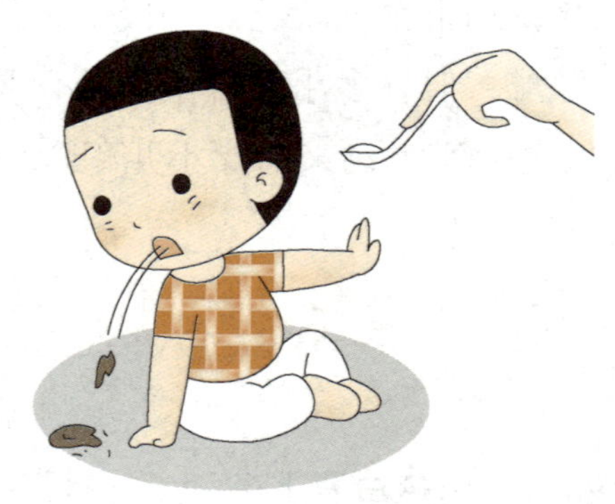

小儿因受凉胃寒引起呕吐，宜消积、降逆、止吐，健脾和胃，使脾气升，胃气降，则呕吐自消。用食疗偏方生姜热牛奶温补可治疗小儿因胃寒引起的呕吐。

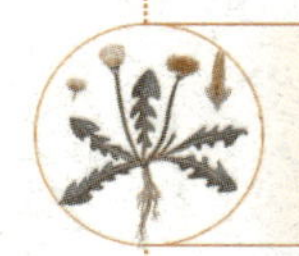

养生食疗偏方

生姜牛奶饮

【原料】牛奶100毫升，生姜10克。

【用法】将生姜放入牛奶中一起煮熟，分2次温服。

【功效】健脾和胃。用于治疗小儿因胃寒引起的呕吐。

【附注】小儿因胃寒引起呕吐，还要注意给孩子的肚子保暖，少吃生冷食物。

温馨提醒

牛奶性平，味甘，入肺、心、胃经，具有补虚损、益肺胃、生津润肠的功效，适用于体虚乏力、营养不良、噎嗝反胃、胃痛、便秘等症，除一些对乳糖不耐受的人外，对一般人来说，牛奶既营养又有益脾胃，但脾胃虚寒作泻及有痰饮积滞者慎服；生姜性温，味辛，入肺、脾、胃经，具有发汗解表、温中散寒、健脾止呕、化痰止渴、解毒的功效，是传统的治疗恶心、呕吐的中药，有“呕家圣药”之誉，还有杀灭口腔致病菌和肠道致病菌的作用，但阴虚内热、目赤失血、盗汗者忌食。

肠道寄生虫，南瓜子是“克星”

小儿肠道寄生虫疾病主要是因为饮食不卫生造成的，小儿通常没有卫生意识，往往会把一些细菌、微生物带入体内，这些小东西依附在大、小肠上面，吸食孩子吸收的营养，这也是造成孩子吃很

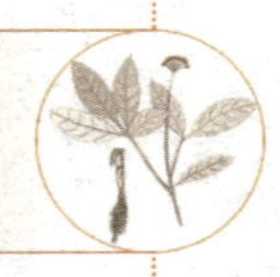

多但不长肉的一个重要原因，这些东西越长越大，大到一定程度会随着孩子排泄物排出，这就是通常所说的拉虫子。严重的肠道蛔虫症患儿还可继发营养不良、贫血、发育迟缓以及智力发育欠佳等情况。所以家长一定要重视这个问题。如果发现孩子有肚子痛、磨牙、睡眠不好、肛门瘙痒，或脸色不好、精神不好或兴奋不安等，家长就要考虑孩子肠道里是否长寄生虫了。宝宝肠道长寄生虫去医院，医生一般会给宝宝开一些驱虫药，但驱虫药都有一定的毒性，最好不要给宝宝用。用食疗偏方炒南瓜子也可以达到给宝宝驱虫的效果，且方便无不良反应，口感香脆，孩子也爱吃。此外，南瓜子还富含脂肪、蛋白质、B族维生素、维生素C等，平时也可以当作保健食品给孩子吃，常吃炒熟的南瓜子还可防止近视。要长期预防孩子肚里长虫，还是要培养孩子良好的卫生习惯，饭前便后要洗手，生吃瓜果蔬菜要洗干净，不要让孩子边玩土边吃食物。家长在做饭的时候，切完肉的砧板一定要冲洗干净才能继续切青菜，做凉菜，否则生肉上的微生物很容易溜进凉拌菜里。

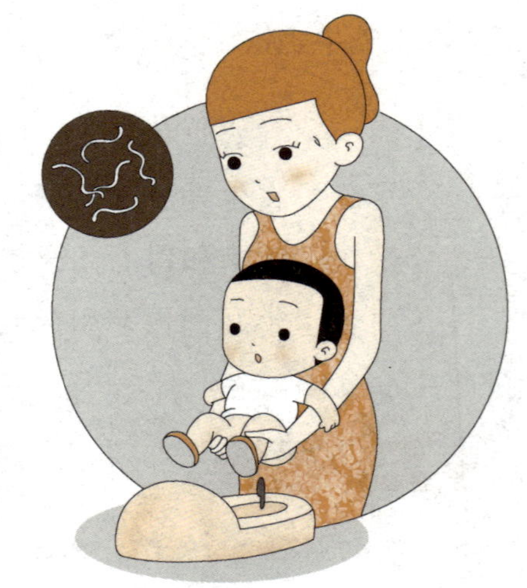

养生食疗偏方

炒南瓜子

【原料】南瓜子30克。

【用法】南瓜子炒10分钟，空腹食用，连续吃1周。

【功效】驱除肠道寄生虫。用治小儿肠道寄生虫疾病。

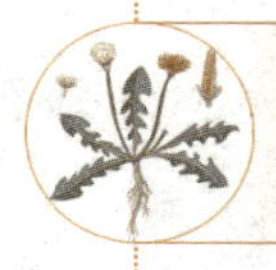

【附注】市场上加工过的南瓜子不宜给孩子多吃，因为盐分太高，热量也高，吃多了容易上火。

温馨提醒

南瓜子性平，味甘，入胃、脾经，南瓜子炒熟吃，有很好的驱蛔、驱绦和治疗血吸虫病的效果，且口味香甜，易于为儿童接受。南瓜子之所以能驱虫是因为它对寄生虫有麻醉作用，能使虫体萎缩，生殖器官退化和子宫内虫卵减少，但不宜多食，多食壅气滞膈。

小儿肥胖，白扁豆花、鲜荷叶齐上阵

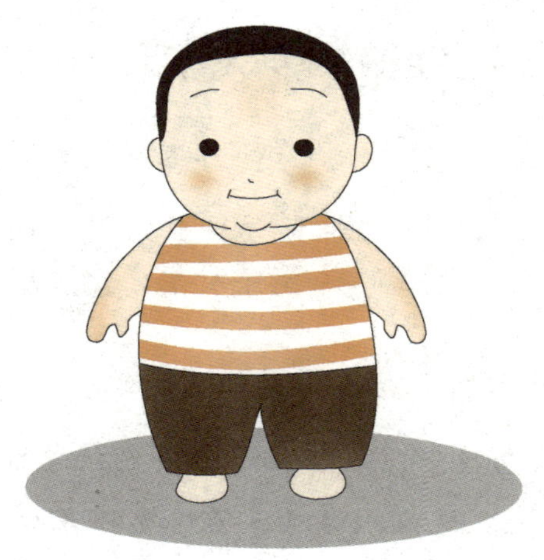

肥胖者多痰湿，胖小孩儿如果腹部的肉松松垮垮，而且舌苔黄厚，就是典型的痰湿体质。痰湿体质的孩子，除了有遗传因素外，另一个更重要的形成因素是后天失养，脾胃功能运化欠佳造成的。正常情况下，痰湿是应该排出体外的，之所以在体内积聚，常常是因为孩子饮食没有节制、无规律、吃得油腻等，表面看起来孩子暂时没事，但实际上已经伤害了孩子脾胃的运化功能，长此以往，多余的东西就排不出去，造成痰湿积聚。所以孩子平时的饮食习惯是避免形成孩子痰湿体质的关键。对于痰湿体质的小胖墩来说，健脾是祛湿化痰的根

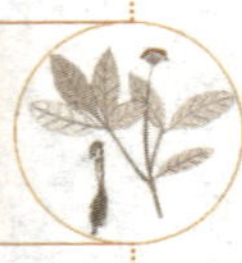

本。可以通过食疗偏方白扁豆花陈皮汤、鲜荷叶冬瓜皮汤给孩子健脾祛湿，进而达到减肥的效果。

养生食疗偏方

白扁豆花陈皮汤

【原料】白扁豆花一小把，陈皮5克。

【用法】将陈皮加300毫升水先煎5分钟，然后加入白扁豆花再煮5分钟，温凉即可服食。

【功效】健脾化湿。适用于痰湿性肥胖的小儿。

【附注】薏苡仁、香菇、白扁豆等都是祛湿的食物，平时可给痰湿性的肥胖小儿多食。

鲜荷叶冬瓜皮汤

【原料】鲜荷叶半张，冬瓜皮30克。

【用法】将鲜荷叶、冬瓜皮加适量水煎煮，温凉饮用。

【功效】健脾利水，化湿。适用于痰湿性肥胖的小儿。

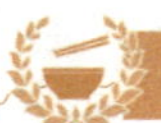

温馨提醒

不良的生活习惯也是导致痰湿体质的一个原因，如孩子缺少规律的运动，常吃冰冻寒凉东西伤了阳气，不吃早餐，睡前吃高热量的食物等。所以除了使用上述两个食疗偏方外，在孩子的饮食和运动上也同样要严格把关才行。

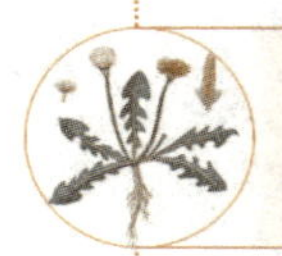

孩子脾胃虚寒流口水，试试生姜甘草汤

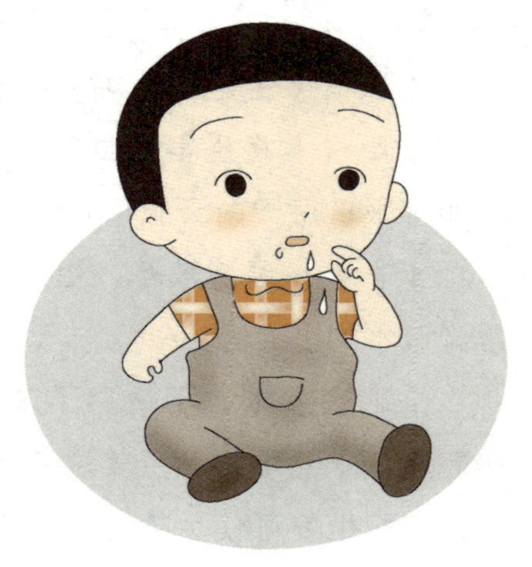

小儿流口水，大多数都是属于正常的生理现象。小儿因为脑发育尚未完善，对唾液分泌的抑制能力及吞咽功能比较差，所以导致孩子常流口水。小儿长牙期间也爱流口水，这也是孩子发育必经的一个阶段，家长不必大惊小怪。1岁后随着脑发育的健全，流口水便较少发生。到小儿2—3岁时，吞咽功能及中枢神经进一步完善，就不流口水了。

在中医理论中，引起2—3岁的小儿流口水的原因有两个。一种情况是孩子脾胃积热，小儿上火了，嘴里长了溃疡或其他口腔疾病，这些都会导致孩子流口水。这时候，宝宝除了流口水外，可能还会出现口角烂、小便赤短、大便干燥、脸发红、舌头发红等症状。这个时候可以给孩子吃一些清热养胃、泻火利脾的食物，比如说梨汁、西瓜汁等，只要泻火了，相应的病症好了，孩子自然也不会再流口水了。另一种情况是孩子脾胃虚寒，主要表现是脉象迟缓，手脚冰凉，舌苔薄，口水清稀，无缘无故地流口水。孩子脾胃虚寒流口水不用找医生，用食疗偏方生姜甘草汤就能轻松应对。

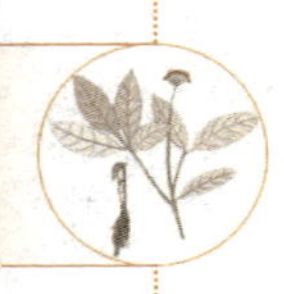

养生食疗偏方

生姜甘草汤

【原料】生姜3片，甘草8克。

【用法】将生姜和甘草加适量水煎煮15分钟，去渣取汁，晾温即可服，每天白天服用1次，一直到孩子好转为止。

【功效】温脾散寒，生津益气。适用于2岁以上因脾胃虚寒而常流口水的小儿。

【附注】本方不适用于脾胃积热如因口腔溃疡或其他口腔疾病而流口水的小儿。生姜温脾散寒，甘草性平，味甘，清热生津益气，搭配生姜可使生姜温而不燥，对因脾胃虚寒流口水的小儿有很好的疗效。对于因脾胃虚寒而常流口水的孩子，还可多吃一些温和健脾的食物，如羊肉、韭菜、花生、核桃等，这些食物也有助于孩子恢复正常。

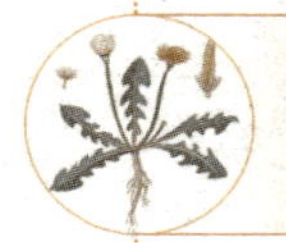

小儿救急老偏方

小儿烫伤，酒精鸡蛋清涂抹疗效好

烫伤指因身体接触高温液体、高温固体（烧热的金属等）或高温蒸汽等高温物体所致的损伤。发生烫伤对小儿来说是十分痛苦的事，因此，父母从孩子3岁时就要开始向他反复讲明玩火、火柴以及煤气灶具的危险性，教育小儿不要在厨房打闹。烫伤发生后，千万不要揉搓、按摩、挤压烫伤的皮肤，也不要急着用毛巾擦拭。局部小面积的轻度皮肤烫伤，可用白酒鸡蛋清小偏方，在家中施治，对于大面积的烫伤，则应尽早送医院治疗。

外用药偏方

酒精鸡蛋清

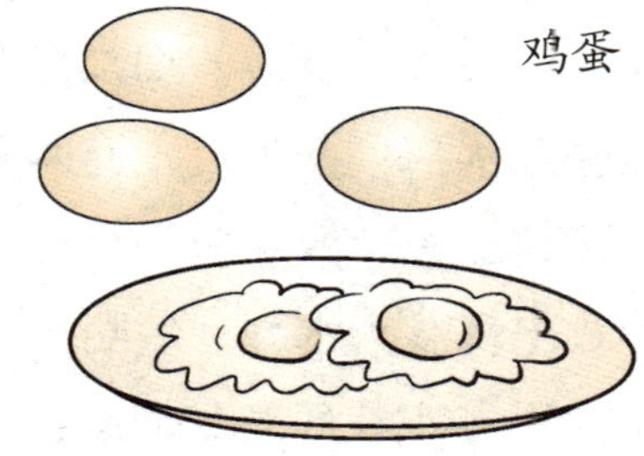

【原料】鸡蛋1～2枚，75%的酒精（也可用高度数的白酒或碘酒代替）、抗菌消炎药物各适量。

【用法】鸡蛋用清水洗净，放入酒精中，浸泡30分钟；用干净筷子在鸡蛋的一端敲一个小孔，把流出的蛋清装在一个干净的容器内，再加入

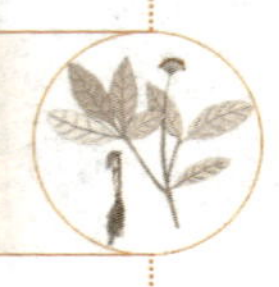

一些抗菌消炎药物，混匀后用棉球或棉棒涂在烫伤的皮肤创面上。

【功效】收敛消肿，防止感染。可治疗轻度小面积烧烫伤。

【附注】每隔2～3个小时给烫伤的小儿涂一次蛋清液，同时不要让小儿碰水。

温馨提醒

小面积的轻度烫伤要立即用凉水冲洗伤处，让烫伤的损伤消除在萌芽阶段，也可使烫伤后的痛苦尽可能降低。蛋清具有收敛的作用，结成的蛋痂可以成为皮肤的保护膜，防止感染，消肿并会使皮肤愈合，而且温和不刺激，很适合小儿细嫩的皮肤。用蛋清治疗烫伤要注意卫生，应先把鸡蛋泡在药用酒精或白酒里一会儿，用的时候在蛋清液里再加一些消炎抗菌的药物，这样治疗的效果更好。

被野蜂蜇伤，用对老偏方帮对忙

生活在城市中的小朋友平时很少见到马蜂或蜜蜂，但在公园玩耍或去郊游时，还是有可能被马蜂或蜜蜂蜇到的。蜂类尾部的毒刺与毒腺相连，人被蜇伤时，毒腺中的毒素会通过毒刺注入人体，造成局部或全身反应。局部反应是指蜇伤的局部会造成剧痛、灼热、红肿或水疱。全身反应有两种情况：一种是蜂毒中还含有一种抗原性蛋白，极少数患者一接触到这种蛋白就会出现严重的过敏反应，导致出现喉头水肿、气喘、心率增快、血压下降、休克甚至昏迷的症状；另外一种情况是被大量蜂蜇伤后，体内的蜂毒过多，就会对肾脏、心脏和肝脏产生直接的毒害，造成多器官功能衰竭而致死

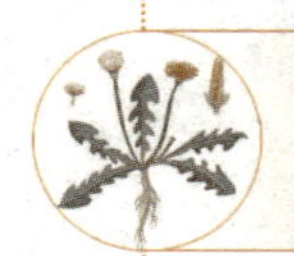

亡。所以不能小看这小小的伤口，一定要懂得及时处理。

养生食疗偏方

马齿苋汁

【原料】新鲜马齿苋适量。

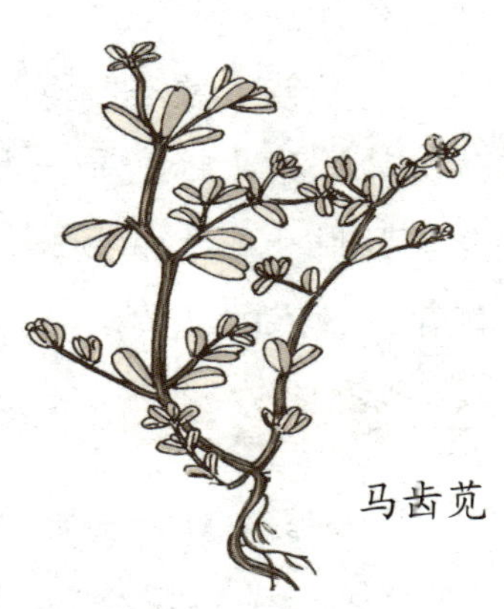

马齿苋

【用法】将新鲜马齿苋捣烂，敷在伤口处，同时用新鲜马齿苋400克（干品200克）煎水服，每日3次。

【功效】清热解毒，散血消肿。适用于小儿被马蜂蜇伤。

【附注】马齿苋具有清热解毒、散血消肿的功效，新鲜的马齿苋可用来治疗疔疮痈疽、虫咬蜂蜇等皮肤病，且马齿苋是酸性的野生植物，正好与马蜂毒的碱性中和，起到解毒的作用。此外，被马蜂蜇后，也可涂食醋于伤口，以中和马蜂的毒性。

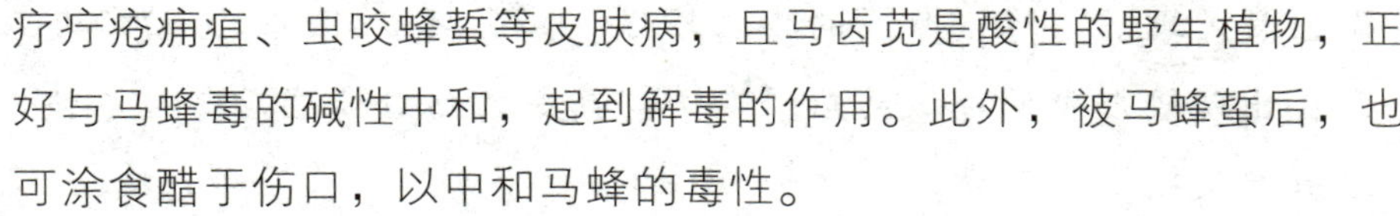

外用药偏方

肥皂水

【原料】肥皂水适量。

【用法】小儿被蜜蜂蜇伤，先检查有无毒刺残留，再用肥皂水冲洗及外涂伤口。

【功效】清热解毒。适用于小儿被蜜蜂蜇伤。

【附注】蜜蜂的毒液是酸性的，而肥皂水是碱性的，用肥皂水涂伤口可中和蜜蜂毒的酸性，减轻蜂毒对人体的伤害。

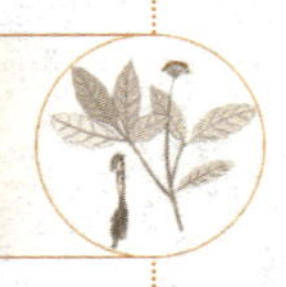

蜂蜜葱泥

【原料】蜂蜜30克，大葱2根。

【用法】大葱洗净，捣烂成泥，然后加入蜂蜜，搅匀，涂于患处，每天换药1次。

【功效】散寒解毒。适用于小儿被蜜蜂蜇伤。

【附注】蜂蜜是一种营养丰富的天然滋养食品，具有补中缓急、润肺止咳、润肠燥、解毒的功效；大葱具有发汗解表、通阳、解毒、散寒的功效。

温馨提醒

如果在野外一时找不到肥皂、醋等，家长不要惊慌，可以采集马齿苋、蒲公英、野菊花、芦荟叶等，将其捣烂涂在伤口上做应急处理。马蜂、黄蜂的毒性较强，如果被多只马蜂或黄蜂蜇到，出现较严重的过敏反应，在进行简易的伤口处理后，应尽快送医院治疗。

食物中毒闹肚子，甘草煎水解百毒

俗话说，病从口入，饮食不洁或误吃了有毒的食物，会导致很多疾病。比如吃了含有有毒物质或变质的肉类、水产品、蔬菜后，就会引起食物中毒；鱼虾、海鲜等没熟透也会出现食物中毒；生鱼、牛排这些未煮熟的食物可能大人吃没事，但小孩儿肠胃功能弱，就会出现食物中毒的症状。轻微中毒的人，常常会感觉肠胃不舒服，出现恶心、呕吐、腹痛、腹泻等症状；如果中毒较严重，常

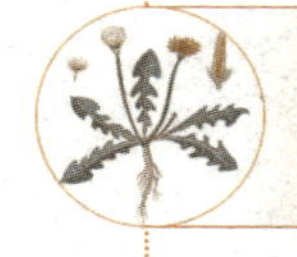

会因上吐下泻而致脱水，最后使人休克甚至死亡。

小孩儿一旦出现食物中毒的情况，或小孩儿误吃了含毒素的食物，最好是先催吐，可采用喝牛奶的方式先减小毒素对肠胃的刺激，然后服用一些解毒药物如甘草、生姜汁、大蒜等。如中毒症状较严重，应立即送医院抢救。

养生食疗偏方

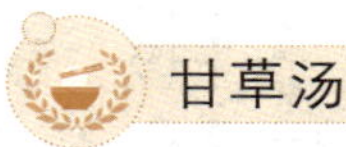

甘草汤

【原料】甘草3～5克。

【用法】将甘草加2碗水，大火煮沸后转小火煎煮至约200毫升的汁液时，去渣取汁，温热服。

【功效】清热解毒。可治疗因食物中毒或饮食不洁而造成的腹痛、腹泻、呕吐等症。

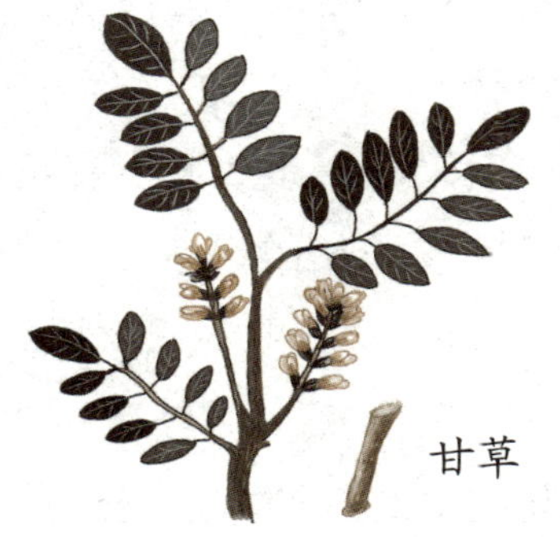

甘草

温馨提醒

甘草性平，味甘，具有补中益气、清热解毒、祛痰止咳、缓急止痛的功效。很多中药方剂中都有甘草的身影，就是因为甘草可以和解多种药物的毒性，使人在服用中药时更安全。现代药理研究证明，甘草含甘草甜素，甘草甜素具有解毒作用，对细菌毒素、药物中毒、食物及代谢产物的中毒有一定的解毒性能。但甘草久服大剂量易致水肿，也须注意。

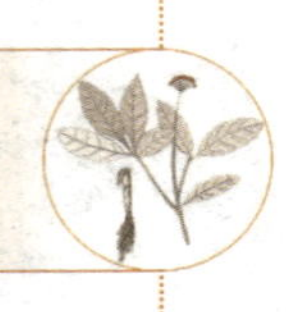

鱼刺卡喉咙，威灵仙效果看得见

鱼刺卡喉可以说是餐桌上最容易发生的意外之一，尤其是小孩儿出现鱼刺卡喉的情况时，因为不懂得正确处理和太慌张，很容易导致鱼刺长时间取不出来，造成喉咙或食管被刺伤，严重时甚至可能刺破食管周围的血管，危及生命。很多人以为喝醋能够化掉鱼刺，或者大口吃馒头、米饭将鱼刺咽进去，其实效果不佳。因为醋喝下去与鱼刺接触时间非常有限，很难起到脱钙作用；吃米饭、馒头，幸运的话会起作用，但也会出现将鱼刺卡得更深、更难取出的情况。

因此，小孩儿出现鱼刺卡喉的情况时，家长首先要冷静处理，如果孩子年龄稍大，应指导孩子立即停止饮食，将口中的食物吐出，也不要咽口水，然后用力哈气，将卡在喉咙或食管上端的鱼刺“哈”出来。另外也可含一口水，然后仰头含漱喉咙，利用水在喉咙中的震动将鱼刺震松，然后再吐出来。年龄小的孩子或者幼儿出现鱼刺卡喉的情况，家长可以采用拍背的方法，引起孩子咳嗽，将鱼刺咳出来。如果一时无法排出，要停止饮食和饮水，用威灵仙煎水慢慢咽下，一般在半小时内咽下一碗。如果采用上述这几种方法都无法取出，或出现胸骨后背痛的情况，说明鱼刺卡的部位比较深，或伤及食管，这时就应该尽快送医院治疗。

养生食疗偏方

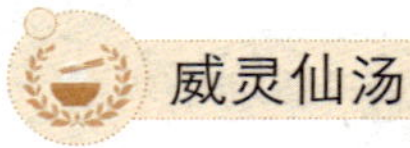

威灵仙汤

【原料】威灵仙25克。

【用法】将威灵仙加2碗水，煎成1碗，慢慢咽下。

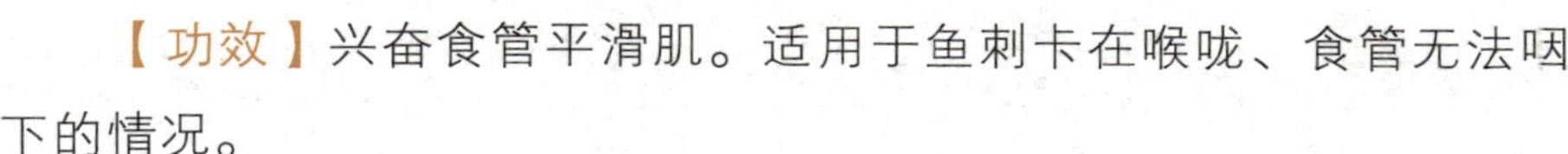

【功效】兴奋食管平滑肌。适用于鱼刺卡在喉咙、食管无法咽下的情况。

【附注】此偏方对鱼刺卡在食管中下部有效，如鱼刺卡在食管上部，可以用哈气或含漱的方法排出。

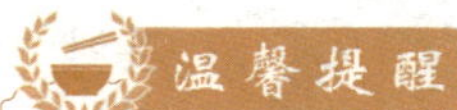

威灵仙有祛风除湿、通络止痛、消痰散癖的作用，是用来治疗风湿骨痛等“痹证”的中药。现代药理研究表明，威灵仙有降血压、降血糖、抗利尿及兴奋平滑肌的作用。用威灵仙来治疗骨鲠，是因为威灵仙对食管平滑肌具有兴奋作用。鱼刺卡在喉咙会导致食管平滑肌收缩，使骨刺难以下落，而威灵仙会使食管平滑肌兴奋性增强，从收缩的状态变为蠕动和松弛的状态，食管局部被扩宽了，鱼刺就会被咽到肚子里。

小儿擦伤割伤，茶叶镇痛、止血双赢

小儿在玩耍时难免会出现意外的擦伤、割伤，这时家长就要快速给孩子止血，止血后再进行伤口的清洁消毒。如果伤口较小，可采用卫生棉签或棉球按压伤口止血，如果伤口较大，按压一时无法止血，用茶叶止血就是一简单易行的好办法。

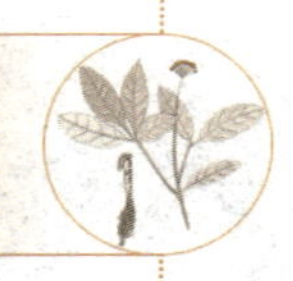

外用药偏方

茶叶止血方

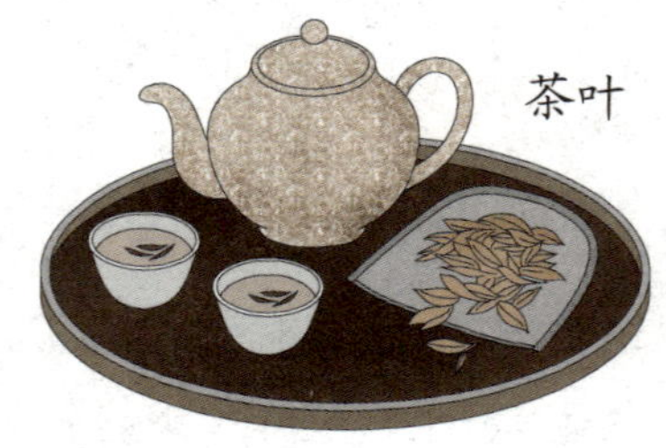

【原料】用开水泡过的茶叶适量。

【用法】将泡过的茶叶研碎敷在受伤出血的伤口上。

【功效】快速止血。适用于意外擦伤、割伤引起的出血、疼痛等。

【附注】茶叶里含有鞣酸，能使蛋白质凝固，泡过的茶叶能释放出大量的鞣酸，从而起到保护皮肤黏膜、减少血浆渗出、收敛止血的功效。但忌用隔夜的茶叶止血，因为隔夜的茶叶会滋生很多细菌和亚硝酸盐，不能用来止血。

小儿补益老偏方

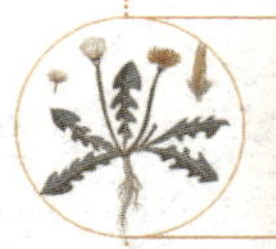

小儿缺铁性贫血，补血粥健脾益气

小儿缺铁性贫血属血虚证，多因喂养不当、病后失调出现脾胃虚弱或心脾两虚所致。所以治疗小儿缺铁性贫血，首要的是健脾，切忌一见小儿血虚就补血。补血药多属滋腻之品，易伤脾气，进而导致脾运化失常，不能生血，反过来加重贫血。下面介绍两款补血健脾的粥，对小儿缺铁性贫血有很好的食疗效果。

养生食疗偏方

猪肝瘦肉粥

【原料】猪肝、猪瘦肉、大米各50克，食用油、食盐各适量。

【用法】将猪肝、瘦肉洗净剁碎，加适量的食用油、食盐拌匀；大米洗净，加适量清水，煮至粥将熟时，加入拌好的猪肝、瘦肉，再煮至肉熟粥烂即可；每天1剂，分1次或2次吃完。可长期食用。

【功效】健脾益气。适用于小儿缺铁性贫血、佝偻病、夜盲症等症。

党参红枣莲子粥

【原料】党参15克，大枣20克，莲子、粳米各30克。

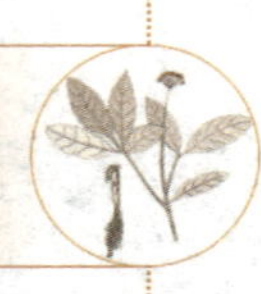

【用法】党参洗净切片，大枣洗净去核，莲子洗净打碎；粳米洗净，与党参、大枣、莲子一起放入锅中，加适量清水，煮至米熟粥烂。婴幼儿食粥浆，儿童食粥、大枣，每日1剂，分2次食完，可长期食用，直到贫血痊愈。

【功效】健脾益血，养血补虚。适用于小儿缺铁性贫血、病后体质虚弱等症。

【附注】党参、大枣可补脾益气，改善小儿血虚萎黄；莲子补脾止泻。3种材料共同熬粥，可增强补血效果。

温馨提醒

缺铁性贫血的小儿不宜长期大量服用补铁剂，否则会引起肠胃不适，还会影响小儿对锌的吸收，造成小儿缺锌。小剂量补铁更易被小儿吸收，且不易有不良反应，在补铁的同时，最好配合食疗偏方辅助补铁，这样既没有不良反应，从长期来看，也能达到补铁的效果。

小儿生长痛，喝蹄筋汤补胶原蛋白

生长痛是儿童生长发育时期特有的一种生理现象，多见于3—12岁生长发育正常的儿童，且男孩多于女孩。生长痛多是由于孩子活动量较大，骨骼生长较快，与局部肌肉筋腱的生长发育不协调而导致的。生长痛属良性疼痛，不需要药物治疗，等孩子长大，这种生理现象会自然消失。因为生长痛不在骨骼，而是软组织疲劳，所以应让孩子吃些可促进软骨组织生长的营养素，补充弹性蛋白和胶原蛋白，食补是最好的方法。

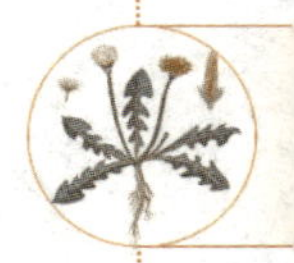

养生食疗偏方

鸡血藤蹄筋汤

【原料】鸡血藤30克，猪蹄筋100克，姜片、食盐、蒜各适量。

【用法】将猪蹄筋泡软、洗净、切段，鸡血藤用布包好，两者加适量水、姜片、食盐、蒜同炖至熟烂，去药渣，喝汤。1周喝2～3次。

【功效】养肝益肾，通络止痛。适用于小孩儿生长痛。

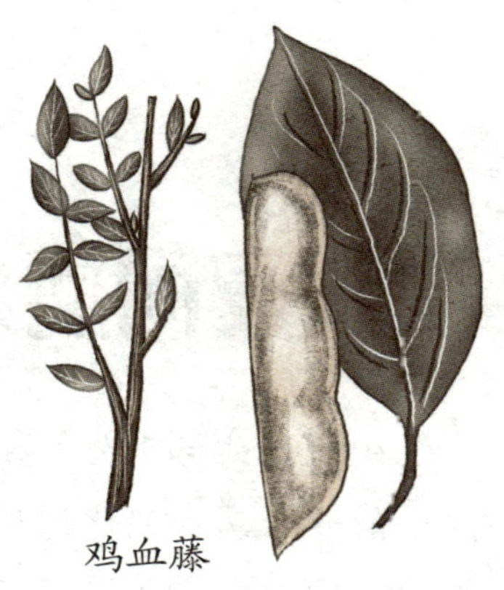

鸡血藤

【附注】鸡血藤性温，味苦、甘，入肝、肾经，具有通筋活络、补血养血的功效，主治血虚萎黄、麻木瘫痪、风湿痹痛等症；猪蹄筋含有丰富的胶原蛋白和弹性蛋白，能增强细胞生理代谢，使皮肤有韧性和弹性，还具有强筋壮骨的功效，小孩儿常吃有利于生长发育。

蹄筋山药汤

【原料】猪蹄筋100克，山药250克，姜片、食盐、蒜各适量。

【用法】将猪蹄筋泡软、洗净、切段，加清水炖沸，再加入洗净切片的山药、姜片、食盐、蒜，小火炖熟。可长期服用。

【功效】通络止痛。适用于小孩儿生长痛。

【附注】山药具有补中益气、补气通脉的功效，搭配猪蹄筋对小孩儿生长痛有很好的疗效。

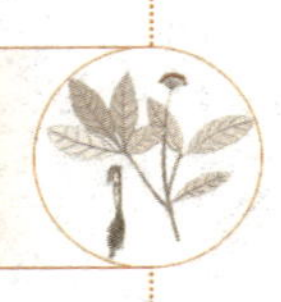

温馨提醒

含有弹性蛋白和胶原蛋白的食物还有：牛奶、骨头、核桃、鸡蛋等。生长痛的孩子可多补充含维生素C的食物，如柚子、韭菜、菠菜等，因为维生素C对胶原蛋白的合成有利。

小儿夜间磨牙，苹果蜂蜜膏益脾补锌

小孩儿夜间磨牙有多种因素，如肠道寄生虫、牙齿生长发育不良、精神因素、消化道疾病、营养不良等。其中营养不良的孩子会导致各种维生素和微量元素缺乏，从而引起晚间面部咀嚼肌不由自主收缩，牙齿便来回磨动。因营养不良导致夜间磨牙的孩子与缺锌有关，锌是人体许多重要酶的组成成分，是促进小孩儿生长发育的重要元素，小孩儿缺锌临床治疗上可服用补锌剂，如果孩子对补锌剂吸收好，一般2～4周可消除夜间磨牙现象，但部分小孩儿对锌剂的吸收不佳，最好的办法就是食疗补锌，从而消除孩子夜间磨牙的现象。且食疗补锌既有效，又不会有任何不良反应。

养生食疗偏方

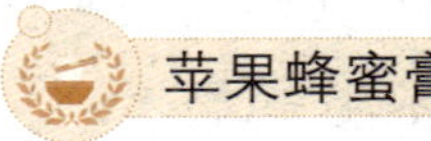

苹果蜂蜜膏

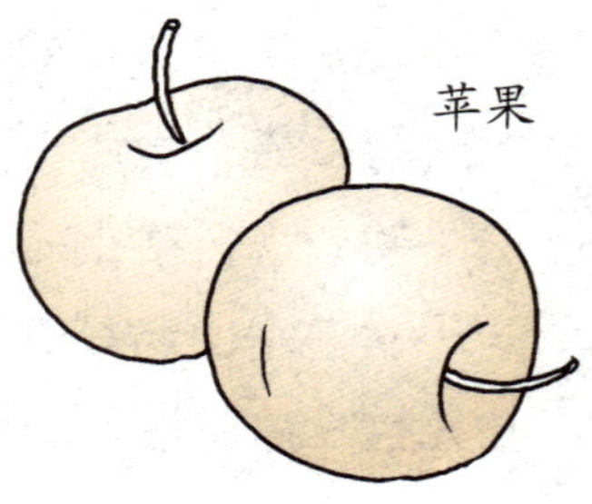

【原料】鲜苹果500克，蜂蜜适量。

【用法】鲜苹果洗净、切碎、捣烂，绞汁，小火熬成稠膏，加适量蜂蜜混匀。每次1匙，温开水送服。

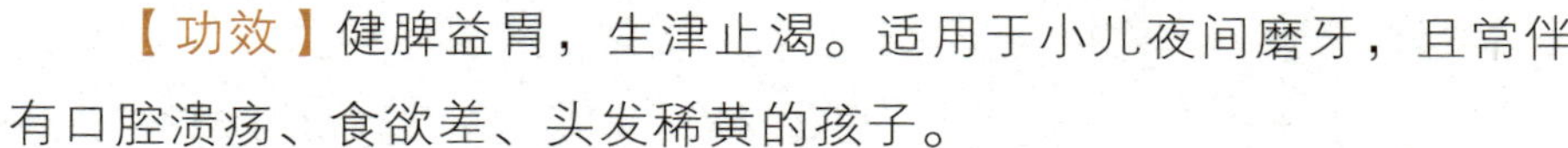

【功效】健脾益胃，生津止渴。适用于小儿夜间磨牙，且常伴有口腔溃疡、食欲差、头发稀黄的孩子。

【附注】苹果内含大量的糖类、果胶、维生素、微量元素等，其中富含的锌对增强记忆力、促进小孩儿生长发育有特殊作用 蜂蜜中含有对人体有益的多种微量元素，经常食用，对口腔还具有杀菌消毒的作用。孩子因缺锌而导致夜间磨牙还可多吃些其他含锌的食物，如牡蛎、鱼类、瘦肉、猪肝、鸡肉、牛肉、豆类、坚果等。

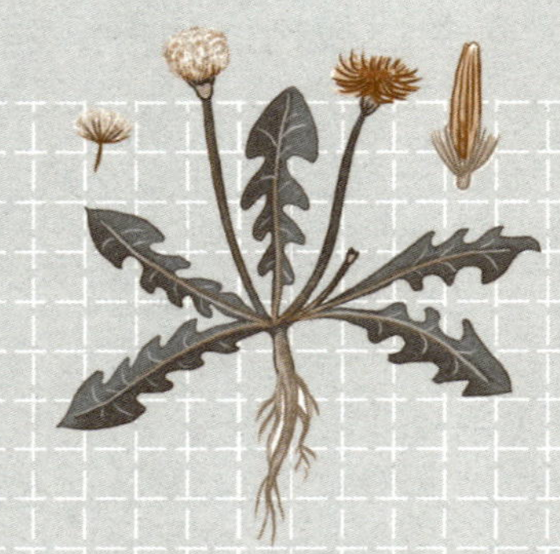

SHILIAO PIANFANG ZHI BAIBING

第 5 章

烦恼一扫光，女人美容瘦身用得上

女人如花，只要精心呵护，每个女子都会拥有花一般的芬芳和美丽。明星们的美丽除了天生丽质外，很大程度上都得益于正确的保养和美容。也许短时间内你看不出保养与未保养之间的差别，但随着时间三年、五年、十年的流逝，你就能亲身感受到保养所带来的美丽奇迹！爱美的女性们，从现在开始珍爱自己的肌肤和身体吧。选择适合自己的美容瘦身偏方，使用最适合自己的保养方法、最正确的保养技巧，然后持续地养护你的肌肤和身体，那么你就能够拥有健康与美丽！

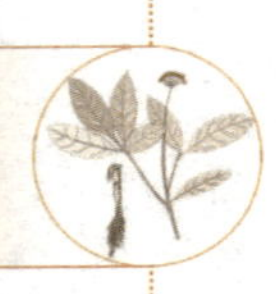

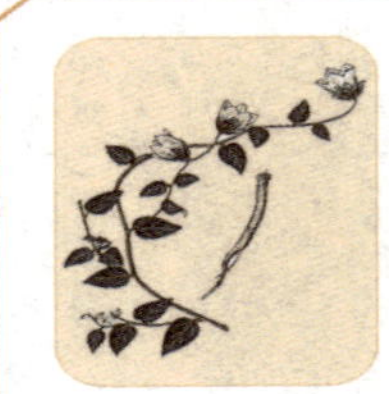

美容老偏方

香菇做面膜，让脸蛋嫩得能弹出水来

肌肤是人体与外界接触最密切的地方，因此也是最容易受伤的地方。护肤是女人永恒的话题，每个女人都希望自己有白皙水嫩的皮肤。从古至今，无数诗人把女人肌肤之美和面容之美赋予了同等地位，护肤也就成了女人美容中最重要的一环。只有内外兼修，由内而外透出令人羡慕的自然之美，冰肌雪肤才会魅力永存，成为绵延一生的亮丽风景线。香菇木瓜保湿水就是一个纯天然的护肤方法，以天然植物疗法来取代化学配方产品，由内而外，从根本上呵护修复细胞，还原肌肤最初的健康本质。岁月对每个女人都是公平的，你若能全身心地为美而战，就能像明星那样逆转时光之轮，永葆青春之颜。

外用药偏方

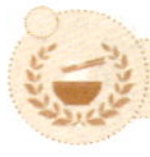

香菇木瓜保湿水

【原料】香菇3朵，木瓜适量。

【用法】将香菇洗净与木瓜一起放入小碗里，倒入约80℃的温水浸泡1小时，用棉花蘸取泡香菇和木瓜的水擦拭皮肤，多次擦拭，约半小时后洗净。每天使用1次。

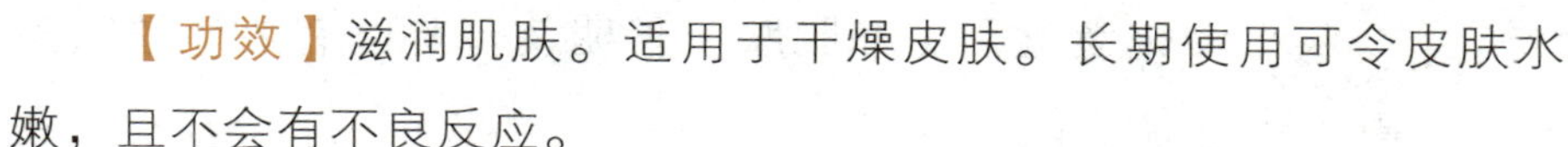

【功效】滋润肌肤。适用于干燥皮肤。长期使用可令皮肤水嫩，且不会有不良反应。

【附注】香菇含有香菇多糖成分，它的保湿作用很好，好多名牌化妆品都含有这一成分；木瓜含有蛋白酶，能促进香菇多糖的释放。使用约80℃的温水，可以有效地将香菇里的香菇多糖给提取出来，溶于水中。用香菇木瓜保湿水擦面，对皮肤干燥有很好的疗效。

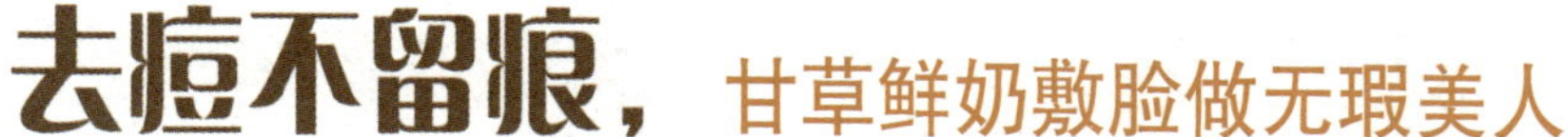

去痘不留痕，甘草鲜奶敷脸做无瑕美人

人们脸上长痘会感觉有点痒，总是忍不住去抓或挤，结果痘是没有了，可脸上就会留下深深浅浅的痘印。痘印本质上是局部有过多的黑色素成分，所以才会局部出现灰黑色的印痕。皮肤的黑色素是由一种叫“酪氨酸”的物质在“酪氨酸酶”的作用下转化来的，甘草中的有效成分甘草黄酮，能够抑制酪氨酸酶和其他多种黑色素转化酶的活性。因此，甘草能有效地抑制黑色素的生成，并起到美白效果。此外，甘草黄酮还具有明显的抗氧化作用，能清除多种自由基和抑制脂褐素生成。爱美的女性要祛除脸上的痘印，试试下面的偏方，不但便宜、方便还很管用。

外用药偏方

甘草鲜奶面膜

【原料】甘草3克，鲜奶适量。

【用法】将甘草打磨成粉，配适量鲜奶调匀，外敷于色斑处约

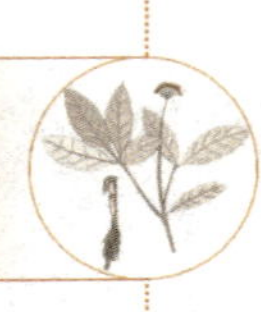

20分钟，每日1次，连用2～4周。

【功效】淡化色斑，滋养肌肤，长期使用可以有效地祛除痘印，平衡皮肤油脂分泌。

【附注】外用时再配合甘草茶，效果更佳。

养生食疗偏方

甘草茶

【原料】甘草2克。

【用法】泡茶饮用，每日1～2次。

【功效】清火解毒，有利于淡化脸部痘印、痘痕。

【附注】甘草含有蛋白质、多种氨基酸、脂类、果酸、维生素、微量元素等营养成分，对于皮肤有滋养、修复的功效。此食疗偏方必须配合外用偏方甘草鲜奶面膜才更有效。

脸上油腻，淘米水有妙用

油性皮肤的女性每次洗完脸，过一两个小时脸很快就又油腻腻的，看上去满脸油光，这类油脂分泌旺盛的皮肤对细菌的抵抗力较弱，若不注意清洁护理，易生粉刺、痘痘，使皮肤变得粗糙老化。但如果过于频繁或过强的清洁，又会损害皮肤表面的皮脂膜，从而形成“越油越洗，越洗越油”的恶性循环。其实对于油性皮肤，有个非常实惠的偏方可以使用，就是用淘米水洗脸。

外用药偏方

淘米水洗脸

【原料】大米适量。

【用法】将淘洗了第2次或第3次大米的水放冰箱内保存一夜，次日加入温水洗脸，有特效。

【功效】去除面部油脂。适用于油性皮肤。

【附注】淘米水除了有去油的功效外，还含有多种维生素等营养物质，所以经常用淘米水洗脸，还可以美白、嫩肤，使皮肤变得更光滑。

温馨提醒

用米饭来擦脸也可去除面部油脂。具体方法是将一小团煮熟的米饭，用手搓成团，紧贴着脸上下左右滚动几分钟，原来油腻的脸就会感到清爽许多。大米之所以有去油脂的功效，是因为大米呈一定碱性，能使油脂类物质水解成其他物质；大米中含有淀粉，淀粉经一定的作用可转化为“烷基糖苷”，而这种物质正是去除油污的最有效成分。

防治晒伤，番茄、冰牛奶各显其能

炎炎夏日，在户外活动皮肤很容易被晒伤。晒伤是因为日光照射时间长，紫外线穿过最外层的皮肤细胞，造成局部损伤，使毛细血管扩张，渗透性增加，产生局部的炎症。晒伤与烫伤、烧伤一

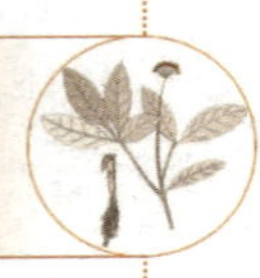

样，治疗的首要原则就是要及时冷敷，降低局部温度，充分中和晒伤的热力，使皮下血管收缩，降低血管通透性，控制炎症的继续发生和皮肤损伤的进一步扩大。用冰牛奶冷敷皮肤可快速治疗晒伤，一方面，通过局部冷敷控制炎症，减轻损伤，另一方面，牛奶的营养成分能够滋养皮肤，促进皮肤损伤的修复。

外用药偏方

冰牛奶洗脸

【原料】冰牛奶1～3袋。

【用法】用冰过的牛奶轻柔地洗脸，然后用纱布蘸上牛奶敷在发烫的皮肤上，每隔3～5分钟将纱布再浸一次冰牛奶，如此反复，持续敷30分钟，一天敷2～3次。

【功效】可快速治疗晒伤。

【附注】在皮肤完全恢复之前，暂停用化妆品，否则会对恢复阶段娇嫩的皮肤造成新的损伤。

温馨提醒

每天吃1个番茄可预防晒伤。番茄内含番茄红素，可抵御紫外线辐射对皮肤的损害，从而保护皮肤不被晒伤。但番茄红素是脂溶性的，不溶于水，只有将其搭配植物油炒熟，番茄红素溶在植物油里，才能被人体吸收，起到预防晒伤的功效。

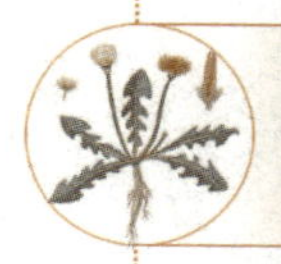

毛孔粗大，葡萄面膜还您细嫩肌肤

有些女性面部毛孔粗大，好发粉刺，这种皮肤一般都存在皮脂腺角化异常的现象，即皮脂腺开口处有过度的角质细胞增生，过多的角质细胞排列在开口处，堵塞出口，导致皮脂排出不顺畅，进而形成了粉刺。皮脂堆积，时间长了就把毛孔越撑越大。治疗毛孔粗大，用葡萄面膜省钱，无不良反应且效果好。

外用药偏方

葡萄面膜

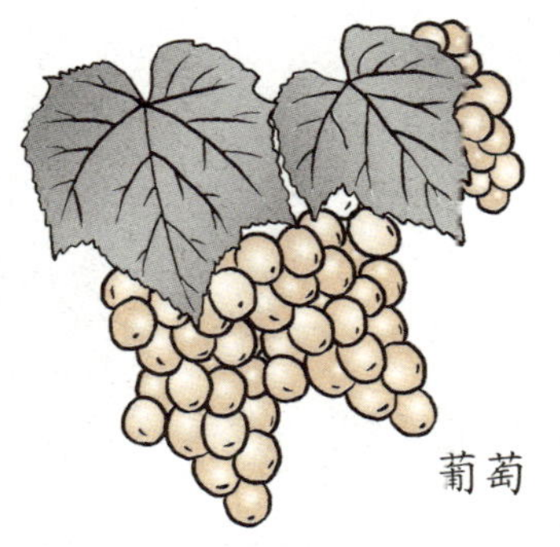
葡萄

【原料】新鲜葡萄10颗，红葡萄酒1小杯，米粉适量。

【用法】葡萄洗净沥干，去皮、籽，捣烂成泥，加入适量红葡萄酒和米粉，搅拌成糊状，涂在面部，等干燥后用温水洗净，每周1～2次。

【功效】根除面部毛孔粗大，使肌肤细嫩，对面部粉刺也有很好的疗效。

【[illegible]】葡萄和葡萄酒里含有大量的“酒石酸”成分，酒石酸[illegible]，能够使角质细胞之间的粘连性减弱，细胞间发生分[illegible]脂腺出口处的角质细胞分解、剥脱，出口通畅，避免[illegible]这样毛孔自然就收缩了，而且对整个面部表皮的角

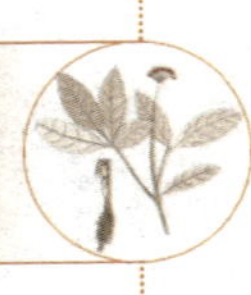

质细胞都有作用，外用后达到像换肤一样的效果；酒石酸还能促进皮肤深处的真皮组织增生，胶原纤维增多，增加皮肤的弹性，促进粗大的毛孔自我修复，毛孔就会逐渐变小。葡萄面膜对皮肤表皮细胞具有剥脱、换肤的效果，所以有引起皮肤过敏的可能，因此不宜频繁使用，1周使用1次较为适宜。

温馨提醒

面部经常长粉刺的患者，面部会感染“痤疮丙酸杆菌”，这种菌在碱性环境下生长迅速，而葡萄面膜中酒石酸属于酸性成分，对这种菌有杀灭作用。

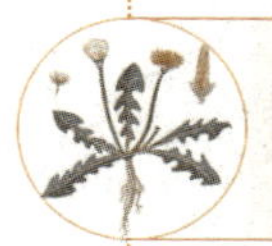

抗衰老偏方

去皱纹，用对老偏方年轻十岁不是梦

皱纹的产生是一种自然现象，因为随着年龄的增长，面部骨肉收缩无力，皮肤的张力也随之降低，因而产生皱纹。但若能适宜地保养皮肤，皮肤衰老是可以适当延缓的。珍珠粉是女人祛皱抗衰、保养容颜的不错选择。珍珠具有解毒生肌、镇心安神、养阴息风的功效，经特殊加工后制成的珍珠粉可清热解毒，珍珠粉中所含的氨基酸、微量元素等通过口服肠胃吸收或透过表皮细胞和腺体吸收，能起到调节机体内分泌、促进新陈代谢、加强血液微循环、增强机体活性的作用。

养生食疗偏方

珍珠蜂蜜茶

【原料】珍珠粉1克，蜂蜜30克。

【用法】珍珠粉放入锅内，加适量水煮1小时，趁热调入蜂蜜即可服用。每次1小匙。

【功效】润肤养颜，养神益智。适用于皱纹初起、面色无华、皮肤干燥的女性。

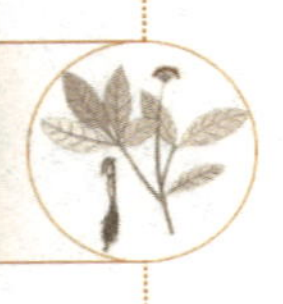

外用药偏方

珍珠粉面膜

【原料】牛奶20毫升，珍珠粉1克。

【用法】将牛奶和珍珠粉拌匀，放入面膜纸吸取水分后敷面15分钟。

【功效】祛皱美白，滋润肌肤。适用于皮肤干燥有皱纹的女性。

【附注】合理使用珍珠粉可保持肌肤柔嫩白净，滋润有光泽。珍珠粉既可内服代茶饮，也可外敷。女性在美容的时候，在化妆品中加一些珍珠粉，美容效果更突出。

熊猫眼，土豆贴贴脸，还您一双慧眼

熊猫眼，也就是黑眼圈，主要是皮下组织血管充血和静脉回流不畅所致。吸烟饮酒、情绪低落、思考过度、熬夜引起睡眠不足等都会引起熊猫眼。此外，眼部卸妆不彻底导致的色素沉淀和缺乏体育锻炼，使血液循环不良等，也会导致熊猫眼的产生。“熊猫眼”虽不是什么大事，但吊着一个大眼袋却会影响年轻女性的形象。要将熊猫眼扼杀在萌芽状态，除了保证充足的睡眠、适量的有氧运动、均衡饮食外，合理的养护也是十分必要的。

外用药偏方

土豆面膜

【原料】土豆1个。

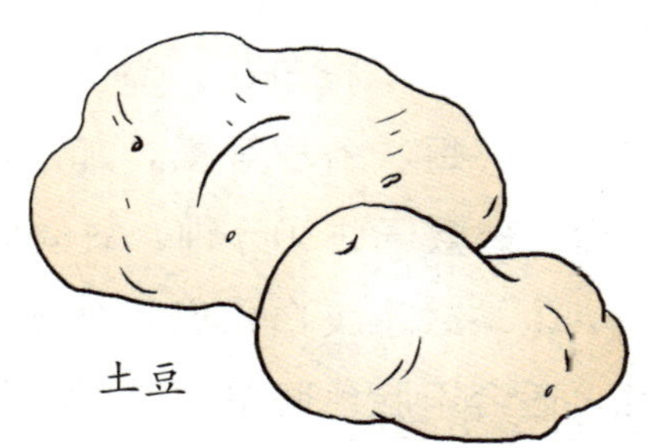
土豆

【用法】将土豆去皮洗净，切成土豆片或捣成土豆泥，外敷眼周皮肤约30分钟。坚持每2天做1次。

【功效】活血化瘀，消肿，促进眼睛局部皮肤血液循环。适用于因睡眠不足等引起的黑眼圈、眼袋、眼周水肿等。

【附注】土豆含有胆碱烷衍生物茄碱，能促进血液循环，起到活血化瘀的作用；土豆中含有的大量淀粉具有吸水作用，能吸收发炎、肿胀组织里的水分，从而起到消肿的效果。

脸色不好，试试白芷当归散

女人都想把自己最好的那一面展露在外，故有“女为悦己者容”之说。而由于各种原因，不少女人脸色晦暗，暗黄无光泽，要想做一个拥有青春芳华的俏佳人，就要使自己的肤色白里透红，恢复正常。这样即使不是国色天香，也能够从润泽的肌肤中表现出一种朝气蓬勃的青春之美、生命之美。脸色不好的女性，请试一下古代帝王、嫔妃等都喜欢用的白芷当归散。

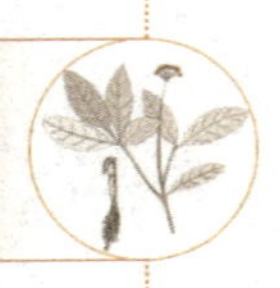

外用药偏方

白芷当归散

【原料】白芷、当归各适量。

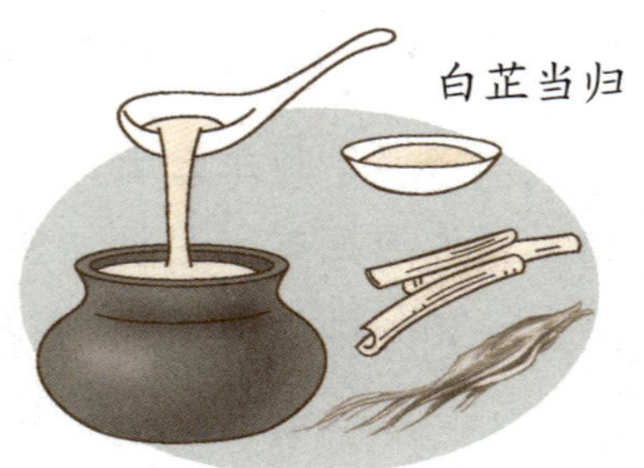

【用法】将白芷、当归打碎，研成粉末；每次各取等量，加入温水调和后，外敷于面30分钟，每周3次。

【功效】美白祛斑，延缓皮肤衰老。适合于脸色晦暗、暗黄无光泽、有雀斑或黄褐斑的人使用。面部没有明显色素异常者，坚持使用可使皮肤变得柔嫩洁白。

温馨提醒

白芷历代被视为美容佳品，《神农本草经》中记载白芷能“长肌肤，润泽，可做面脂”，《日华子本草》则进一步记载它能“去皱疵瘢”。现代研究证明，白芷的水浸剂可杀灭皮肤真菌，白芷还能改善局部血液循环，消除色素在组织中过度堆积，促进皮肤细胞新陈代谢，令晦暗的皮肤重新容光焕发，进而达到美容的作用；当归能清除皮肤里的自由基，延缓皮肤衰老，抑制黑色素产生。二者搭配，能有效解决皮肤暗黄的问题。

老年斑，番茄对付它有大用途

老年斑是老年性的一种脂溢性角化症，与皮肤的生理功能、营养状况、情绪、运动有关。老年斑呈黄褐色，斑点的大小较雀斑大一点，常发生在太阳照射的部位，尤其是手背、手臂、双颊和前额较多。对付老年斑，内服再配合外用番茄有很好的效果。

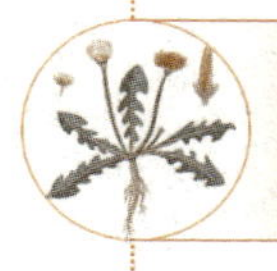

养生食疗偏方

番茄炒鸡蛋

【原料】番茄1个，鸡蛋2枚，葱、食用油、食盐、白糖各适量。

【用法】番茄切小块，鸡蛋打散，葱切葱花；锅内倒入食用油，油热加鸡蛋炒匀，盛出；锅内再加入适量油，倒入番茄翻炒，加食盐、少量水，加盖略焖，倒入炒过的鸡蛋翻炒，加白糖、味精、葱花翻炒关火盛出。每周至少吃3次。

【功效】祛除老年斑、晒斑，还可预防骨质疏松。

【附注】番茄中含有番茄红素，番茄红素是一种强大的抗氧化剂，对人体的自由基有强力消除作用。番茄可搭配菜花、牛肉等一起炒。

外用药偏方

番茄面膜

【原料】番茄适量。

【用法】番茄洗净切片，外敷面部老年斑处30分钟，或将番茄捣成汁，用纱布浸番茄汁外敷，每周2次。

【功效】祛除老年斑、晒斑。长期坚持有效。

未老先衰，果酸面膜好用不显老

女人过了30岁，肌肤衰老的迹象就开始出现，肌肤更新的速度开始变缓，肤质也会变得越来越粗糙。这些都是角质细胞无法自然脱落，形成角质层，厚厚地堆积在肌肤表面造成的。角质层是表皮的最浅层，由角质细胞组成，它们没有细胞核。此层细胞只有经常脱落由深层的细胞来补偿，才能保护皮肤并维持其弹性。要想不显老，就得去除肌肤表面的角质层，让肌肤重新焕发活力。怎样去除肌肤表面的角质层呢？小偏方果酸面膜可以帮你大忙。果酸属有机酸，包括甘蔗酸、乳酸、苹果酸、柠檬酸等，果酸具有强大的美容功效，它能够降低表皮的角质细胞间的粘连性，促进角质细胞之间分离，最后剥落；它还能促进表皮下面的真皮细胞的生长，增加真皮中胶原纤维、弹性纤维、网状纤维等，从而使皮肤变得更有弹性、光泽、张力等。

外用药偏方

酸奶面膜

【原料】酸奶、面粉各适量。

【用法】将酸奶与面粉混合，调成糊状备用；用热毛巾把面部擦干净，再将调好的酸奶面膜厚厚地涂在脸上，30分钟后用温水洗净。

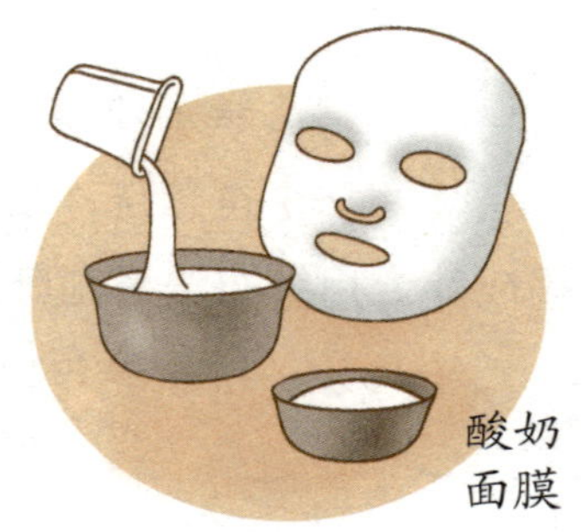

酸奶面膜

【功效】保湿，去角质。常用可让肌

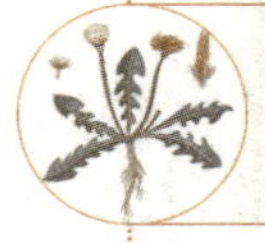

肤快速恢复光泽、嫩滑，使皮肤恢复弹性。适用于未老先衰的女性。

【附注】酸奶中含有大量的乳酸，乳酸属于果酸的一种。

红糖面膜

【原料】红糖100克，奶粉适量。

【用法】红糖用热水溶化后，加入适量奶粉调成糊状，涂于面部，30分钟后用温水洗净。

【功效】去除皮肤角质厚层，使皮肤变得娇嫩有弹性。适用于未老先衰的女性。

【附注】红糖由甘蔗制成，其中含有大量的甘蔗酸，甘蔗酸属于果酸的一种。

温馨提醒

上述两种果酸面膜不宜频繁使用，每周最多用1次，连续使用1个月后，要停用2～3个月，让皮肤自然地新陈代谢。对果酸面膜过敏的女性使用后会出现面部刺痛、发红等，不宜使用。

脱发不用愁，有方法让您秀发如云

没有哪个女人不希望自己秀发如云，但往往事与愿违。由于社会压力、节食、烫染、用脑过度、工作忙碌无暇护理等，再加上身体的原因，导致很多女人都会大量脱发。毛囊如果吸收不到足够的营养，就会萎缩脱发，因此，满足头发的“营养需求”才能拥有一头秀发。下面介绍的偏方有助于防止脱发。

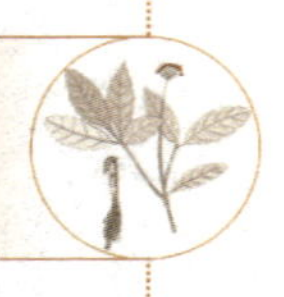

养生食疗偏方

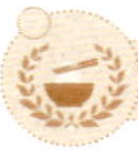

何首乌茶

【原料】制何首乌100克。

【用法】将制何首乌碎成小块，放入暖水壶中，倒入开水浸泡半天，颜色成棕红色即可饮用，随时添加开水浸泡，待茶色浅淡，更换新品。

【功效】防止脱发。适用于肝肾不足所致的脱发。

【附注】何首乌不宜长期大量服用，否则易引发黄疸、尿色变深、恶心、呕吐、乏力、虚弱、胃痛、腹痛、食欲减退等不适。有肝病或其他严重疾病的患者，应在医生指导下服用何首乌。

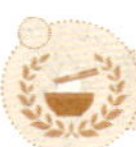

芝麻糊

【原料】生黑芝麻250克，糯米粉100克，白糖适量。

【用法】黑芝麻挑去杂质，炒熟，碾碎；糯米粉加适量清水调匀；将碾碎的黑芝麻倒入锅中，加适量水烧沸，改为小火，用白糖调味，再把糯米粉慢慢淋入锅内，勾芡成浓稠状即可。

【功效】滋补肝肾。对身体衰弱、早衰导致的脱发效果最好；对药物引起的脱发（如化疗引起的脱发）、某些疾病引起的脱发（如伤寒、副伤寒、红斑狼疮脱发）也有一定的疗效。

【附注】黑芝麻含油脂多，通便效果较强，因此腹泻、白带较多者不宜食用。

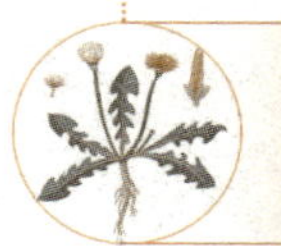

外用药偏方

侧柏叶酒

【原料】新鲜侧柏叶100克（干品250克），60°以上的白酒500毫升。

【用法】将侧柏叶加入白酒中，密封浸泡15天，用药酒涂抹头部，每日3次，3个月为1个疗程，一般2个疗程即可见效。

【功效】清热凉血，养发生发。用于治疗女性脱发、秃顶。

【附注】治疗脱发是一个耗时间的事，一般至少需要3个月，甚至需要更长的时间，所以要有足够的耐心。

温馨提醒

侧柏叶含有黄酮成分，能够激活头皮的毛囊细胞，促进头皮的血液循环，从而发挥养发、生发的作用；侧柏叶用酒浸泡，可以充分地释放其有效成分，比用水煎煮的效果要好。

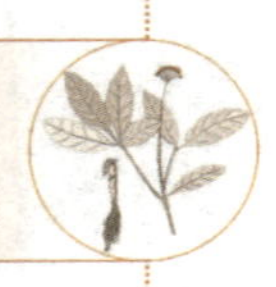

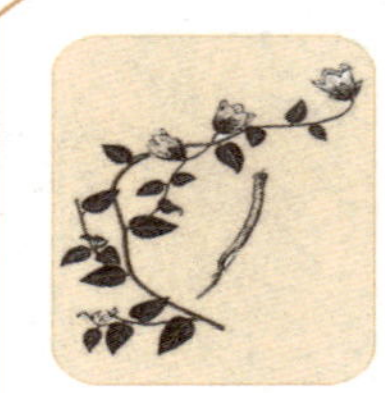

瘦身老偏方

减肥瘦身，黑木耳粉就是让你美

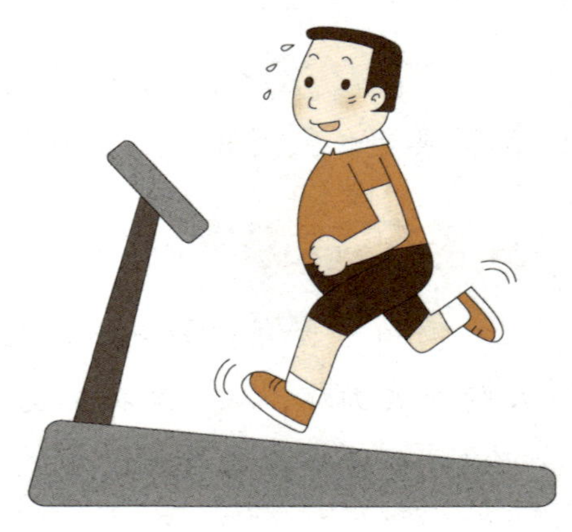

肥胖症是因过量的脂肪储存，使体重超过正常体重的20%以上的营养过剩性疾病。肥胖症会引发高脂血症、高血压、冠心病、脑卒中等多种疾病。肥胖与饮食关系密切，关注与需要减肥的女性必须注意饮食问题。但要明确一点，减肥不仅是为了美，也是为了健康。想要健康并美丽地变瘦，不是饿肚子，而是要讲究科学的方法，要养成良好的生活习惯，坚持有氧运动，注意饮食的合理搭配，必要时可利用一些适用的小偏方。

养生食疗偏方

黑木耳粉

【原料】干燥的黑木耳适量。

【用法】将黑木耳打成粉末，每次取5～10克，加适量温开水搅拌均匀，饭前半小时喝，每日3次，1个月为1个疗程。

【功效】减肥瘦身，适用于单纯性肥胖。

【附注】喝黑木耳粉减肥不宜时间太长，一般不宜超过3个月，否则会损伤肠道。减肥期间，要保持健康饮食，多运动，增加能量消耗。

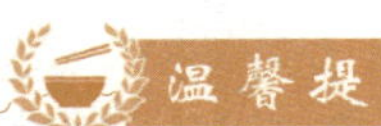

温馨提醒

黑木耳中含有大量的纤维素，能够减少肠道对脂肪的吸收，促进肠道脂肪的排出，而纤维素本身不会产生能量，没有营养作用，但它在肠道中吸饱了水分，体积就会涨大，从而使人产生饱腹感，吃饭时饭量就会减少。

减肥降血脂，喝荷叶乌龙茶双赢

现在很多的年轻女性为了减肥，有的节食过度，惹出一身病；有的大量吃减肥药，吃出肠胃病；有的在专门的减肥机构通过针灸减肥，虽有效果，但花费太大。其实通过运动来消耗能量是一种健康的减肥方法，但有的人惰性较强，不能长期坚持锻炼。下面介绍一个简便的减肥方法，就是喝荷叶乌龙茶。

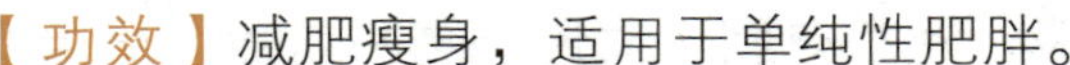

养生食疗偏方

荷叶乌龙茶

【原料】鲜荷叶5克（干品10克），乌龙茶5～10克。

【用法】用开水冲泡当茶饮，三餐饭前、饭后各饮1次，1个

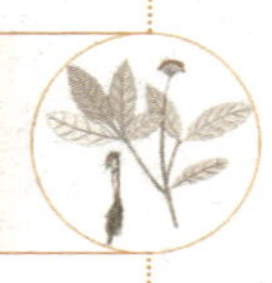

月为1个疗程。

【功效】化食导滞，降脂减肥。适用于高脂血症、肥胖症。

【附注】荷叶乌龙茶除了减肥之外，还有显著的降脂作用，对于高脂血症、动脉硬化的患者也很适宜。

温馨提醒

荷叶中含有一种黄酮类化合物，能够对胰脂肪酶产生抑制作用，使食物的脂肪无法在肠道分解，也就无法被人体吸收，从而排出体外，这样就减少了对脂肪、能量的吸收，长期坚持服用，就达到减肥、瘦身的功效。乌龙茶也具有较好的减肥作用，茶叶中所含的皂苷类化合物可抑制肠道中胰脂肪酶的活性，从而减少肠道内脂肪的吸收。乌龙茶也有一定的降脂作用，高血脂患者饮用乌龙茶，可不同程度地降低胆固醇、三酰甘油、β脂蛋白和总脂含量。

减肥降血糖，巧吃燕麦粥能如愿

中老年人如果患了轻微的高脂血症、高血糖，不需要惊慌失措，马上吃药，如果采用健康的饮食方式，根据自己的身体状况，辅以食疗，再加上多锻炼、多运动，很快就会恢复正常，同时还会起到减肥的效果。下面的食疗偏方不妨试试。

养生食疗偏方

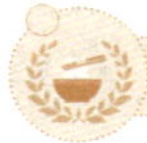

燕麦大米粥

【原料】燕麦、大米各50克，调料适量。

【用法】将燕麦、大米煮粥，煮熟后加适量调料即可食用，每天1碗。

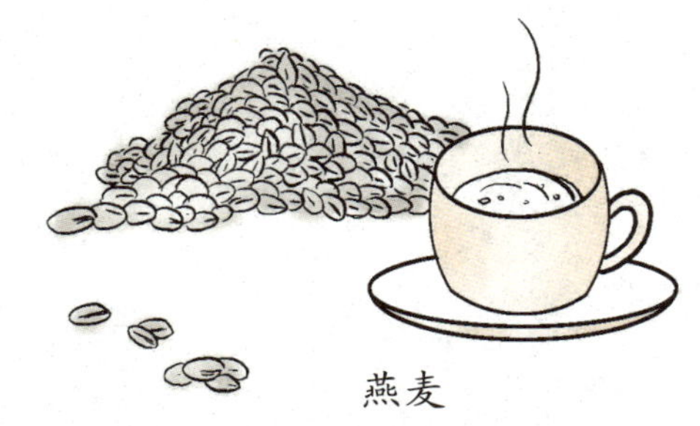
燕麦

【功效】降脂减肥，降血糖。适用于高脂血症、高血糖、肥胖症等。

【附注】燕麦一次不宜食用过多，否则易引起胀气，肠道虚弱者不宜食用燕麦。购买燕麦时，不要购买那种用开水一冲就能吃的方便包装，而要购买那种原汁原味需要煮熟才能吃的燕麦，因为前者加入了糖分、奶精、香精等多种添加剂，会影响燕麦的保健功效。

温馨提醒

燕麦中含有丰富的亚油酸，亚油酸可降血脂，还可软化血管，预防血管硬化；燕麦中还含有丰富的膳食纤维，它也有明显的降血脂功效，促进肝脏中的胆固醇转化为胆汁酸，随粪便排出体外；燕麦中含有的纤维素成分能减缓胃肠道对糖分的吸收，从而起到降糖的效果。此外燕麦中含有丰富的纤维，可吸收肠道内的大量水分，易使人产生饱腹感，从而减少进食量，达到减肥的效果。

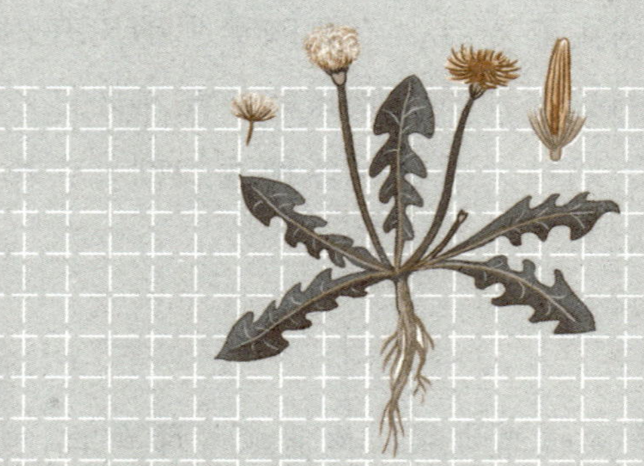

SHILIAO PIANFANG ZHI BAIBING

第 6 章

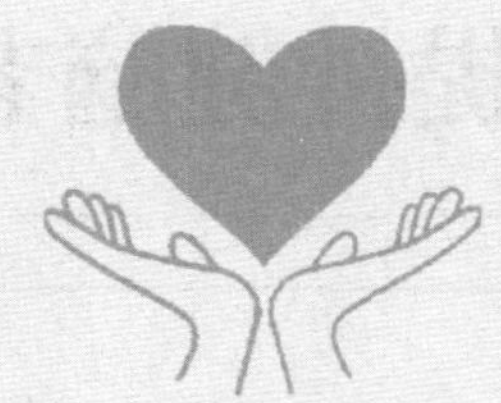

疾病一扫光，老偏方去除职场老毛病

健忘、失眠、烦躁、口腔异味……几乎每个上班族都曾经有过这些症状，排除重大疾病的因素，其实很多时候都是由工作压力大、情绪紧张、不良生活习惯等所致。对于这些常见的症状，用药对症治疗也可以解决，但用药对人体健康也有不利的一面，而用食疗偏方改善这些症状，既无不良反应，又味美可口，还能达到治疗的目的，职场人士不妨尝试一下。

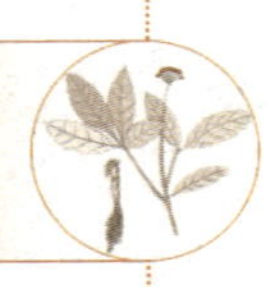

提神健脑老偏方

用脑过度常健忘，睡前喝碗远志汤

职场中有不少从事脑力劳动的中青年患上了“健忘症”，具体表现就是工作中精神难以集中，记忆力衰退，办事丢三落四。由于这种病多见于长期使用电脑、传真机等数码产品的白领精英，所以还被人戏称为“数码痴呆症”。这种病症的发生机制到目前为止还不太清楚，但一般认为与工作强度过大、睡眠时间不足、精神上经常处于超负荷状态，以及过度吸烟、饮酒等有关。而这些因素又恰恰都是职场白领们的“家常便饭”，综合起来，就容易造就“数码痴呆症”这种现代病，这也是很多职场人士觉得自己的记忆力明显下降的原因。但是，如果注意健脑，如睡前喝碗远志汤进行调治等，是可以增强脑的记忆力的。

养生食疗偏方

远志汤

【原料】远志3克，百合、龙眼肉各10克，鸡蛋1枚，大枣5枚，冰糖5克。

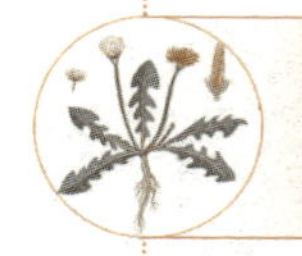

【用法】将鸡蛋打破，与其他材料放入炖盅里加水适量，搅匀后蒸熟，每晚服用1次。

【功效】健脑益智。适合职场用脑过度、工作紧张、健忘、记忆力下降的人士长期服用。

【附注】如果想味道更好，也可以同时加少量鸡肉、瘦肉等一起炖，一般服用2～4周就能见效。

温馨提醒

远志性微温，味苦、辛，无毒，入心、肾、肺经，具有安神益智、祛痰、消肿之功效。主治心肾不交引起的失眠多梦、健忘惊悸、神志恍惚、咳痰不爽、疮疡肿毒、乳房肿痛等症。现代药理研究也发现，远志能够通过增加脑血流量、增加记忆神经递质、保护脑细胞等多方面机制达到增强记忆力的效果。本品易引起恶心，胃溃疡、胃炎患者慎用；阴虚阳亢者忌服。饮食养生剂量以3～9克为宜。

失眠用生姜，助您一夜睡得香

失眠指睡眠不足或睡不深熟。有几种形式：一是入睡起始就失眠；二是睡眠浅而易于惊醒（间断失眠）；三是睡眠持续时间少于正常，早醒后不能再入睡（早醒失眠）。

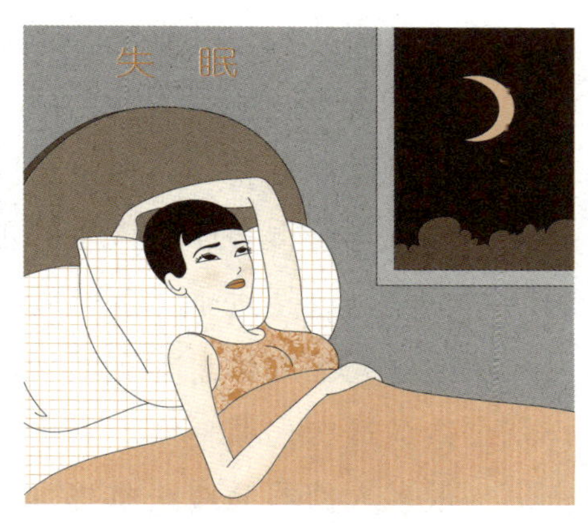

引起失眠的主要原因是精神因素，所以对情志的调节就成为

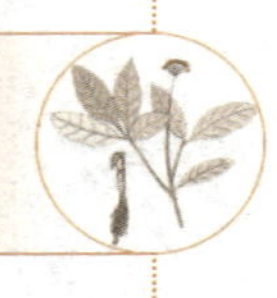

除了药物治疗外的首要措施。此外，不少疾病也会引起失眠，如心悸胸闷、呼吸困难、夜尿频数、周身瘙痒、恶心呕吐等。中医学认为，失眠是由于思虑困倦，内伤心脾；或阴虚火旺，心肾不交；或肝阳上亢；或心胆气虚；或胃气失和等因素造成。经常失眠的患者不妨试用一下下面的外用小偏方。

外用药偏方

生姜丝

【原料】生姜丝10克。

【用法】每晚入睡前，在枕头旁放上生姜丝，要求让鼻子能够闻到淡淡的生姜香气，连续使用10～30天。

【功效】镇静助眠。用于治疗顽固性失眠。

熬夜过劳，快喝西洋参五味茶

近年来，媒体报道了很多职场精英猝死、英年早逝的新闻，其实他们的悲剧与长期劳累、过度气虚有关。

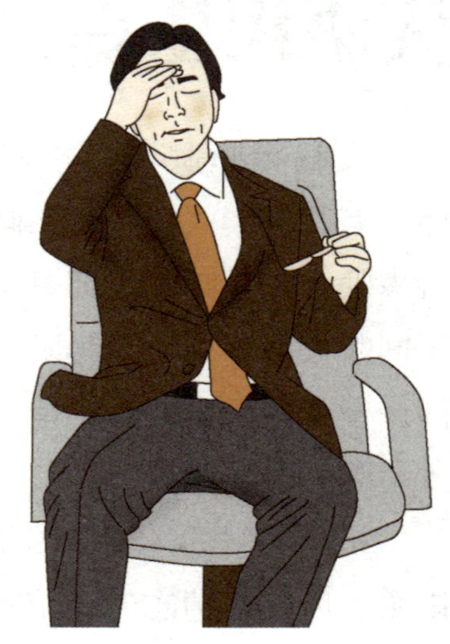

一般情况下，正常人疲劳后，休息一晚就可以恢复精力。但是在特殊时期如岁末年终很多职场人士的工作时间常常是远远超过了休息时间，而又无法通过充足的休息补充回来，这样就会造成过度伤精耗气。对于这种疲倦，很多人都不会真正重视，就算

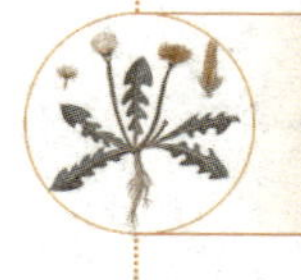

去医院体检，抽血化验、摄X线胸片等，各项生理化指标的结果往往都会显示正常。但体检正常并不代表真的没病，中医学认为，这种情况属于“气虚”，具体表现为脉象虚弱，有的甚至难以感觉到脉搏的跳动。若继续长期过度劳累，轻者会造成免疫力下降，易感冒发热，重者会造成痰湿内生，可能滋生肿瘤疾病。气虚时间长了还容易造成血瘀之象，瘀血阻滞于心脑，容易导致心脑血管疾病。

对职场人士来说，必须避免长期加班熬夜，因为这是违反人体生理规律的，长年处在这样的工作状态，任何药物都爱莫能助。如短时间内摆脱不了加班的工作状态，可以用下面这个简单的小偏方应对，以免加夜班造成过度气虚。

养生食疗偏方

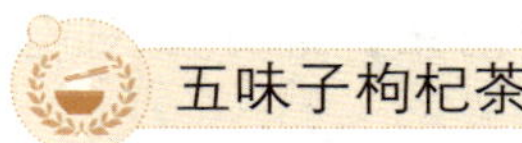

五味子枸杞茶

【原料】西洋参、五味子、枸杞子各5克，蜂蜜适量。

【用法】上夜班时将西洋参、五味子、枸杞子泡水，加适量蜂蜜调味饮用，每天至少饮用1次。

【功效】益气养阴，补虚劳。适用于加班熬夜身体疲劳的职场人士饮用。

【附注】从中医阴阳理论角度看，夜晚属于阴，长期熬夜者，由于缺乏睡眠，既伤气，又伤阴，使全身心、肝、肺、脾、肾五脏均亏损，所以治疗上最好是既补气阴，又调五脏。方中的西洋参就具有补气养阴的功效，而五味子则起到调五脏之功。枸杞子对调治因肝肾不足导致的头晕眼花、视物不清、腰膝酸软、眩晕耳鸣，以及因阴虚劳嗽导致的口燥阴干、干咳少痰、咯血等症状有较好的作用。

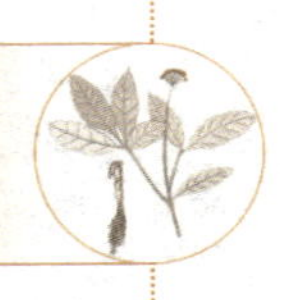

电脑狂躁症，试试合欢红枣茶

随着资讯科技的发达，电脑几乎与每一个职场人士朝夕相伴，当人们在享受着电脑带来的各种便利的同时，各种健康问题也随之而来。“电脑狂躁症”就是个让人忧心的“副产物”。

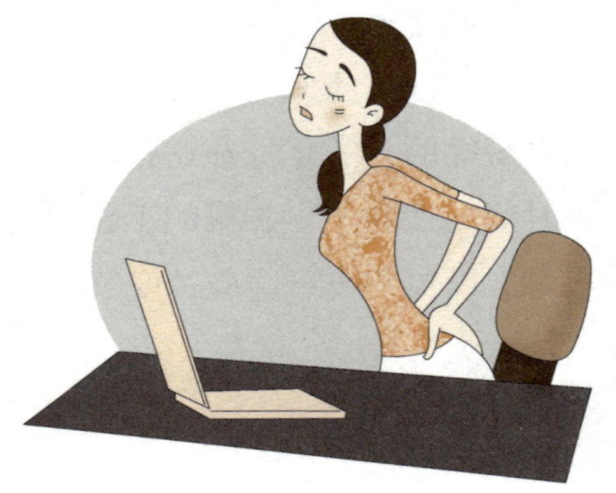

“电脑狂躁症” 其实并不少见，很多白领上班族只因电脑在使用过程中出现故障，就对电脑大动肝火，甚至把鼠标或键盘抛出门外或窗外。因为电脑小问题而对电脑发火看上去挺可笑，可有些职场人士就是控制不住自己的情绪，总是要对电脑发泄完才能得到平息。

“电脑狂躁症”的直接诱因是由于电脑在使用过程中出现故障，但究其产生的真正原因，主要是工作压力、心理因素造成的。具体来说，主要表现为两个方面。

1.来自上级的压力当上级要求他们在很短的期限内完成某项工作时，他们会感到压力大而使情绪低落以致失去控制。这时候，有些人由于种种原因，不向上级反映情况，而是选择对没有生命的物体实施攻击来发泄不满情绪，如他们使用的键盘、鼠标或者显示器等。

2.电脑使操作人员精神压力增大为赶工作进度，电脑操作人员往往精力高度集中，精神高度紧张，并且往往是连续长时间工作。长时间的精力高度集中，容易使操作人员对外界干扰反应强烈，电脑一旦出现故障，容易冲动，最直接的攻击对象就是键盘、鼠标或

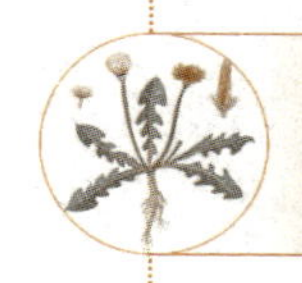

显示器，因而电脑也就成为这些人的“出气筒”。

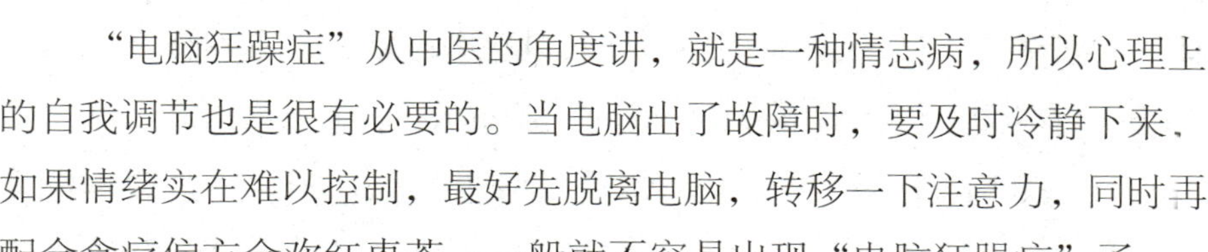

“电脑狂躁症”从中医的角度讲，就是一种情志病，所以心理上的自我调节也是很有必要的。当电脑出了故障时，要及时冷静下来，如果情绪实在难以控制，最好先脱离电脑，转移一下注意力，同时再配合食疗偏方合欢红枣茶，一般就不容易出现“电脑狂躁症”了。

养生食疗偏方

合欢红枣茶

【原料】合欢花1朵，大枣5枚，冰糖适量。

【用法】将合欢花、大枣和冰糖一起放入杯中，加入沸水，加盖后浸泡10分钟，代茶饮。

【功效】解闷除烦，安神定志。适用于“电脑狂躁症”。

【附注】合欢花具有解郁安神的功效，主治心神不安，忧郁烦恼。现代药理研究发现，合欢花的有效成分为槲皮苷，它具有镇静、安神，以及抗抑郁焦虑情绪的作用；大枣具有补脾和胃、益气生津、调营卫、解药毒的功效，常食枣，能使气血调和，常用于脾胃气虚、血虚萎黄、血虚失眠多梦等症的治疗。两者合用，安神定志的功效更加显著。

早醒睡不好，常吃半夏小米粥

睡眠障碍可通过吃中药、针灸、穴位按摩等手段来调理，还可通过一个简单的食疗偏方半夏小米粥来调理。

半夏小米粥最早见于《黄帝内经》。在中医的阴阳理论里，

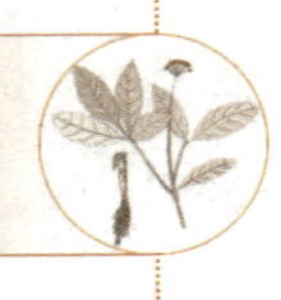

人清醒的时候属“阳”，睡眠的时候属“阴”，睡眠就是从阳转入阴，阴阳交通得好，睡眠质量就高，反之则会出现各种睡眠障碍。半夏、小米正好有调和阴阳、交通阴阳的作用。

半夏，生长于夏季之半，此时气温还很高，阳气旺盛，而阴寒之气也开始萌动。中医学认为，这种生长特点，让半夏天生就拥有了“从阳到阴”的药学特性，所以有了交通阴阳之效。而小米药性微寒，味甘，能泄阳补阴，致使阴阳调和，同时有健脾和胃、安眠的作用。

从现代药理学的角度看，半夏小米粥治疗失眠也很有依据：半夏含有葡萄糖苷、胆碱、三萜类化合物、半夏结晶蛋白及多种氨基酸成分，具有良好的镇静神经中枢的作用。此外，半夏还含有扩张血管、改善脑部供血的成分，因此还能保证患者脑部的供血、供氧，提高睡眠质量。小米中含有丰富的色氨酸，且色氨酸含量在所有食物中最高，每100克小米色氨酸含量高达202毫克，色氨酸的作用，就是能促进大脑细胞分泌出一种抑制大脑功能活动、促进睡眠的神经递质。同时，小米富含淀粉，进食后能使人产生温饱感，可以促进胰岛素的分泌，从而提高进入人脑内色氨酸的数量。在睡前进食一小碗稍稠而温暖的小米粥，会让人产生一种舒适的温饱感，迅速发困入睡。

养生食疗偏方

半夏小米粥

【原料】小米250克，半夏10克。

【用法】加适量水熬粥。每晚睡前1小时喝粥，连用4～7天。

【功效】和胃安神，改善睡眠。适用于睡眠障碍，早醒或因消化不良引起的失眠等症。

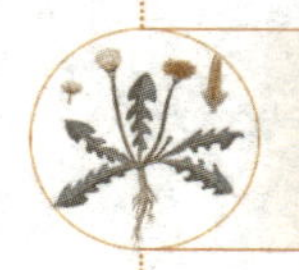

提供脑力，吃桑椹留住年轻大脑

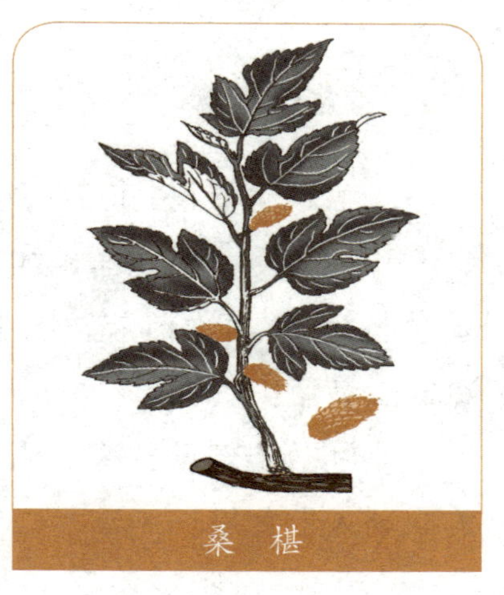

桑 椹

现在的职场人士，大多数人工作都离不开电脑，有的人甚至一天十几个小时都泡在电脑上，时间长了，记忆力、视力等都亮起了红灯。此时可用桑椹来加以调理。

桑椹又叫桑果，为桑科植物桑的果穗。有黑、白两种，鲜食以紫黑色为补益上品。它含有丰富的活性蛋白、维生素、氨基酸、胡萝卜素、矿物质等成分，具有多种功效，对大脑的发育和活动很有补益，被医学界誉为“21世纪的最佳保健果品”。桑椹营养价值高于苹果和葡萄等水果，富含的脂肪酸具有分解脂肪、降低血脂、防止血管硬化等作用，还能促进血红细胞的生长，防止白细胞减少。常食桑椹还能显著提高人体免疫力，具有延缓衰老、美容养颜的功效，对于过度用脑、用眼的职场人士来说尤为适宜。它可洗净鲜用，也可晒干或略蒸后晒干用。

中医学认为，桑椹性寒，味甘，入肝、肾经，具有滋阴养血、生津润肠、乌发明目等功效，可补肝肾阴血亏虚，治疗由此引发的眩晕耳鸣、须发早白、失眠多梦、津伤口渴等。

注意：桑椹的营养丰富，性味清凉，补而不腻，适合高血压、妇科病患者食用，有养阴、补血、清热的功效。但脾胃虚寒、腹泻者忌服；桑椹中含有溶血性过敏物质及透明质酸，过量食用后易发生

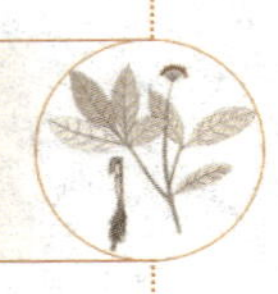

溶血性肠炎，少年儿童不宜多吃桑椹；因其含糖量高，糖尿病患者应忌食；忌与鸭蛋同食。

养生食疗偏方

桑椹蜂蜜膏

【原料】桑椹1500克，蜂蜜450克。

【用法】桑椹洗净，加适量水煮30分钟取汁；加水再煎，共取汁2次；合并再次煎液，以小火熬缩至较黏稠时，加入蜂蜜煮沸，冷却后装瓶。

【功效】健脑益智，明目，滋补肝肾。适用于过度用脑、用眼的职场人士食用。

醒脑增慧，核桃是“天然脑黄金”

核桃也称胡桃，为胡桃科乔木植物胡桃的种仁，有“长寿果”之美称。民俗在冬至日起服食核桃，直至立春，把它作为冬令进补佳品。核桃因其富含不饱和脂肪酸，能增强脑血管弹性和提升神经细胞的活力，提高大脑的生理功能，被公认为是中国传统的健脑益智食品；核桃含磷脂较高，可维护细胞正常代谢，增强细胞活力，防止脑细胞的衰退；核桃是健脑干果，常吃它有助于使人长

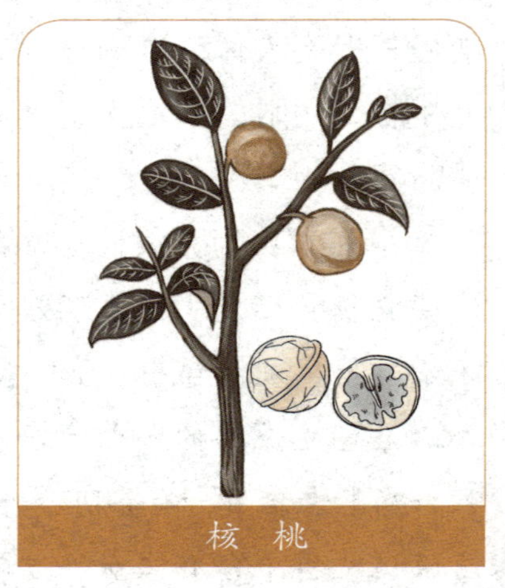

核 桃

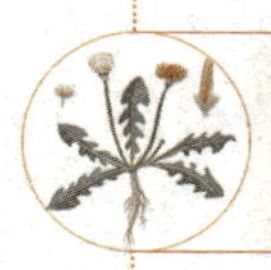

时间集中注意力。每天2～3个核桃为宜，持之以恒，方可起到营养大脑、增强记忆、消除脑疲劳等作用。职场人士特别是脑力工作者往往用脑过度，耗伤心血，常吃核桃能够补脑，改善脑循环，增强脑力。此外，核桃还有乌发、润肤的作用，对职场女性来说还是美容佳品。

中医学认为，核桃性温，味甘、微涩，无毒，入肾、肺、大肠经，具有补肾壮阳、敛肺定喘、润肠通便、强筋健骨、乌发润肌的功效，对肺肾亏虚有较好的调理作用。能治疗肾虚腰痛、肺虚咳喘、大便秘结、阳痿遗精、小便频数、神经衰弱等症。凡有阴虚火旺、痰火积热、泄泻、大便易溏者忌食。

养生食疗偏方

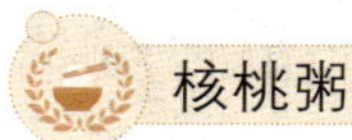

核桃粥

【原料】核桃10个，粳米100克。

【用法】核桃捣碎，取肉；粳米洗净，同放锅内，加适量水，大火煮沸后转小火煮成粥。

【功效】补肾益肺，健脑益智，润肠通便。适用于脑力劳动者常食。

【附注】核桃有排石作用，可作为防治泌尿系统结石的一种辅助食物。

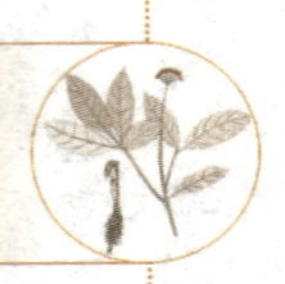

职场形象老偏方

满嘴黄牙去无踪，刷牙加点老陈醋

牙垢，正规的医学名称叫作“牙结石”，简称为“牙石”。主要指的是那些在牙齿上长期存在着的黄色、棕色或黑色的斑。

牙垢的形成过程是这样的：由于不注意口腔卫生，细菌或者食物残渣和唾液混合在一起，粘在牙齿表面，形成了“菌斑”或者“软垢斑”，接着矿物质（主要是钙）在菌斑或软垢斑上沉积，最终将这个斑钙化，就成了牙石。

职场中有的人是因为不注意口腔卫生而产生了牙石，还有不少男士是因为工作压力等养成吸烟的习惯，时间长了，这些人的牙被烟熏黄了，也有了牙石。有牙石的职场人士，在单位笑的时候露出牙齿，就显得不够雅观，有的人甚至单位开会都不愿意张口发言，严重影响了职场形象。

一般来说，有了牙石的人首先想到去牙科医院洗牙，可如果不注意口腔卫生或不戒烟，洗完后变白的牙齿，过不了几个月又会恢复原状，而且费用也比较高。其实有了牙石也可以不去医院，在家用小偏方也可以试一试，如果没有效果，再去医院洗牙也不迟。

要预防牙垢重新产生，关键还是注意口腔卫生，早晚刷牙、饭后漱口是防治牙石形成的最根本的措施。不过刷牙时要注意，

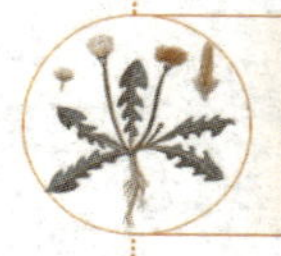

不仅要在牙齿表面进行横刷、竖刷，还要对牙龈沟进行洗刷。对于长期吸烟引起的烟屎牙来说，最好是能戒烟，这样才能从根本上消除牙石。不仅免去了洗牙除斑等麻烦，对自己的身体也大有好处。

外用药偏方

老陈醋漱口

【原料】山西老陈醋适量。

【用法】刷牙前，含半口山西老陈醋，让醋在口腔里冲漱2～3分钟，然后吐出。含过醋后，刷牙时无须再用牙膏，用清水漱净即可。每日1次，一般使用两三天即能见效，连续使用1周为1个疗程。

【功效】可使牙齿变白，口气清新。适用于牙垢、烟屎牙。

【附注】此法使用1周就要停止，间隔2～3个月后方可再次使用。因为醋虽能够溶解、消灭牙垢，但对牙齿本身也产生伤害，所以使用1周后，无论效果如何，都必须要停止。否则会出现为了消牙垢而把牙齿损伤的情况。

温馨提醒

牙石的主要成分是碳酸钙、磷酸钙，属于碱性，所以老陈醋里的醋酸能使之溶解，再用牙刷使劲刷，就能把牙石除掉了。此外，醋本身有一定的杀菌清洁作用，对于菌斑有直接的杀灭作用，并可以抑制牙石的形成。

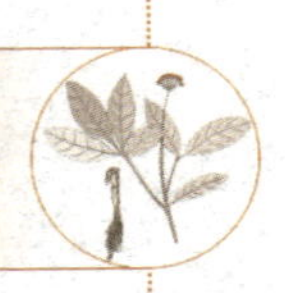

口腔异味，黄连水、橘子皮来帮忙

在职场中，有的人因为口腔有异味，上司、同事都不愿意和他（她）多说话，这种情况不仅令其尴尬，严重的还会影响到职场人士的工作状态，甚至加薪、升职。

生活中，引发口臭的原因有很多，多种疾病都会引发口臭，如化脓性鼻窦炎、肺结核、肺脓肿、支气管扩张、肺癌、糖尿病、消化性溃疡所致胃出血、肾病末期、尿毒症、肝脏衰竭、便秘等都会引起口臭，病情严重的患者，必须治疗原发病，才能彻底根除口臭。对于没有疾病的人来说，口中有异味一般是由两个原因引起。

与胃有关

中医的说法是胃中有火，或者脾胃湿热，导致食物之腐臭气蒸腾而上，蔓延于口腔，从而产生口腔异味。从现代医学的角度来解释，很多人的口腔异味与胃部幽门螺杆菌感染有关，这种细菌会在胃里分解因肠胃功能不好而滞留的大量食物，因而产生大量的氨气。当氨气在胃内聚积到一定浓度时，就会通过食管经口腔呼出，闻起来就满嘴臭味了。黄连对这种细菌有较好的杀灭作用，清胃热、泻胃火功效强，适合治疗胃热型口臭。

直接来源于口腔

每天吃饭会使我们口腔内的舌苔、牙龈沟里隐藏了许多的食物残渣，以及大量微生物。尤其是牙齿不太好的朋友，口腔内的微生物就会更多。这些口腔微生物中大部分是革兰阴性细菌，它会对食物残渣等物质腐化分解，在此过程中产生挥发性硫化物，硫化

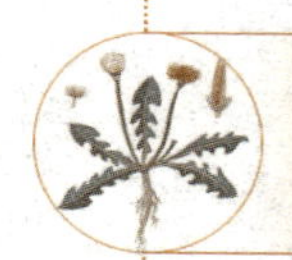

物有臭鸡蛋的味道，口腔里如果有大量的挥发性硫化物，这口气就肯定好不到哪里去了。对于这种类型的口臭的治疗，首先应该尽量抑制或杀灭口腔内的微生物，尤其是革兰阴性细菌。新鲜橘子皮里有香精油成分，气味芳香，而且研究发现，它还内含抑制口腔常见致病菌、微生物的成分。可以将鲜橘子皮咀嚼之后吐掉残渣，反复几遍，是个很好的办法。其次是要尽量去除口腔内残留的食物残渣。这一步一般是通过刷牙来完成的。通过刷牙，基本上可以清除牙龈沟里的食物残渣。但要注意刷牙的时候，一定要同时配合刷舌苔，因为舌苔上同样隐藏了大量的食物残渣，甚至比牙龈沟里隐藏得更多。刷舌苔可以用牙刷来刷，一般反复刷10次左右，然后漱口。漱口水一定要吐掉，接着再拿条湿毛巾包住舌头，反复擦舌头表面，尽可能地把舌苔再擦掉一些，然后再漱口，把漱口水吐掉就可以了。此外，刷舌苔的时候最好尽量往舌根部刷，这是因为靠近舌根处的舌头面积最大，滞留的食物残渣自然也更多。不过，舌根由于靠近咽喉，刷舌根容易导致呕逆感，所以只能量力而行。

养生食疗偏方

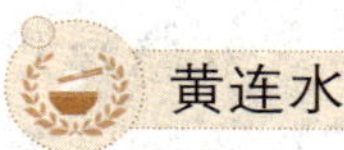

黄连水

【原料】黄连6克，白糖20克。

【用法】每天取黄连用沸水（约100毫升）浸泡，取其汁液加白糖搅匀即可。分2次饮服，早晚各服1次。

【功效】清胃火，清湿热，消除口臭，保持口腔清洁。适用于肠胃不好口臭者。

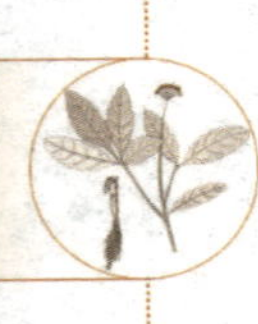

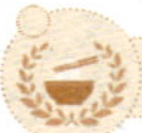

鲜橘子皮

【原料】鲜橘子皮适量。

【用法】将鲜橘子皮咀嚼之后吐掉残渣，反复几遍。

【功效】消除口腔异味。适用于直接来源于口腔的异味。

【附注】这种口臭的治疗需要配合刷牙、刷舌苔。

温馨提醒

口臭是一种反映内在疾病的症状，患者应及时检查，尽早发现原发病灶，及时治疗。如龋齿、牙周炎、鼻窦炎、扁桃体炎、肺炎、胃窦炎等炎症，以及糖尿病、金属中毒、肺脓疡等严重疾病。平时应戒除烟酒，饮食清淡，经常漱口刷牙，保持口腔清洁。

化妆品过敏惹皮炎，韭菜敷脸放宽心

化妆品皮肤病，也叫化妆品引起的接触性皮炎，是指人们在日常生活中使用化妆品引起的皮肤及其附属器官的病变，表现有红斑、皮疹、痒痛、脱屑、灼热、色素沉着、色素脱失等。爱漂亮的职场女性，如果经常使用不同的化妆品，极有可能引起化妆品皮肤病。一旦出现化妆品皮肤病，应马上洗干净脸，口服点抗过敏药，一般很快就会没事。如果不愿意或不方便吃抗过敏药，还可以用小偏方韭菜来敷脸。

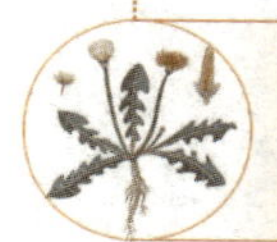

外用药偏方

韭菜面粉糊

【原料】新鲜韭菜、面粉各适量。

【用法】将韭菜洗净捣烂，加入适量面粉和水调敷患处，以纱布覆盖，用胶布固定，连续外敷1小时以上，每天1次。

【功效】杀菌消炎，消肿止痛，促进伤口愈合。适用于化妆品引起的接触性皮炎或者轻微的扭伤、跌伤、摔伤等。

【附注】韭菜具有一定的消炎功效，面粉对于皮肤也有一定的营养作用，所以用面粉来调和韭菜汁外敷于皮肤比较好。韭菜煮水外用，还可治疗痔、痱子等。

缺铁性贫血病恹恹，多吃高铁食物

缺铁性贫血是一种常见的贫血类型，是由于患者体内缺少铁质影响血红蛋白合成而引起的贫血。引起本病的原因往往与饮食有关，尤其在都市里的白领女性，为了保持身材苗条，往往以吃素食为主，而少吃含铁丰富的肉类食品，再加上女性每个月的月经失血，久而久之，就容易造成缺铁性贫血了。补充铁是治疗缺铁性贫血的首要原则，而缺铁性贫血不严重是不需要药物来治疗的，通过食疗完全可以改善，经常食用有补血效用的高铁食物，调动造血系统的积极性，就能起到良好的补血效果。

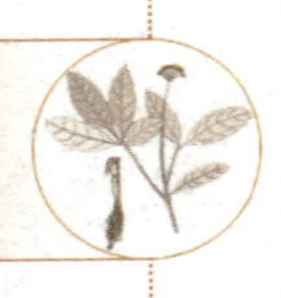

养生食疗偏方

菠菜猪肝汤

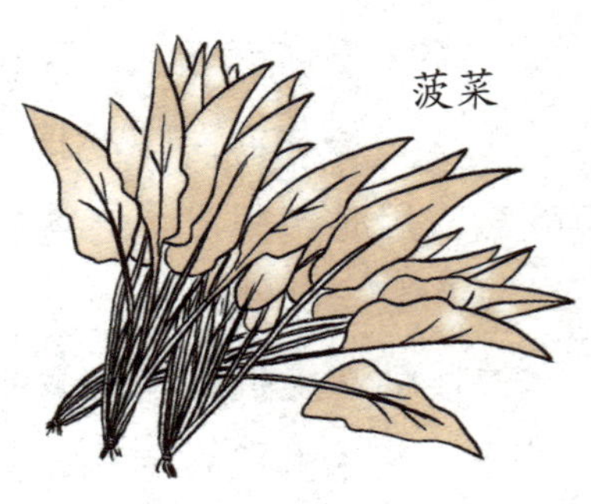

【原料】菠菜150克，猪肝50克，食用油、葱花、食盐、鸡精各适量。

【用法】菠菜洗净，在沸水中焯烫30秒，捞出沥干水分，切段；猪肝洗净，煮熟，切片；锅内倒入适量油烧热，炒香葱花，加入适量清水烧沸，放入菠菜猪肝，加食盐、鸡精调味即可。

【功效】补血养肝。适用于缺铁性贫血患者。

【附注】菠菜中含有丰富的铁和维生素C，对缺铁性贫血有很好的改善作用；青色的菠菜对肝脏也有好处。猪肝与菠菜搭配，对补血和养肝有叠加的效果。

胡萝卜炒猪肝

【原料】胡萝卜、猪肝各100克，黑木耳30克，青椒1个，食用油、食盐、料酒、姜末、蒜末各适量。

【用法】胡萝卜、青椒洗净，切片；黑木耳用水泡开，去蒂，洗净；猪肝洗净切片，加食盐、料酒、姜末等调料拌匀待用；锅内倒油，将猪肝下锅，炒至变色后捞出；锅内再倒油，放入姜末、蒜末、胡萝卜、木耳炒熟，最后放入猪肝同炒至熟，即可食用，每周食用2～3次，连用1～2个月。

【功效】养肝补血。适用于缺铁性贫血患者。

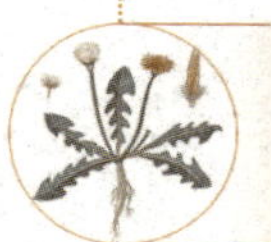

【附注】猪肝具有补肝明目、养血补血的功效，猪肝富含的大量铁质，是造血不可缺少的原料，对于缺铁性贫血非常合适。胡萝卜里含大量胡萝卜素，胡萝卜素进入人体后，经过消化吸收会转化为维生素A。而补充维生素A也是治疗缺铁性贫血的关键一环，因为维生素A参与了体内铁转运蛋白的合成。当缺乏维生素A时，即使口服补充了大量铁元素，体内还是会处于缺铁状态。

温馨提醒

肝是解毒器官，买回的鲜肝不要急于烹调，先把猪肝放在水中浸泡30分钟。菠菜富含草酸，本不利于铁的吸收，但将其焯水后，就可除去大部分草酸，且焯水时，水要多，不要盖锅盖。

鸭血木耳汤

【原料】鸭血200克，水发黑木耳25克，姜末、香菜段、食盐、胡椒粉、水淀粉、香油各适量。

【用法】鸭血洗净，切成小方块；木耳洗净，用手撕成小朵；锅内加适量水煮沸后放入鸭血、木耳、姜末，再次煮沸后转中火煮10分钟，用水淀粉勾芡，撒上香菜段、食盐、胡椒粉，淋入香油即可。

【功效】养气补血，养肝明目。适用于缺铁性贫血患者。

【附注】鸭血、黑木耳含铁量都很高，食用后，可帮助身体制造血红素，预防和纠正缺铁性贫血。鸭血的胆固醇含量较高，心血管病患者要慎食；鸭血、黑木耳都有润肠排毒的作用，腹泻者也应慎食。

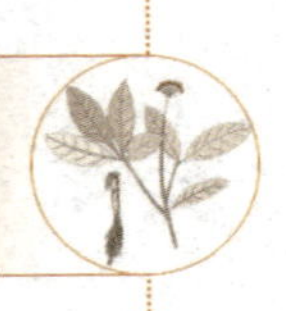

皮肤瘙痒总想抓，外涂花椒苦参醋

神经性皮炎是一种神经功能障碍性皮肤病，与精神因素有明显的关系，多发于职场中好胜心强、脾气比较急的人身上。此病的发病机制还不太清楚，但一般认为是大脑神经过于兴奋，导致内分泌系统、免疫系统、神经系统紊乱，从而出现瘙痒症状。此病最初是身体局部瘙痒，心情好的时候，瘙痒感觉就不太明显，如果遇到熬夜加班、工作压力大、烦躁焦虑时，瘙痒就会严重些。时间长了，全身都会瘙痒，皮肤也变得越来越粗糙。

西医治疗神经性皮炎一般是开一些抗过敏、止痒的药物，患者用药后瘙痒会得到一定缓解，但一停药又会复发。此外，在瘙痒明显时，可以用冰块外敷瘙痒部位，如瘙痒的面积大，可用冰袋外敷，很快就能够缓解。其原理是用低温麻痹局部神经，达到迅速止痒的效果。但此法效果也不能持久，主要是治标，在瘙痒难忍时做应急处理。而要从根本上治疗神经性皮炎，可试一试偏方花椒苦参醋。

当然，由于本病的病根是心理过度紧张、急躁，因此在使用偏方花椒苦参醋时，还应配合自我的心理调节，降低争强好胜的心理，保持平静的心态，才能起到最佳的疗效。

外用药偏方

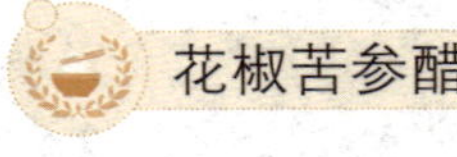

花椒苦参醋

【原料】食醋500毫升，苦参20克，花椒5克。

【用法】将食醋用小火煮至50毫升左右呈糊状时，倒入干净容器内；将苦参、花椒洗净沥干后放入糊剂内，浸泡1周制成药糊，且浸泡时间越长疗效越好。使用时先将患处洗净，用棉签蘸药糊涂抹于瘙痒部位，每日2次，2周为1个疗程。

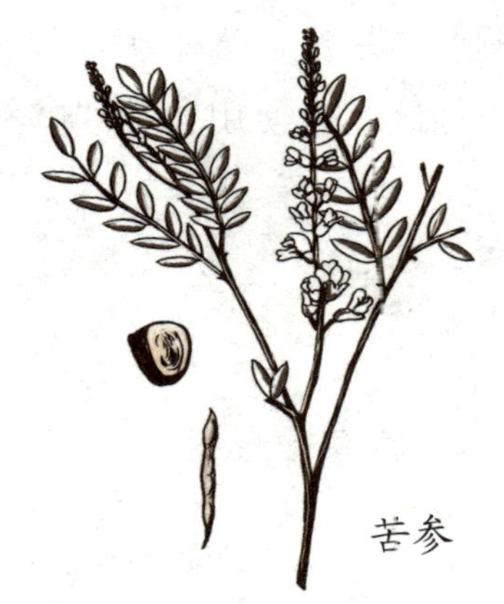
苦参

【功效】抗炎，止痒。适用于神经性皮炎。

【附注】花椒有较强的麻醉作用；苦参是中医治疗皮肤病的常用药物，有抗过敏、消炎、止痒的功效，还有一定的镇静作用，可治疗因大脑神经过度兴奋而引起的皮炎。

“鸭梨臀”压力大，试试大黄瘦身糊

虽说拥有丰满的臀部是很多女性追求的目标，可要是臀部过分肥大，比例失调，也是一件尴尬事。臀部肥大其实在本质上属于肥胖病，中医治疗肥胖有很多方法，如喝中药、针灸、中药外敷等。对每天忙于上班的职场女士来说，用中药大黄瘦身糊外敷治疗“鸭梨臀”是个不错的选择，不用去医院，且没有毒副反应，自己在家就可治疗。

大黄性寒，味苦，具有泻实热、破积滞、行瘀血的功效。在临床实践中，还有降低血清胆固醇作用。使用了大黄的患者，其肥胖症状也能得到改善。药理研究显示，大黄对人体的瘦素水平能起到调节作用。瘦素是人体肥胖基因编码产生的蛋白质产物，肥胖患

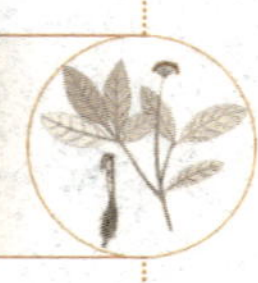

者体内的瘦素水平明显高于正常人，而大黄却有降低瘦素水平的作用，这就是使用大黄能够减肥的关键。

外用药偏方

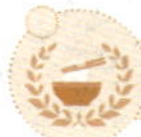

大黄瘦身糊

【原料】大黄粉10克，米酒、纱布各适量，热水袋1个。

【用法】将大黄粉加入适量米酒调成糊状。热敷臀部后涂抹药糊，用纱布覆盖。再以热水袋外敷于纱布上进行加热，每次10～20分钟，每日1～2次，1个月为1个疗程。

【功效】修身塑体，美化臀部。适用于臀部过于肥大者。

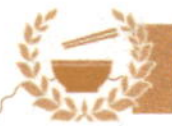

温馨提醒

市面上出售的许多减肥中药，其成分中往往少不了大黄，这些药物一般是口服用药，但口服大黄的话，用量稍大即可导致腹泻。而这个方子将大黄进行外敷，就可以最大限度地减少这种不良反应，达到减肥而不腹泻的效果。

去除啤酒肚，每天一杯豆奶瘦肚子

在职场中，有很多男士有啤酒肚。啤酒肚除了影响外表之外，还可能会对身体产生各种严重的危害。有资料显示：冠心病、心肌梗死、脑梗死等15种以上的重大疾病与啤酒肚有密切关系。啤酒肚的男性得高血压的概率是正常男性的8倍，得冠心病的概率是常人的5倍，得糖尿病的概率是常人的7倍，脑出血和脑梗死等疾病在啤酒肚男性中也很常见。所以，重视并设法消除啤酒肚，不仅有利于形体健美的需要，更重要的是健体强身，延年益寿。

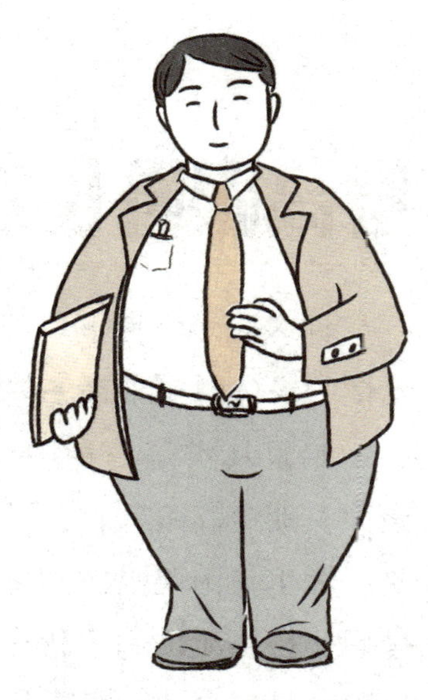

啤酒肚形成的原因到目前为止还没有定论，大致有几种说法：可能是营养过剩导致，可能是营养不均衡造成，可能与男性的遗传基因有关，还可能是因为睡眠不足引起的。“啤酒肚”突出来的部分，里面装的不是啤酒，而是脂肪。所以要解决“啤酒肚”，只要解决脂肪就可以了，而食疗偏方每天喝一杯豆奶就可解决啤酒肚。

养生食疗偏方

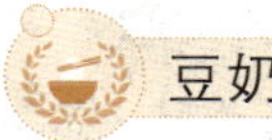

豆奶

【原料】豆奶500毫升。

【用法】每日饮用1次。

【功效】减去肚子的脂肪。适用于腹部肥胖者。

【附注】与牛奶相比，豆奶里不含胆固醇，饱和脂肪酸也较低，喝了不容易增肥。另外，豆奶里含有“大豆异黄酮”的成分，该成分能够影响体内的脂质代谢，具有降低血脂水平、促进脂肪细胞分解等作用。

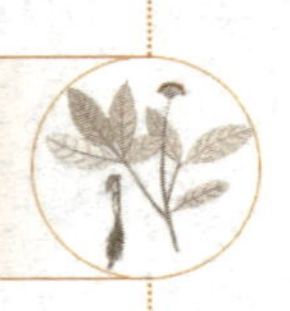

穿高跟鞋长鸡眼，乌梅醋泥来救驾

许多职场女性上班都爱穿高跟鞋，这样看上去很美，却也会给女性的身体健康带来一些隐患，如长鸡眼、足跟痛、脚趾变形等。

鸡眼其实是一种增生的角质层，与局部皮肤长期摩擦有关，比如长期穿高跟鞋，会过度挤压摩擦脚趾的皮肤，最终造成皮肤角质层增生长出鸡眼。增生的鸡眼会压迫刺激局部的神经，引起剧烈疼痛，甚至无法站立和行走。由于鸡眼的成分是角质，所以治疗的思路就是想办法把角质给溶解、软化，而酸性物质就可以把鸡眼角质溶解、软化。一般来说，长鸡眼是个小毛病，不需要到医院做手术，用小偏方乌梅醋泥就可治愈。

外用药偏方

乌梅醋泥

【原料】乌梅（去核）5克，醋、食盐各适量。

【用法】将乌梅加少许醋捣烂，再加少许食盐混合均匀，配制成乌梅醋泥。使用时先用热水浸洗鸡眼部位10分钟，将鸡眼外层的硬皮刮去，将乌梅醋泥贴于其上，用无菌纱布包扎固定。每日换药1次，一般1～2周可愈。

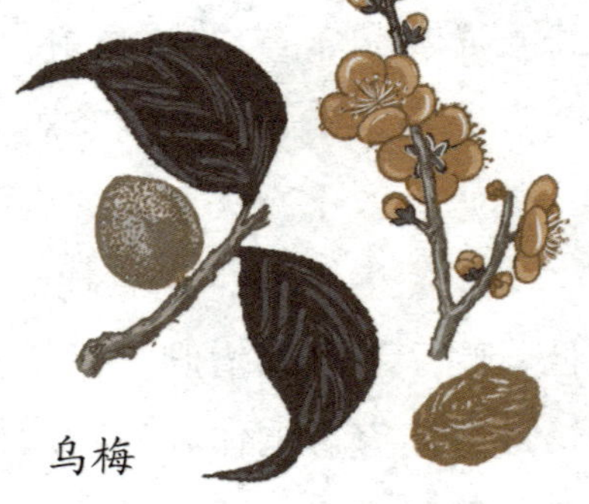

乌梅

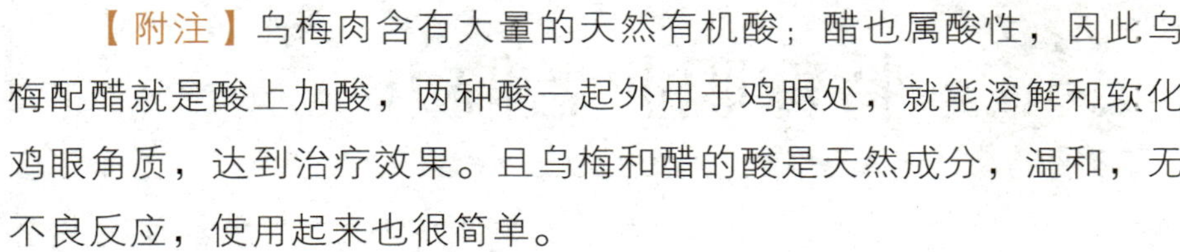

【功效】溶解、软化角质。适用于鸡眼患者。

【附注】乌梅肉含有大量的天然有机酸；醋也属酸性，因此乌梅配醋就是酸上加酸，两种酸一起外用于鸡眼处，就能溶解和软化鸡眼角质，达到治疗效果。且乌梅和醋的酸是天然成分，温和，无不良反应，使用起来也很简单。

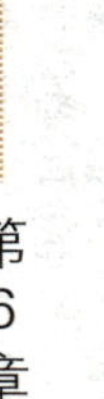

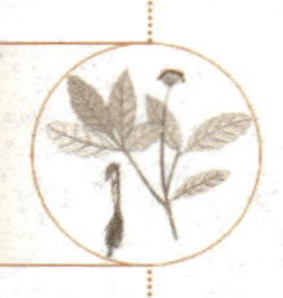

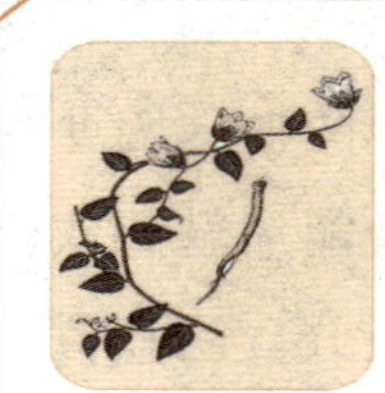

特殊职业老偏方

防止铅中毒，食疗养生来帮忙

日常生活中，接触铅及其化合物的工作很多，主要有铅矿的开采、冶炼，接触颜料工业的稳定剂等工种。在无线电、医药、制陶、玻璃、橡胶等工业中也有许多铅作业岗位。在接触铅作业中，因误服铅化合物而引起的急性铅中毒极为少见，目前多系慢性铅中毒。此外，随着城市化进程的加快，环境中的铅污染日趋严重，铅及其化合物主要以烟、气、尘的形式经呼吸道进入人体，人们很容易血铅超标或铅中毒，导致记忆力下降、判断力迟钝、贫血、消化功能紊乱等，严重的还可诱发癌症。所以，需要引起足够的重视。虽然目前还没有理想的驱铅药物，但可通过食疗偏方来驱铅，改善症状，防止铅中毒。

养生食疗偏方

芹菜绿豆汤

【原料】芹菜80克，绿豆30克，鸡蛋1枚，食盐、鸡精、香油各适量。

【用法】芹菜洗净，切小段；绿豆洗净，用清水浸泡4小时；

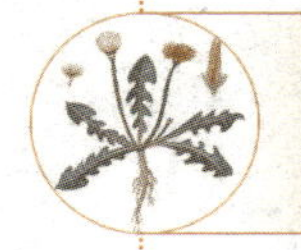

将芹菜、绿豆分别放入搅拌机中打成泥；鸡蛋磕入碗中，打散；锅置火上，倒入适量清水烧沸，放入芹菜泥、绿豆泥煮开后再煮10分钟，淋入鸡蛋液搅成蛋花，加食盐、鸡精调味，淋入香油即可。

【功效】阻碍铅等金属离子的吸收。防止铅中毒。

【附注】芹菜、绿豆均富含膳食纤维，膳食纤维可阻碍铅等金属离子的吸收，特别是果胶可使肠道中的铅沉淀，然后随粪便排出体外。

胡萝卜牛肉羹

【原料】胡萝卜150克，牛肉100克，食用油、葱末、香菜末、酱油、食盐、鸡精、水淀粉各适量。

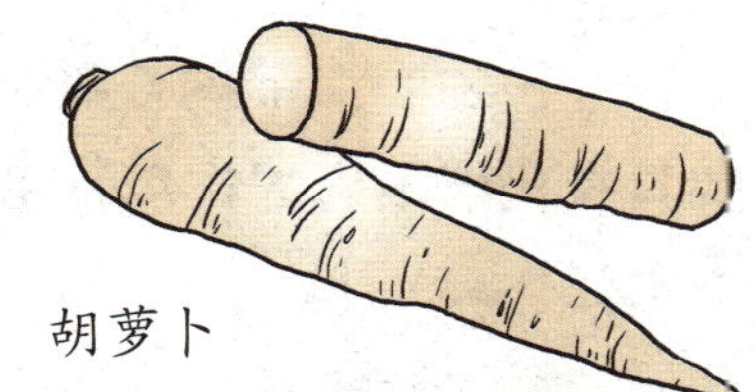
胡萝卜

【用法】胡萝卜洗净，切末；牛肉去筋膜，洗净，剁成肉末；锅内倒食用油烧热，炒香葱末，放入牛肉末煸炒至变色，淋入酱油，再加适量水，大火烧沸后转小火煮至牛肉末八成熟，下入胡萝卜末煮至牛肉末熟透，加食盐、鸡精调味，用水淀粉勾芡，再撒入香菜末即可。

【功效】促进铅从尿中排出。防止铅中毒。

【附注】牛瘦肉富含的蛋白质可与铅结合成可溶性络化物，促进铅从尿中排出；胡萝卜含有大量的果胶，可减轻铅在体内的毒素，减少铅的吸收。

土茯苓甘草绿豆汤

【原料】土茯苓30克，甘草15克，绿豆120克。

【用法】用土茯苓、甘草煎汁，再用所煎药汁煮绿豆，上下午分食各半，连服15日为1个疗程。

【功效】排铅毒。适用于接触铅作业者排铅毒。

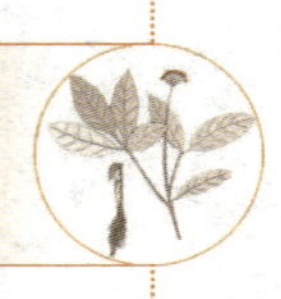

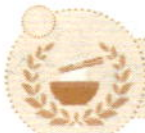

海带蒜泥粥

【原料】水发海带100克，蒜20克，大米80克，食盐、香油各适量。

【用法】水发海带洗净，切碎；蒜去皮剁成泥；大米洗净；锅内加适量清水置火上烧沸，放入大米、海带转小火煮至米粒熟烂，加蒜末略煮，加食盐调味，淋上香油即可。

【功效】化解铅毒。防止铅中毒。

【附注】海带具有解毒排铅的功效，可促进体内铅的排泄；大蒜具有化解铅毒的作用，能减轻铅对人体的危害，将体内蓄积的铅排出体外。

温馨提醒

除以上食疗偏方外，每天喝一杯牛奶有助于排铅，牛奶的排铅作用很强，它可与铅形成不溶性的铅化合物排出体外而降低铅在体内的吸收；每天吃一个猕猴桃也有助于排铅，猕猴桃内含有极丰富的维生素C和果胶成分，维生素C可与铅及其化合物形成抗坏血酸铅盐而随粪便排出体外，果胶也能与铅结合，使之更容易排出体外。

职业性耳鸣耳聋，吴茱萸加醋聪耳

在噪声大的工厂上班（如从事锻造等）的工人，时间长了不少工人会出现耳鸣的症状。如果不及时治疗，耳鸣的症状越来越严重，到了晚上或者安静的环境里，耳鸣就更明显了，常常难以入

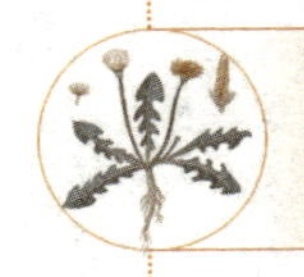

睡，甚至会导致失眠。除了耳鸣，有的人听力也在下降。由噪声引起的职业性耳鸣、耳聋虽然看起来是小病，但治疗起来却往往很不容易。相对而言，耳鸣、耳聋如果发现得早，治疗效果往往就比较理想。但对于那些发病时间很久的患者，治疗起来就显得格外棘手了，常规的治疗方法往往没有效果，常常需要另辟蹊径，下面介绍一个治疗病程久的职业性耳聋患者的小偏方，供大家参考。

外用药偏方

吴茱萸加醋聪耳

【原料】小块磁铁2块，吴茱萸10克，醋、胶布各适量。

【用法】白天至晚上睡觉前，双手外关穴处各贴1小块磁铁，用胶布固定，晚上睡觉前，将磁铁片揭去，1个月为1个疗程；将吴茱萸研粉，每晚取吴茱萸末加适量食醋，调成湿泥丸状，洗净双脚，用胶布贴敷于双脚涌泉穴上，然后穿上较紧的袜子加强固定，第二天晨起取下，1个月为1个疗程。

【功效】温肾益气。用于治疗噪声性耳聋、顽固性耳鸣。

【附注】用此偏方的同时，还可以配合服用肾气丸来加强补肾的效果，肾气丸是中成药，在药店就能买得到，按药品说明书服用就可以。

电光性眼炎，冰牛奶滴眼是妙方

电光性眼炎的主要表现是：在眼睛接触紫外线照射的2～12小时后，由于角膜上皮受损，患者感觉眼痛，怕光，眼睛难以睁开，

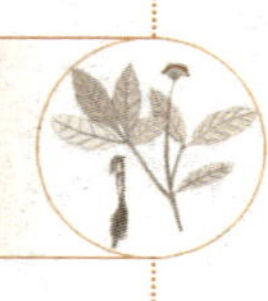

眼痛，犹如许多沙粒进入眼睛一样，视物很模糊。电焊工大部分都得过电光性眼炎，因为电焊产生的光线过于强烈，极易损伤眼睛的浅层组织，也就是位于眼表面的角膜，造成角膜上皮的蛋白质变性，受损脱落，使角膜丰富而敏感的神经末梢受到刺激，就出现疼痛、流泪等症状了。电焊工得电光性眼炎程度有轻有重，但一般来说只要早期处理得当，都不会有大问题。因为角膜上皮的再生能力非常强，在1～2日可快速再生修复，不留任何痕迹。

电焊工得电光性眼炎较为常见，此外，电焊和气焊的弧光、紫外线灯、烈日的海滨和高原、雪山的日光反射等都可产生大量紫外线而引起电光性眼炎。电光性眼炎不是特别大的病，在家用冰牛奶滴眼就能轻松应对。

外用药偏方

冰牛奶滴眼

【原料】冰冻过的牛奶适量，冰镇过的冷水500毫升，干净塑料袋1个。

【用法】取少量冰冻过的牛奶滴入眼里，间隔半分钟或1分钟滴1次，连滴5～10次；取1个干净塑料袋，装入冰镇过的冷水，扎好袋口，冷敷双眼，同时闭目休息，1～2日即可痊愈。

【功效】消炎止痛，促进角膜上皮修复。适用于电焊工作、雪地工作、紫外线过度照射引发的电光性眼炎。

【附注】用冰镇过的冷水袋敷眼是一种冷敷疗法，对于眼球损伤后的炎症能够起到持续控制的效果。

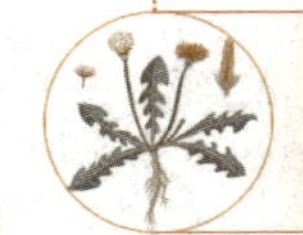

温馨提醒

一方面，用冰牛奶滴眼可以对创面进行冷敷，收缩局部的血管，起到减少眼部血管充血、渗出的作用，从而达到消炎止痛的效果；另一方面，鲜牛奶里含有一种叫作“表皮生长因子”的物质，能够促进角膜上皮的修复。

环境差老咳嗽，醋泡苦杏仁巧止咳

路桥收费员在一般人的眼中，是一份轻松、待遇好的工作，但因为每天大量接触车辆排出的尾气，不少收费员的呼吸系统都会出现问题，如经常咳嗽、咳痰，有时还气喘、胸闷，有的人还患了慢性支气管炎。像这种呼吸系统的病长期吃药不仅会伤身体，遇到天气变化还会复发，可以试一试下面治疗慢性咳嗽的食疗偏方。

养生食疗偏方

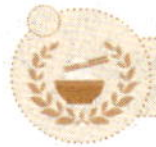

醋泡苦杏仁

【原料】苦杏仁150颗，老陈醋、冰糖各适量。

【用法】将苦杏仁装入玻璃瓶子，倒入适量老陈醋将杏仁完全浸泡，再加入冰糖，密封浸泡3～4个月，就可服用，每日服3颗，连服1个月为1个疗程；平时可常服甜杏仁，每日食20～30颗。

【功效】止咳平喘，润肠通便。适用于长期咳嗽、慢性支气管炎。

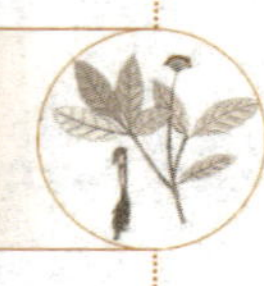

【附注】苦杏仁有毒，适合在病情严重时使用，但每天的服用量不宜超过9克（3颗），也不宜长时间服用。本方连服1个月，病情得到控制后，就要停一停，可改吃安全的甜杏仁，甜杏仁适合当保健食品。

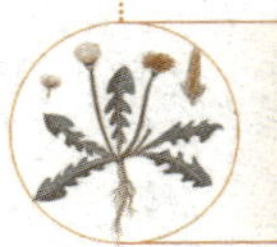

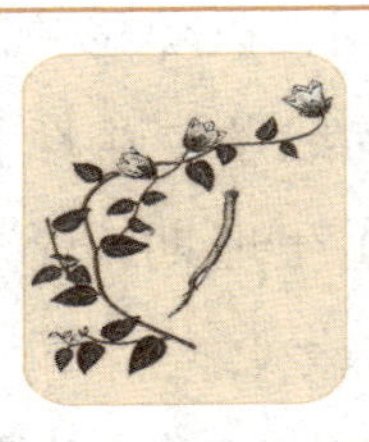

职场不适老偏方

办公室防辐射，多吃橙子，多喝绿茶

人体所处环境的电磁辐射强度超过一定限度时，会对人体健康产生不良影响。它可以阻止人体中一种酶的合成，破坏脑细胞间传递信息的媒介物质，轻者会导致人体神经功能失调，产生头昏脑涨、失眠多梦、疲劳无力、记忆力减退、心悸等神经衰弱的症状。重者会增加患癌的概率，并可能引起孕妇腹中的胚胎发育不良，流产率、畸胎发生率升高。很多职场人士都不能完全摆脱电脑、复印机、打印机、微波炉等电子设备造成的电磁辐射，那么通过合理的饮食来降低辐射带来的损害，对职场人士来说是最好的解决办法。抵御电磁辐射最简单的办法就是每天喝2～3杯绿茶，再加上吃1个橙子。

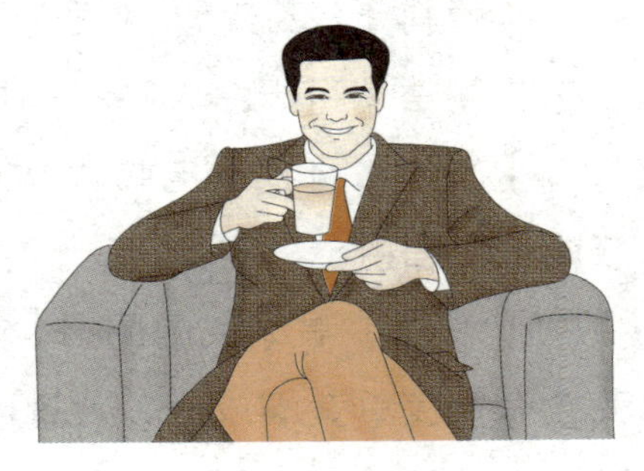

辐射之所以会导致人体损伤，是因为它会产生各种自由基。自由基在体内可引起DNA损伤，造成单、双链断裂以及碱基损伤、DNA分子交联等。绿茶中含强效的抗氧化剂儿茶酚以及维生素C，不但可以清除体内的自由基，还能使肾上腺皮质分泌出对抗紧张压力的荷尔蒙。不过绿茶中含少量的咖啡因，可以刺激中枢神经，

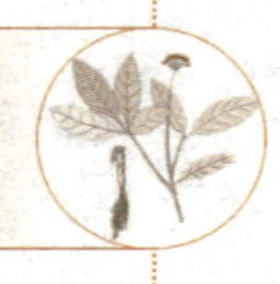

振奋精神。因此，最好在白天饮用，不要在晚上饮用，以免影响睡眠。女性由于生理结构的特殊性，也不能每天都喝绿茶，中医提醒，有5个时期要特别注意，以免身体越喝越差：①生理期；②怀孕期；③临产期；④哺乳期；⑤更年期。

橙子富含维生素C，每100克橙子含有33毫克维生素C。而药理学研究显示，维生素C有清除自由基的功效，能够调节人体电磁场紊乱状态，增加机体抵抗电磁辐射污染的能力。且吃橙子会比吃橘子要好些，因为橘子中维生素C的含量大概只有橙子的50%左右。

养生食疗偏方

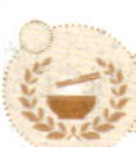

喝绿茶吃橙子防辐射

【原料】绿茶适量，橙子1个。

【用法】每天白天喝2～3杯绿茶，吃1个橙子。

【功效】可预防电脑、复印机、打印机、微波炉等电子设备造成的电磁辐射。

【附注】喝绿茶的同时，每天加入10克黄芪，效果更佳。黄芪含有黄芪总黄酮成分，大量研究表明，它对于辐射造成的自由基有强大的清除作用，能够防护辐射引起的细胞DNA链断裂，保护被辐射损伤的脾、淋巴细胞等人体组织，甚至对于辐射引发的贫血，黄芪也有治疗的功效。

防止吸入二手烟，喝杯好茶就没事

研究发现，二手烟中包含4000多种有害物质，其中包括40多种与癌症有关的有毒物质，而且在二手烟中，许多化合物的释放还高于吸烟者吸入的烟气，如焦油和烟碱，二手烟要高2倍，亚硝酸胺（强烈致癌物）更是高将近50倍。世界各国研究报告均指出，吸二手烟会使哮喘、肺气肿、脑卒中（中风）、心肌梗死等重大疾病的发生率上升，甚至有学者认为，不吸烟者如果每天和吸烟者在一起生活或工作，每天闻到烟味15分钟，时间达到一年以上，受到的危害就等同吸烟了。

许多单位的办公场所、公司的开会场所都有很多职场人士被迫吸入大量的二手烟。因碍于同事情面，不吸烟者不好意思制止吸烟者，对吸烟者大都采取容忍的态度，忍气“吞烟”。不吸烟的职场人士也可以通过解烟毒的偏方去缓解和防范吸入二手烟。

养生食疗偏方

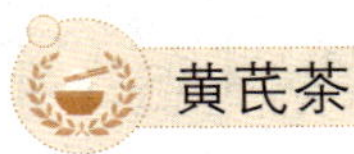

黄芪茶

【原料】黄芪10克，枸杞子、甘草各5克，绿茶包1个。

【用法】以上茶材放入杯中，冲入沸水，加盖后浸泡10分钟后饮用，反复浸泡至无味道为止，每天坚持饮用，可解烟毒。

【功效】预防烟毒侵袭（吸烟、二手烟、厨房油烟等引起）。

【附注】这个方子除了可以解烟毒，还可以解厨房油烟毒。烹调油烟是我国饮食业人员、家庭妇女高频接触的一种室内空气污染物。烹调油烟其实和香烟烟气一样，内含有BAP、挥发性亚硝酸胺、杂环胺类化合物，这些都是致突变、致癌的物质，会造成体内细胞的氧化损伤，如果长期吸入烹调油烟，也会增加患癌症的概率。所以，家庭妇女、厨师都要注意保重身体，不妨每天泡一杯黄芪茶，轻轻松松解烟毒。

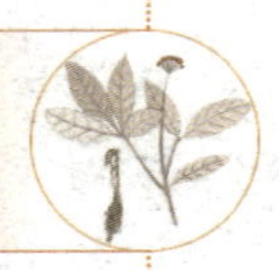

温馨提醒

香烟之所以对人体危害这么大，主要是因为香烟的烟雾中含有大量的自由基。这些自由基可以直接或间接攻击黏膜、损伤细胞，并氧化和破坏人体的超氧化物歧化酶（SOD）的分子结构。SOD是一类存在于细胞内的金属酶，能催化自由基发生歧化反应，是机体内自由基的清除剂，具有很强的抗氧化作用。它的活性一旦被氧化和破坏，身体对于烟毒的天然抵抗力就会受到严重削弱。而药理研究显示：黄芪、枸杞子、甘草，以及绿茶里含有的茶多酚，均有提高SOD的活性、加快氧化自由基清除的作用。

电脑引起干眼症，请用枸杞菊花茶

现在一些办公室职员尤其是编辑，日常的工作就是对着电脑写稿、校对，一天到晚对着电脑，工作时精神集中，眼睛长时间不离开屏幕，时间一久，就患上了“电脑干眼症”，医学专业上则称之为“视频终端综合征”。

这个病主要跟使用电脑时很少眨眼有关。平时，我们每个人都会自觉不自觉地眨眼睛，可别小看眨眼这个小动作，它其实是一种眼球保护性动作，可以让泪腺分泌的泪水均匀地分布在眼球表面，保持眼睛的湿润，还可以让眼部肌肉得到暂时的休息。像编辑一类的办公室职员，工作时一直盯着电脑，由于聚精会神，眼睛就会长期保持着睁大的状态，而很少有眨眼动作。眼睛长时间睁着不眨，就会令眼球表面的水分不断蒸发，眼球表面补充水分的机会也少，这样眼睛就会干涩疲劳。下面给大家介绍一个天然安全的偏方，有利于长期使用。

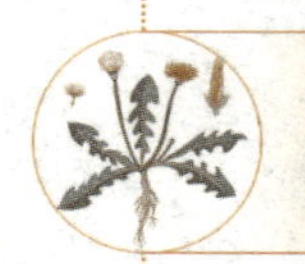

养生食疗偏方

枸杞菊花茶

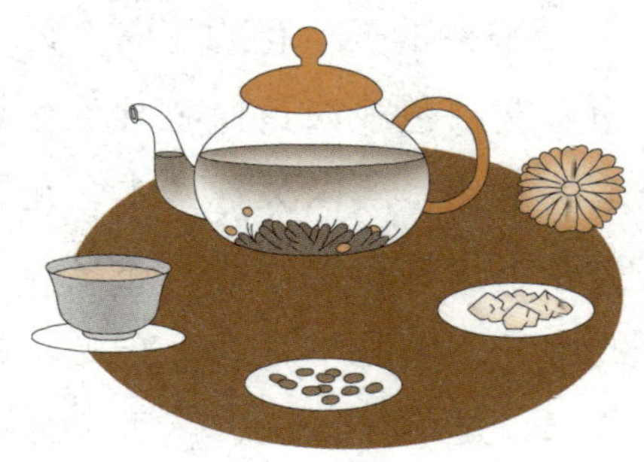

枸杞菊花茶

【原料】枸杞子10克，菊花8朵。

【用法】将枸杞子与菊花放入已经预热的杯中，用开水冲泡5分钟，先熏眼，再饮用，每日3次。在看电脑一段时间后使用效果最佳。

【功效】清肝明目。适用于电脑干眼症。

【附注】注意熏蒸眼睛时水蒸气不能太烫，以免造成不必要的烫伤。水蒸气能给干涩的眼球直接补充水分，润湿眼球表面。热水汽熏蒸还能够加强眼周的血液循环，放松紧张的眼部肌肉，缓解疲劳。枸杞子、菊花都是明目之品，通过熏蒸，枸杞子、菊花的成分就能够直接作用于眼球处。

香水过敏喷嚏多，泡杯花茶熏鼻子

职场中不少女性上班时都喜欢在身上喷洒些香水，而且不同的女性身上喷的香水味各不相同，这样在办公室里就会弥漫一股强烈的香味，可一些对香水过敏的人闻到香水味就会打喷嚏、鼻塞和流鼻涕，时间长了就会引起过敏性鼻炎。西医治疗过敏性鼻炎一般是吃抗过敏的药，但抗过敏的药只能治标，不能治本，一旦停服，鼻

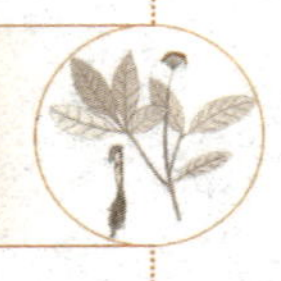

炎就会复发，而且长期服西药不良反应也大，最好的办法就是避免接触香水，但对职场人士来说这却往往很难做到。用辛夷花茶熏蒸鼻子再饮用是对抗香水过敏的有效偏方。

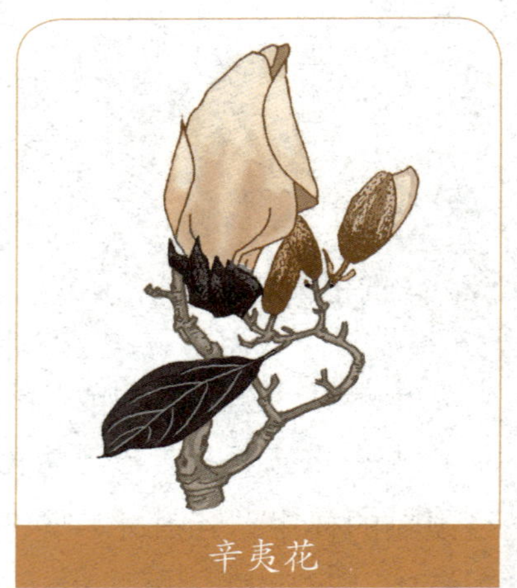
辛夷花

辛夷是玉兰花的花蕾，外表面密布着灰白色或淡黄白色茸毛，极像毛笔的笔头，所以又称“木笔花”。辛夷花不仅长得很好看，还是一味著名的中药，中医学认为，它可入肺经，上通于鼻，能驱头面风邪并通鼻窍，是治疗鼻塞、鼻涕、喷嚏等鼻渊症状的常用药。

现代药理研究证实，辛夷能治疗鼻病主要是因为：一是辛夷有抗过敏作用。鼻子过敏反应的出现，与一种叫作“嗜酸性粒细胞”的细胞有着密切关系。辛夷中含有挥发油成分，辛夷挥发油恰好能对这种细胞产生抑制作用，从而降低了过敏反应的发生率。二是辛夷有抗炎作用，能够直接作用于鼻黏膜，使黏膜血管收缩，减少液体渗出。采用泡茶熏鼻法，目的是使辛夷的有效成分直接作用于鼻腔局部，从而起到有效的治疗效果。

养生食疗偏方

辛夷花茶

【原料】辛夷3～5朵。

【用法】用开水冲泡辛夷5～10分钟，先用热气熏蒸鼻子数分钟，然后饮用，每日2～3次，7日为1个疗程。

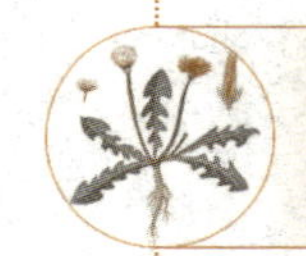

【功效】抗过敏。用于治疗过敏性鼻炎。

温馨提醒

用辛夷花茶先熏蒸鼻子后饮用再配合搓鼻摩鼻法及冰水洗鼻法效果更佳。

(1)搓鼻摩鼻法，即用双手的中指或示指，沿着鼻梁两侧上下反复搓，要遍及眼角内侧到迎香穴（鼻翼根部）的范围，搓的时候要求有一定的力度，以有酸麻感为佳，每次搓至发热即可，每天进行3次。通过过度刺激，可渐渐提高鼻子的耐受度。

(2)每天晚上回家后洗脸时，从冰箱里倒点冰水，用小手指蘸着冰水伸进鼻腔里，对鼻腔里的黏膜进行擦拭清洗。这样吸入鼻腔，附着于鼻腔黏膜处的过敏原被清洗干净，鼻炎就不容易发作了。

常戴耳机有危害，银杏茶让您快乐无忧

现在有许多年轻的白领，上下班的途中，总喜欢戴着一付耳机听音乐。这样做危害其实不少。它会分散人的注意力，导致意外事故的发生；长期用耳机听音乐还会损害听力，导致耳聋、耳鸣，甚至引起头痛、头晕、失眠等疾病。年轻的职场人士如果因经常戴耳机引起头痛、耳鸣，可以试用下面的小偏方。但这个病治好后要注意使用耳机要得法。每天听耳机最好不要超过1小时，且音量不可过大。此外，听耳机的同时，可以嚼一嚼口香糖，或者吃点零食可达到保护听力的效果。

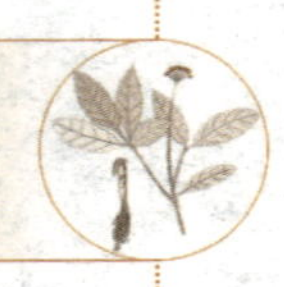

养生食疗偏方

银杏叶茶

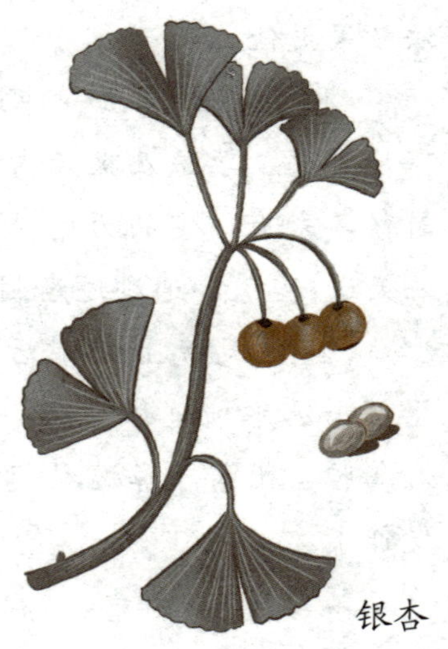
银杏

【原料】干银杏叶3克。

【用法】将银杏叶泡茶饮用，每日1次。

【功效】活血化瘀。适用于长期佩戴耳机造成的耳聋、耳鸣、头痛、头晕等症。

【附注】长期喝银杏茶对防止和减少电磁辐射也有奇效。银杏叶提取物中的多元酚类对防止和减少辐射有奇效，对于在辐射环境中工作的职场人士，坚持服用银杏叶茶，能升高白细胞，保护造血功能。

第 7 章

小病一扫光，中老年病患吃对不吃药

相对于年轻人来说，中年人的身体已达到顶峰，并开始走下坡路，往往会出现一些现代医学无法应对的症状，而到了老年，这些症状会更加明显。中医讲究辨证论治，对症施治，各食疗偏方对应什么样的症状，都是基于中医理论，并经过多年实践经验的总结，能够产生奇效，吃对了无须吃药。

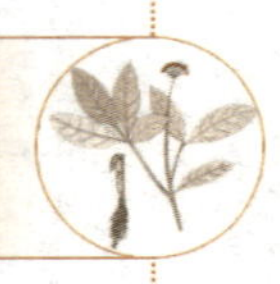

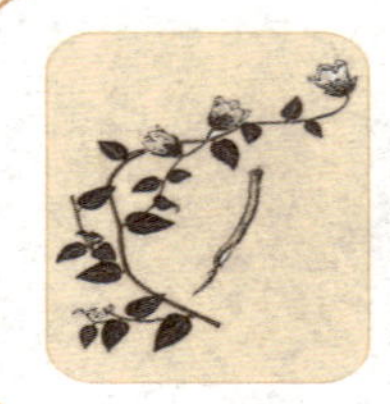

健脑益寿老偏方

偏头痛，白萝卜汁滴鼻“头痛医头”

偏头痛为临床常见病症，可能与血管扩张，还有血管运动有关的中枢神经部分功能失调有关。这个病在发作初期会使颅内血管和眼底血管收缩，此时会出现视力障碍及眼前不适感等。大概几分钟后，颈外动脉系统血管扩张，这时就会出现明显的头痛、跳痛感，还可伴有恶心症状。可持续数小时至数日。

中医治疗偏头痛办法很多，只是效果因人而异。偏头痛的患者不妨试试白萝卜汁滴鼻的小偏方。使用这个偏方的同时还要注意避免精神紧张，不要发怒或情绪波动。

外用药偏方

白萝卜汁

【原料】白萝卜1小块。

【用法】将白萝卜切碎、压汁，患者取仰卧位，头向后仰，每次滴鼻孔3～5滴（两个鼻孔都滴），头痛发作时，一般滴入10分钟后可缓解，如无缓解可再滴一次。为预防发作，可连用2周为1个疗程，一般使用1～2个疗程即可见效。

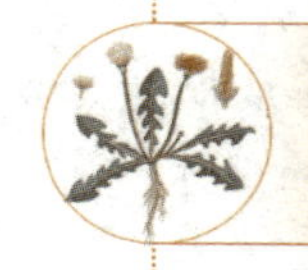

【功效】消炎止痛，改善促进脑部血液循环。适用于偏头痛。

【附注】头痛主要原因是气滞血瘀，不通则痛，而白萝卜为顺气之品，在鼻部局部用药，利用白萝卜的顺气之性，就能起到理气、解瘀、止痛之效。现代研究则发现，白萝卜汁中含天然芥子油，可改善促进脑部血液循环，缓解偏头痛，白萝卜还有消炎、止痛的效果。

担心低血压，含片西洋参不用怕

虽然老年人以高血压为主，但低血压者也不少见。老年人由于年老体虚，活动量小，代谢低下，或患多种老年疾病，这样就有可能出现老年性低血压。低血压主要是由于高级神经中枢调节血压功能紊乱所引起，以体循环动脉血压偏低为主要症状的一种疾病。通常表现为头晕、气短、心慌、乏力、健忘、失眠、神疲易倦、注意力不集中等，女性可有月经量少，持续时间短的表现，其危险性不容忽视。中医学认为，本病与身体虚弱、气血不足有关。患低血压的老年人，一般较消瘦，体质较弱，治疗上要益气升阳。食疗小偏方口含西洋参片就能轻松对付中老年人的低血压。

养生食疗偏方

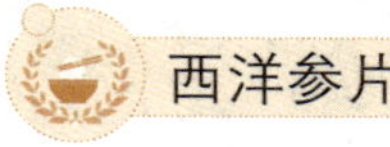

西洋参片

【原料】西洋参适量。

【用法】西洋参切片，取约拇指头大小的1片西洋参，每次含10分钟左右，每日3次，2周为1个疗程，或购买市面上出售的西洋

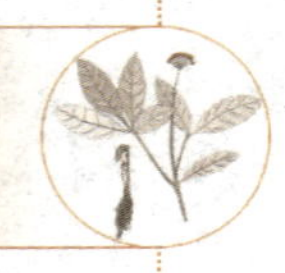

参含片，按说明书服用。

【功效】益气养阴，清热生津。适用于中老年低血压患者。

【附注】西洋参升压是通过强心、扩冠、抗心肌缺血，刺激垂体——肾上腺皮质系统，提高机体耐缺氧和抗应激能力，改善微循环等一系列综合性的调节使血压升高。因此，其升压作用缓和且较为持久，血压稳步上升，长期稳定于某一水平，不会出现较大反复，且安全方便。

老忘事可预防，食疗偏方来帮忙

人们常说“贵人多忘事”，在医学中称为“健忘”。健忘症是指日常生活中记忆力差、遇事易忘等情况，以老年人为多见。健忘是大脑皮质功能软化、神经衰弱、脑动脉硬化、脑萎缩等原因造成的，发作时，会出现记忆力衰退或记忆中断等症状。中医学认为，健忘多由于气血两虚、心脾气虚、心肾不交等引发的，病位在脑，与心、肾、肝、脾等脏腑功能有关。老年人患上了健忘症，只要注意健脑，采用合理的方剂，是可以增强记忆力、预防或改善阿尔茨海默病的症状。

养生食疗偏方

枸杞山药炖猪脑

【原料】枸杞子10克，山药30克，猪脑1副，调料适量。

【用法】将枸杞子、山药洗净；猪脑洗净，挑去软膜和血丝一齐放入炖盅内，加适量开水，炖盅加盖，隔水炖3小时，调味即可。佐餐食用，每周吃2次。

【功效】安神益智。适用于健忘和神经衰弱者，还可预防和改善阿尔茨海默病的症状。

【附注】动物脑富含卵磷脂，有健脑作用，对脑神经有再生保护作用，可增强人的记忆力。但动物脑含胆固醇较高，可能会阻塞血管，造成动脉粥样硬化，因此，吃动物脑要适量。

桂圆莲子粥

【原料】龙眼肉、莲子各15～30克，大枣5～10枚，糯米30～40克，白糖适量。

【用法】将莲子去心，大枣去核，再与龙眼肉、糯米同煮粥，食时加白糖。

【功效】益心宁神，健脾养血。适用于心阴亏损、气血虚弱而引起的心悸、怔忡、健忘等症。

温馨提醒

治疗健忘症在食疗的同时，再配合舌头功来治疗效果更佳。具体做法是：①舌尖抵住牙床，在口中顺时针或逆时针地转动，反复搅10次，再上下牙轻叩40次，用口中唾液鼓腮漱口10次，再将唾液缓缓咽下。每天1～3次。②稍微张开嘴，尽量伸出舌头然后缩回，反复做10～20次，再像“蛇吐信”那样，把舌体伸出后向左右来回摆动10～20次。上述动作做完后，将口中产生的唾液咽下。每天1～3次。

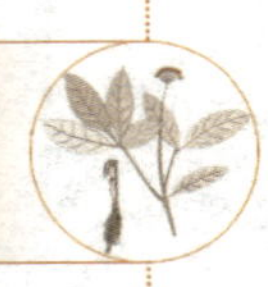

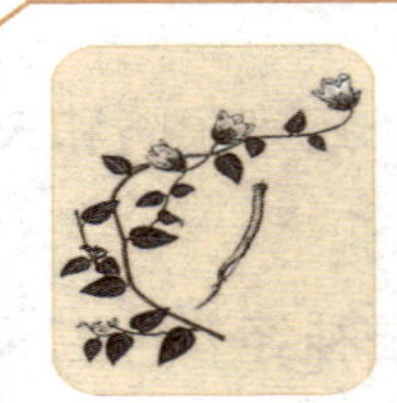

清咽止咳老偏方

慢性咽炎，吃海带治“难言之炎”

慢性咽炎是一种常见的病症，表现为咽部发痒、灼热、干燥或有异物感，疼痛轻微但分泌物多而黏稠，咽部黏膜充血、肥厚、干燥、萎缩等。慢性咽炎病因非常复杂，一方面是外界各种理化因素、生物因素反复损害咽喉黏膜造成的，另一方面是与机体的内部免疫功能紊乱、免疫反应过度敏感有关。

中老年人患慢性咽炎长期不愈，可能成为机体的一个慢性病灶，如细菌随血液扩散或引起免疫状态失常，可能造成心肌炎、肾炎等严重后果，故应重视，并积极治疗。同时平时要注意戒除烟酒，避免疲劳和伤风感冒，养成良好的生活起居习惯。

养生食疗偏方

昆布拌白糖

【原料】昆布250克，白糖100克。

【用法】将昆布用水浸泡直到全部发开，然后用刀切成细丝，放到沸水里烫熟，沥干水分，加入白糖搅匀腌制，2～3天后可食用。每天吃1小碟（20～30克），2周为1个疗程。

【功效】软坚散结，消痰利水。适用于慢性咽炎、咽喉堵痰等症。

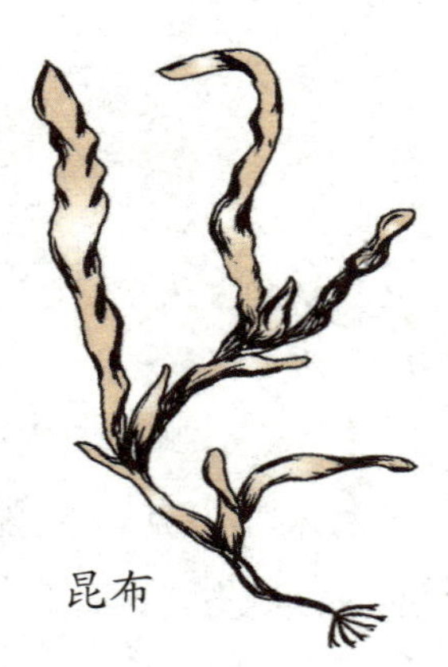
昆布

【附注】昆布性寒，味咸，是一种美味的食物，同时它也是一种中药，具有软坚散结、消痰利水的功效。现代药理学研究表明，昆布对慢性咽炎的外因、内因均有一定程度的干预作用。昆布具有抗菌、抗病毒的功效，对多种细菌及病毒均有抑制甚至杀灭作用。此外，昆布还有影响人体免疫器官、调节人体免疫功能的功效。

哮喘，巧喝粥让您“心平气和”

支气管哮喘是一种发作性的肺部变态反应性疾病，其临床特征为反复发作、阵发性的、带哮鸣音的呼吸困难。多好发于秋冬季节，春季次之，夏季则变轻或缓解。间歇期基本如常人，或稍有乏力、食欲不振等症。长期反复发作者，晚期可并发肺气肿和肺源性心脏病。

本病中医称为哮证，有虚、实之分。实喘起病较急，病程较短，呼吸深长，痰鸣有声，以呼出为快。虚喘起病较缓慢，病程较长，呼吸短促难续，声音低微，以深吸为快，或动则气喘，其症时轻时重。

老年人气喘多为虚喘，从中医理论看来，虚喘与肺、肾两脏密切相关。患者长期气喘必耗伤肺气，肺气必虚；而老年人本身肾气亏虚，肾主纳气，肾虚则不能纳气，气机上逆，就会气喘发作。虚喘患者可用食补偏方蛤蚧粥或蛤蚧粉来治疗。

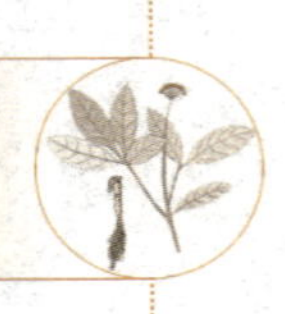

养生食疗偏方

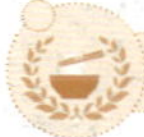

蛤蚧粥

【原料】蛤蚧（中药店有售）1只，大米100克，生姜数片，大枣数枚，调味料适量。

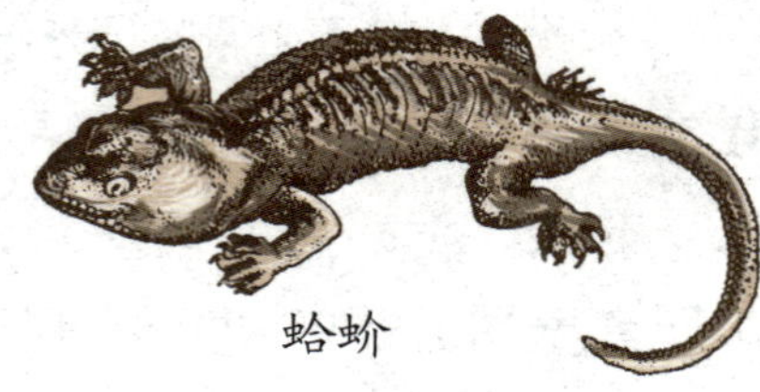

蛤蚧

【用法】蛤蚧洗净用清水浸泡10分钟后，放入锅内，水煎后，再加其余物料煮粥，粥熟后加适量调味料服食。

【功效】补肺气，助肾阳，定喘嗽。适用于反复发作的慢性支气管炎、哮喘。

【附注】蛤蚧为脊椎动物壁虎科蛤蚧的干燥体，药用部位是去内脏的全体，以尾部为佳，所以处理蛤蚧时要保留其尾部。蛤蚧性平、味咸，入肺、肾经，具有补肺益肾、纳气定喘、助阳益精的功效，对于肺肾不足之虚喘有很好的疗效。蛤蚧有较强的腥味，煮粥时加入生姜、大枣可去腥味。

蛤蚧粉

【原料】蛤蚧1只，蜂蜜适量。

【用法】将蛤蚧研磨成细末，每次用2克，加入蜂蜜，配温开水冲服，每日1～2次。一般1个月为1个疗程，可服用1～3个月。

【功效】补肺气，助肾阳，定喘嗽。适用于反复发作的慢性支气管炎、哮喘。

【附注】与蛤蚧粥相比，用粉末冲服配上蜂蜜，操作更为简单，患者也更易接受。

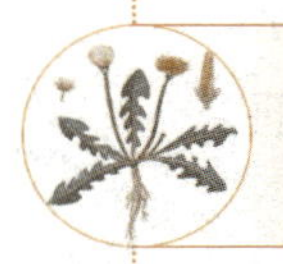

久咳不止，喝鸭肫山药粥止咳

一般人感冒都会咳嗽，往往在一个星期左右就能好，但好多中老年人感冒后服了感冒药、化痰药乃至多种抗生素后，咳嗽症状几个月都不能消失，痰多质稀，每当遇到冷空气或刺激性气味后咳嗽就会加重，且喉咙痒，双腿酸软无力，食欲也不佳。在中医看来，中老年人的这种久咳症状属于肺脾两虚的证型。患者刚开始感染外邪时，肺气与外邪相争，但始终未能把外邪完全清除出去，结果正气与外邪谁也占不了上风，久而久之，患者的肺气就会亏损，脾气也会受到损伤，所以患者往往感到双腿酸软无力，食欲不佳。对于这样的咳嗽，中医通过补脾气、生肺气往往会取得理想的效果。食疗方鸭肫山药粥对中老年的这种肺脾两虚证的久咳有很好的疗效。

养生食疗偏方

鸭肫山药粥

【原料】鸭肫1个，山药、薏苡仁各30克，大米50克。

【用法】将鸭肫洗净、切片，再与山药、薏苡仁、大米一起放入锅内，加水煮粥食用。每日1次，2周为1个疗程。

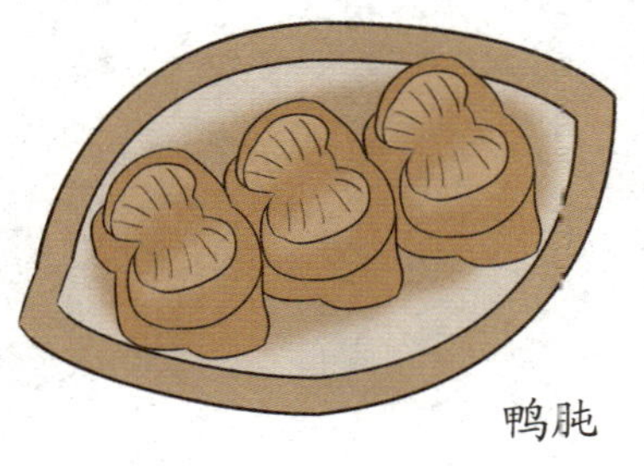

鸭肫

【功效】补益脾胃。适用于中老年人久咳。

【附注】鸭肫山药粥主要是补脾之品，通过补脾气、生肺气

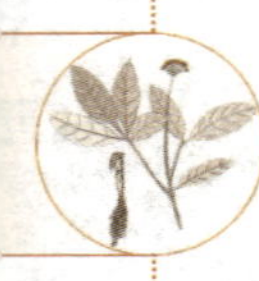

来治疗咳嗽。鸭肫，即鸭胃，与鸡内金一样，都是补益脾胃之佳品，但从食疗上来说，鸭肫比鸡内金口味更佳；山药性平，味甘，入肺、脾、肾经，具有补脾益肺、益肾涩精的功效，它上能养肺，中能补脾，下则益肾，药性平和，阴阳兼补，不燥不腻；薏苡仁性微寒，味甘、淡，入脾、胃、肺经，具有利水渗湿、健脾补益的功效，它具有一定的抗病毒作用，对于慢性咳嗽来说，薏苡仁这个抗外邪的作用，也是非常有益的。

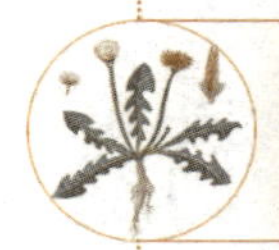

强腰健腿老偏方

腿脚抽筋，芍药甘草茶有神效

许多中老年人遇到脚软、腿抽筋，首先想到的就是补钙。但腿抽筋这些问题未必都是因为缺钙引起的。随着年龄的增加，老年人血管开始出现硬化，腿部局部的微循环功能就可能变差。这样白天活动后，小腿部肌肉反复收缩后，产生了大量代谢产物，积聚在局部无法运走，在晚上就可能会刺激神经，导致小腿肌肉抽筋。这种情况在中医看来，是因为局部血瘀，血瘀日久容易生风，所以会产生抽筋这种“风”的表现。

养生食疗偏方

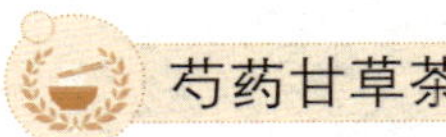

芍药甘草茶

【原料】白芍20克，甘草10克。

【用法】白芍、甘草用开水冲泡，或用温火煮，代茶频饮。

【功效】解痉止痛。对腿抽筋及多种急性疼痛，尤其是平滑肌痉挛引起的疼痛，有很好的效果。

【附注】白芍味酸，养阴柔肝，调和营卫；甘草味甘，缓急止痛，且能补虚；酸甘化阴以养肝，肝得柔养，气急则平，因此能解痉止痛。

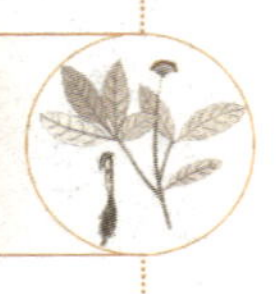

外用药偏方

白酒加热揉搓抽筋部位

【原料】高度数的白酒适量。

【用法】每天临睡前，先用温热水泡脚5～10分钟，泡脚的盆要深一些，水要多一些，最好接近膝部。然后擦干水，将高度数的白酒加热后，倒一些在手心上，在经常抽筋的部位用力揉搓几分钟，要有一定的力度，揉搓至局部皮肤发红为止。

【功效】活血化瘀，改善微循环。适用于中老年人腿脚抽筋。

【附注】患者平时如有饮酒习惯，可再喝半两以内的白酒，然后入睡效果更好。白酒有活血化瘀、改善微循环的功效，在睡前外搓，能够促进局部的血液流动，加速代谢产物的运走、分解。此外，少量饮酒，同样有改善血液循环，活血化瘀之效。睡前少量饮酒，还有一定的安神效果，能够降低神经的兴奋性。通过内服外用，就能迅速治疗腿脚抽筋的毛病了。

骨质疏松，蛋壳醋疗效好

骨质疏松症多见于老年人，骨折和腰背痛是本症常见的就医原因。骨质疏松如不及时治疗，还会导致驼背、骨质增生、牙痛易出血、关节炎、神经痛、早衰等。体内缺钙是导致骨质疏松的一个主要原因，但造成体内缺钙的原因，既与不注意补钙有关，也与缺少户外活动、晒阳光少有关。因此，骨质疏松患者一定要注意增加户外活动，还可以试试“蛋壳醋”这一偏方来补钙。

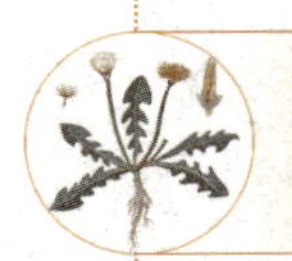

养生食疗偏方

蛋壳醋

【原料】鸡蛋壳、山西老陈醋各适量。

【用法】将鸡蛋壳烤成淡黄色后碾碎成粉末，再将碎鸡蛋壳粉倒入山西老陈醋中浸泡，两者比例为每10克蛋壳粉配100毫升醋，浸泡3天以上，在烹调、吃饭时服用该醋即可。

【功效】补充钙质。适用于因缺钙引起的骨质疏松、腿抽筋等。

【附注】治疗因缺钙引起的骨质疏松、腿抽筋等还可以直接吃鸡蛋壳，或将蛋壳磨粉后，混入饮料、面食等食物中一起服用。蛋壳的主要成分是碳酸钙，含量高达96%。而将蛋壳浸在醋里，通过化学反应会形成醋酸钙。与碳酸钙相比，醋酸钙是一种活性钙，更加有利于人体吸收利用。

手脚冰凉，就喝当归四逆汤

一般老年人随着年龄的增大，易出现怕冷、僵硬、手脚不灵活的现象，这其实是年纪增大的正常现象。因为身体在老化的过程中，血管和肢体的末端微循环都会变差。如果生活在潮湿的环境下，这种情况会更加明显。老年朋友如果发现自己手脚经常感到冰凉、麻木，甚至感觉不到痛痒，尤其到了冬天，或者接触到冷水或冷风会更加严重，可以试试当归四逆汤。

当归四逆汤出自《伤寒论》，是一个经千年考验的方子，具有养血通脉、温经散寒之功效，专门治疗手足冰冷之症。当归四逆汤

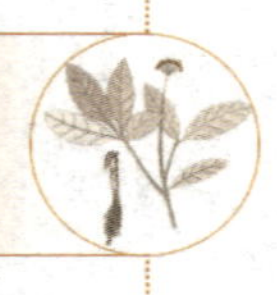

配方严谨，功效卓著，在现代临床上应用也十分广泛，不仅可用于四肢手足冰冷，对于更严重的下肢静脉栓塞、闭塞性动脉硬化等周围血管疾病也有不错的疗效。现代药理研究发现，这个药方具有抗凝、抗血栓形成、抗血小板聚集、降低血液黏滞度，以及扩张末梢血管、改善血液循环之效，疗效很显著。

养生食疗偏方

当归四逆汤

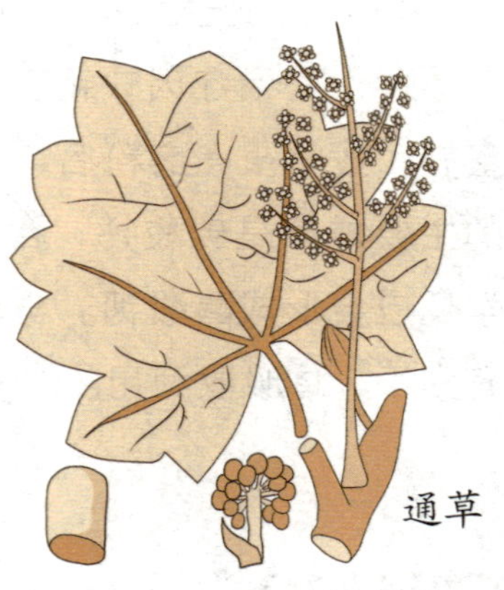

【原料】当归12克，桂枝、芍药各9克，细辛1克，通草、炙甘草各6克，大枣8枚。

【用法】3碗水煎成1碗饮用。5日为1个疗程。

【功效】养血通脉，温经散寒。适用于中老年人由血虚寒滞引起的四肢冰凉、麻木。

【附注】如果老年患者除了四肢怕冷，还有全身怕冷，并伴随着老想睡觉、记忆力下降等其他症状，则还要考虑为甲状腺功能减退的可能性，应该注意去医院抽血检查甲状腺功能，如果甲状腺激素水平偏低，即为甲状腺功能减退症。

治疗下肢水肿，喝赤小豆鲤鱼汤

一些长期患病的老年人，由于食欲低下，脾胃功能差，吸收不

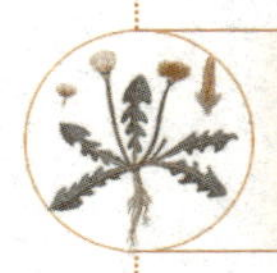

良，会导致低蛋白血症。现代医学认为，当血液里的蛋白缺乏导致低蛋白血症时，就会造成血液里的渗透压降低，血液里的水分就会跑到皮肤下疏松的组织间隙里，从而造成下肢水肿。食疗小偏方赤小豆鲤鱼汤既美味又可调养水肿。赤小豆鲤鱼汤治疗水肿是有科学依据的，鲤鱼和赤小豆都富含蛋白质，因此赤小豆鲤鱼汤可以给患者提供高蛋白，纠正患者的低蛋白血症，从而达到控制、消除水肿的目的。

养生食疗偏方

赤小豆鲤鱼汤

【原料】赤小豆50克，鲤鱼1条（约250克），生姜、食盐各适量。

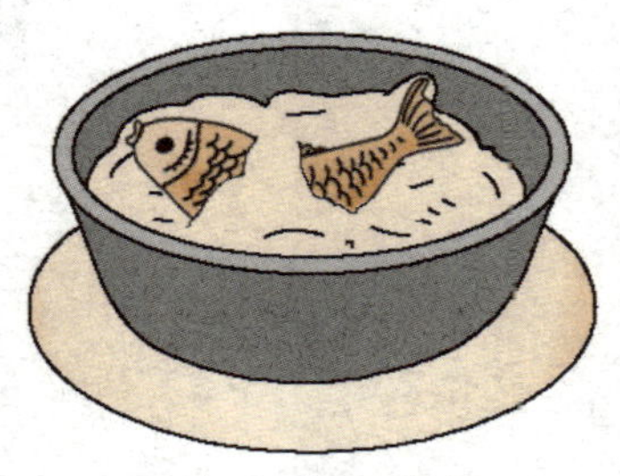

赤小豆鲤鱼汤

【用法】鲤鱼剖杀洗净，与洗净的赤小豆一同放入锅内，加适量清水、生姜，清炖至赤小豆烂熟，起锅加食盐调味即可，每日1次。轻度水肿者，服食3日就可以退肿；病情较重者，服食3周就可见效。

【功效】健脾祛湿，消肿解毒。适用于水肿。

【附注】鲤鱼性平，味甘，入脾、肾、肺经，具有补脾健胃、利水消肿、清热解毒的功效，我国历代名医都很重视它的药用价值，但有肝性脑病倾向及尿毒症者忌食。赤小豆又名赤豆，性平，味甘、酸，具有清热祛湿、利水消肿的功效，水肿患者食用后，能增加尿量，加快排出水分，消除水肿，因其药性平缓，须多服连服方可奏效。但赤小豆性善下行，通利水道，故津血枯燥、消瘦、尿多者宜少食。

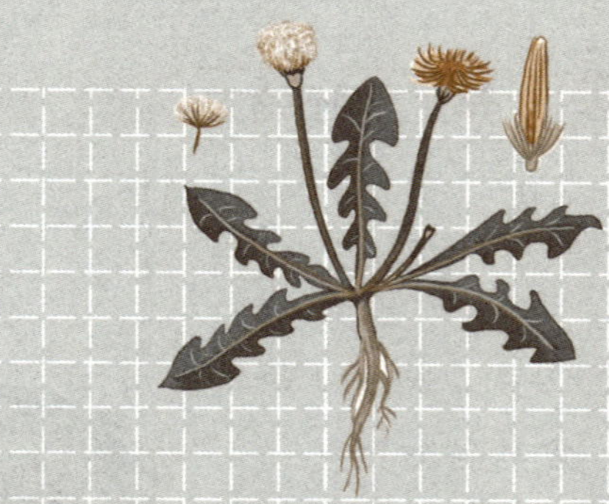

SHILIAO PIANFANG ZHI BAIBING

第 8 章

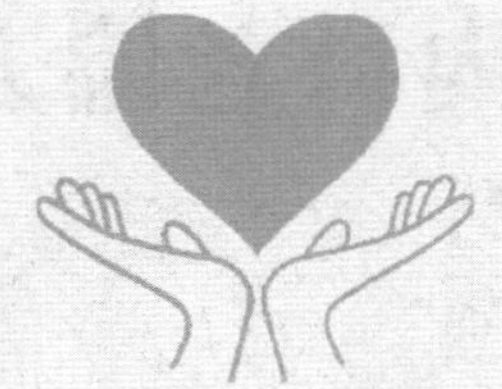

小病一扫光，一日三餐用偏方

药食同源，好多药物本身就是食物，好多食物也都具有药月价值。不论食疗养生还是药物治病，都是以药食的偏性纠正人体的偏性，以此来达到阴阳平衡的目的。在一定程度上，药物和食物的界限并不十分明显。食疗偏方，既不同于一般的中药方剂，又不同于普通的饮食，是一种兼有药物和食品美味的特殊膳食。它可以使患者在享受美味佳肴的同时，使身体得到滋补，使疾病得到治疗。食疗偏方性味较缓和，又无毒性反应，因而成为各种慢性、疑难病患者的首选疗法。

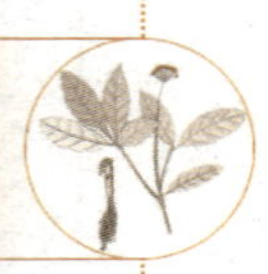

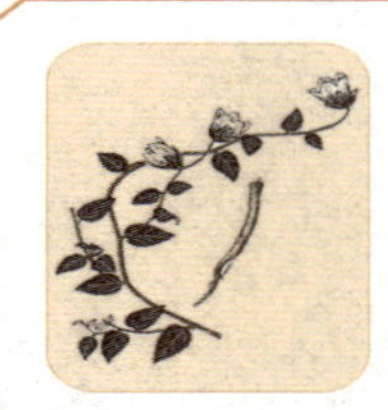

内科老偏方

鼻塞不通气，艾叶是新生儿的通鼻枕

感冒是引起新生儿鼻塞的主要原因之一。宝宝的鼻腔小，鼻黏膜嫩弱，感冒时由于鼻黏膜充血肿胀，鼻腔内的分泌物增多，很容易导致鼻子不通气。这种情况时，最好不要给宝宝用普通的滴鼻药，因为很多药物中通常会有麻黄碱，滴药时宝宝咽下这些药汁，会产生一定的毒性反应。用艾叶枕治新生儿因受凉而引起的感冒鼻塞、打喷嚏、流清涕，效果非常好。

外用药偏方

艾叶枕

【原料】艾叶100克，辛夷20克。

【用法】将艾叶、辛夷全部拣枝，揉碎成绒状，用手绢包缝成枕，当枕头用即可，2天换1次。重者取艾叶10克，用纱布包敷于前囟处，这个方法对新生儿感冒鼻塞的效果最好。

【功效】温经散寒，通经开窍。

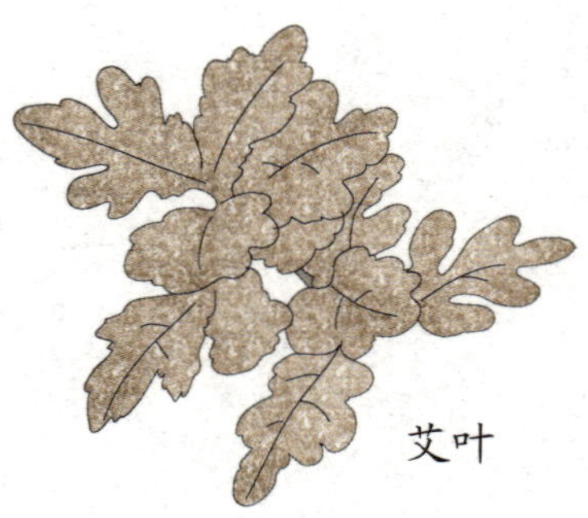

艾叶

适用于新生儿因受凉而引起的感冒鼻塞、打喷嚏、流清涕。

【附注】中医学认为，艾叶性温，温经止血，散寒止痛，通经开窍。辛夷揉碎后香气扑鼻，散风寒，通鼻窍，常用来治风寒头痛、鼻塞。

温馨提醒

艾叶枕最好选背面灰白色、绒毛多、香气浓郁、质柔软、叶厚色青的艾叶。用艾叶药枕虽不如滴鼻药的疗效快，但安全无不良反应，应用在4个月以下婴儿的治疗上效果最好。因为新生婴儿睡眠时间长，接触药物时间长，黏膜血管丰富，药物容易渗入。对大一点的孩子和成人疗效就差了。

宝宝感冒流鼻涕，喝葱白水简单又有效

感冒的实质是一种炎症，炎症的普遍表现，就是肿痛和渗出。所以宝宝感冒后，除了鼻塞，还会有流鼻涕的症状。鼻黏膜因为炎症水肿，会造成鼻塞，鼻黏膜渗出增加，就形成流鼻涕症状。如果感冒病毒或细菌在不断繁殖，释放的毒素进入血液，就会出现发热、乏力、酸痛等症状。宝宝最初几天流清水样鼻涕，3～5天后转为流脓涕，然后逐渐恢复。对经常感冒流清鼻涕的宝宝来说，喝葱白水有很好的效果。

葱是烹饪中常用的调料，也是传统的一味中药。葱的药用部分指的是靠近根部的白色部分，称为葱白。葱白辛温，能通阳气而散阴寒，适用于阴寒里盛、阳气不振的下利、脉微等症，主治风寒感冒。现代药理研究表明，葱的辣味物质与蒜类似，是一种含硫化合物，它对痢疾杆菌、葡萄球菌及真菌都有抑制作用。

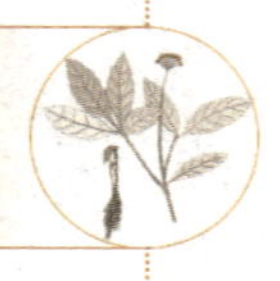

养生食疗偏方

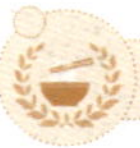

葱白水

【原料】大葱1根，冰糖适量。

【用法】取大葱根部的一段葱白，约手指头的长度即可，加600毫升水煮约半小时，成300毫升左右药汁，可放冰糖调味，给孩子喝1～2天可止鼻涕。

【功效】通阳气，散阴寒。适用于风寒感冒初起流清白涕。

【附注】宝宝风寒感冒初起流清白涕除了喝葱白水外，也可以煮生姜红糖水喝，1岁内的宝宝用1片姜，1岁以上的用2～3片，加半碗水煮开再小火煮5分钟，放入小半勺红糖再稍煮片刻即可，一般喝两三天就好了。

宝宝风热感冒发热，温水散热保平安

感冒分为风寒型、风热型，一般风热型感冒（出汗）宝宝发热超过38℃时不要把宝宝盖得严严实实，应该把宝宝的衣服略微解开，让宝宝充分散热，手脚部位要适当保暖，最好用物理降温。物理降温方法有多种，由于孩子小，不宜冰敷或冷水敷，冰敷、冷水敷会引起小儿血管强力收缩，导致孩子浑身发抖，也不要用酒精擦拭降温，比例掌握不好，怕引起酒精中毒。物理降温最安全的办法就是给宝宝洗温水浴降温。宝宝发热后出很多汗，如果不保持清洁，很容易引起其他病菌的感染，所以洗澡是必要的，但要用温水（38～39℃最佳）。温水擦浴或泡澡，可使宝宝的皮肤血管扩张，增加散热。洗澡后，要及时用大毛巾将宝宝包裹住，以免受凉。但如果宝宝手脚冰凉、打寒战，就不要给宝宝洗澡，更不能冰敷、冷水敷。

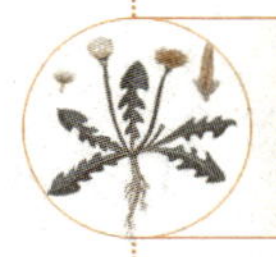

外用药偏方

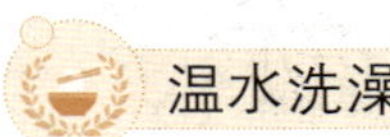

温水洗澡

【原料】38～39℃的温水适量。

【用法】宝宝风热感冒发热，体温超过38.5℃，可选择温水浴降温。若室温太冷或夜间怕宝宝洗澡着凉，不宜洗澡，可用温水在孩子的前额、脖子、腋窝、大腿根部擦拭一下散热。

【功效】散热退热。适用于宝宝发高热、手足发热。

【附注】感冒时的发热，其实是一种自我保护机制，可以有效地抑制病原菌的生长繁殖。因为大部分病原微生物最合适的生长温度是37℃，温度升高，病原繁殖能力会明显降低。所以，如果宝宝感冒发热，只要不是39℃以上的持续高热，就不要太紧张。先采用物理降温的方法，是比较适宜的。切忌一感冒就给孩子吃消炎药，长期使用消炎药有不良反应，会降低宝宝免疫力。

治疗宝宝咳嗽吐黄痰，黄芩板蓝根是经典

中医学认为，咳嗽分为外感、内伤两大类，外感咳嗽分为风热、风寒型，而内伤咳嗽又分为痰湿、痰热、阴虚三类。但不管哪种类型的咳嗽均属肺病所致，宝宝的体质阳气较盛，一旦患病，病邪易从阳化热，热邪又易化火，所以临床咳嗽以热证最多。治疗上

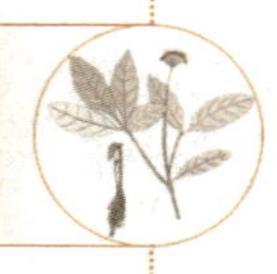

以疏风清热、宣肺止咳为要点。

养生食疗偏方

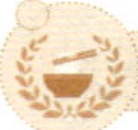

黄芩板蓝根汤

【原料】黄芩10克，板蓝根12克，金银花、连翘各8克。

【用法】上述4味水煎，取汁200毫升，分早、晚2次服，每日1剂。

【功效】清热解毒，抗菌消炎。适用于风热咳嗽，伴痰黄黏稠、咽红充血。

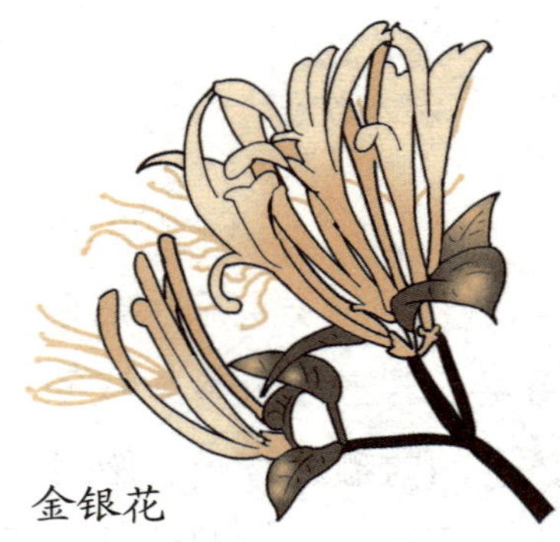
金银花

【附注】黄芩性寒，味苦，具有清热燥湿、泻火的功效，用于湿热痞满、肺热咳嗽、高热烦渴等症；板蓝根性寒，味苦，具有清热解毒、凉血利咽的功效；金银花性寒，味甘，具有清热解毒、疏散风热的功效，用于各种热性病；连翘性寒，味苦，具有清热解毒、散结消肿的功效。主治热病初起、风热感冒、咽喉肿痛、发热等症。诸药合用，清热解毒的功效更显著。

温馨提醒

这个方子适合8岁及以上的小孩儿，8岁以下的小孩儿可适当减药量，加适量饴糖，分多次少量服用。本方用药苦寒，不宜久用，连服最好不要超过5天，一旦清热下火后就要停服。脾胃虚寒或已服过其他寒凉药物的患儿慎用，痰稀色淡、腹泻的患儿忌服。

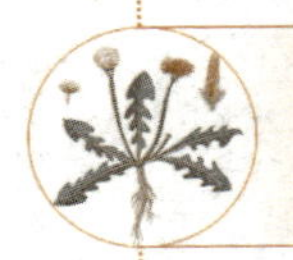

急性支气管炎，喝三仙饮助宝宝恢复如初

小儿急性支气管炎与中医说的风热咳嗽大体相当，只是咳嗽程度更严重一些。小儿脏腑娇嫩，易受外邪侵袭而发病。肺为娇脏，受邪易引发咳嗽、发热等症状，发病后，不可用大寒大热的药物治疗，以免留下后患。小儿急性支气管炎可在西医常规治疗的基础上，再配合中药或食疗，小儿病情恢复的时间会明显优于单纯用西药治疗。其中三仙饮就是配合西医常规治疗小儿急性支气管炎的食疗偏方。

养生食疗偏方

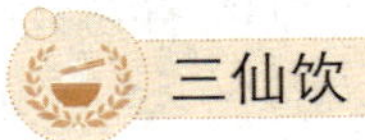

三仙饮

【原料】生萝卜、鲜藕各250克，梨2个，蜂蜜适量。

【用法】将生萝卜、鲜藕、梨切碎搅汁，加适量蜂蜜，于饭后半小时分次服用。

【功效】清热润肺，化痰止咳。适用于小孩儿支气管炎缓解期，伴咽喉红肿、反复咳嗽、大便干结。

【附注】生萝卜具有健胃消食、化痰止咳、清热解毒、顺气利尿、生津止渴、消肿散瘀等功效。生藕性寒，味甘，具有清热润肺、凉血散瘀的功效，捣汁服可生津止渴；熟者性温，味甘，具有健脾开胃、止泻固精的功效，适用于热病烦渴、吐血、衄血等症。梨具有生津润燥、清热化痰的功效，用治热病津伤口渴、消渴、热痰咳嗽、噎嗝、便秘等症。诸药合用，共奏清热润肺之效。

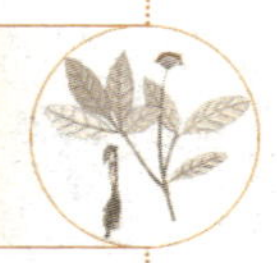

温馨提醒

三仙饮最好别空腹喝，胃虚寒的孩子不宜多喝。一旦喉咙肿痛好转，还有余咳，可转用其他食疗方，比如杏仁粥：将去皮甜杏仁10克研成泥状，加入淘洗干净的50克粳米中，加入适量水煮沸，再以慢火煮烂即可。宜温热时服食，每日2次，具有止咳平喘的功效。

宝宝夜间哮喘，脚底敷上姜葱很管用

支气管哮喘，是一种表现反复发作性咳嗽、喘鸣和呼吸困难，并伴有气道高反应性的可逆性、梗阻性呼吸道疾病。儿童哮喘的病因，跟遗传和环境因素有很大关系。除了遗传因素，常见的有病毒感染，吸入花粉、尘埃、化学物质等。

对小孩儿哮喘的治疗，西医常用速效β_2受体激动药（如特布他林）、糖皮质激素（如泼尼松或可的松）等，但停药后容易复发，长期使用则有明显的不良反应。中药在治疗哮喘上，虽然见效较慢，但注重扶正祛邪，效果比较巩固，和西医结合治疗效果最好。用小偏方姜葱敷脚辅助治疗，可减少小孩儿哮喘的反复发作。

生姜性温，味辛，入肺、脾、胃经，具有发汗解表、温中散寒、健脾止呕、化痰止渴、解毒的功效。生姜含挥发油，挥发油中含有姜醇、姜烯、柠檬醛、芳香醇等，姜醇提取物能兴奋血管运动中枢及呼吸中枢，且对伤寒杆菌、霍乱弧菌、肺炎双球菌均有不同程度的抑杀作用。生姜还含有姜辣素，姜辣素有抗炎消肿的作用。

葱性温，味辛，入肺、胃经。葱白中含挥发油，油中主要成

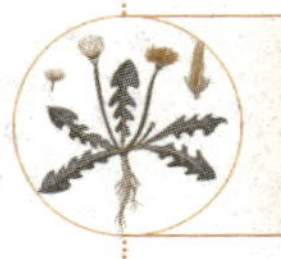

分是大蒜辣素，能刺激支气管分泌，从而达到祛痰功效；葱白中还含有二烯丙基硫醚、苹果酸、B族维生素和维生素C等，有发汗解表、散寒通阳的功效，对白喉杆菌、结核杆菌、葡萄球菌、链球菌有抑制作用。

外用药偏方

姜葱敷脚

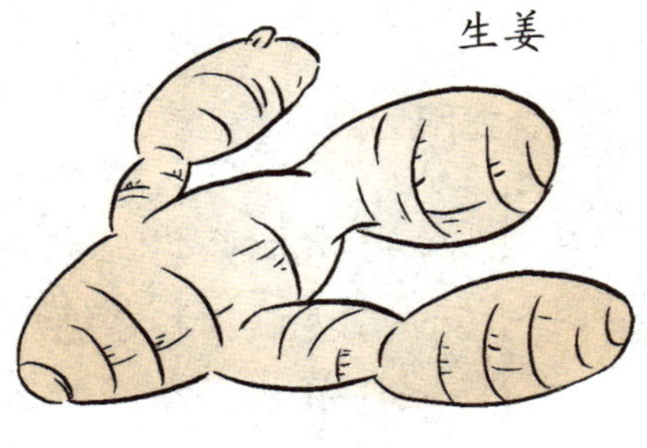

【原料】鲜葱白50克，生姜15克。

【用法】每晚睡前先让宝宝用热水泡脚10～15分钟，取鲜葱白、生姜一起捣烂如泥，外敷足心，用纱布固定。第二天起床时除去，每晚1次，2周为1个疗程，疗程间休息7天。一般治疗1～3个疗程。此方适合3岁以上的小孩儿。

【功效】止咳平喘。适用于小孩儿寒性支气管哮喘的缓解期，夜间咳嗽，舌苔白腻。

温馨提醒

哮喘多在夜间发作，特别是首次发作，较为严重，应及时去医院救治，一般轻、中症可在家治疗和护理。

患了焦虑症，配合食疗偏方也管用

焦虑指一种没有明确原因的、令人不愉快的紧张状态，是一种

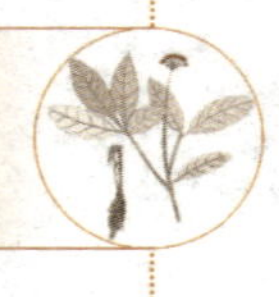

缺乏明显客观原因的内心不安或无根据的恐惧，预期即将面临不良处境的一种紧张情绪，属心理上的一种疾病。当今社会压力大，不少人患上了焦虑症，心病还需心药医，要恢复正常，最重要的是自己要注意心理调节，多和周围的朋友交流，多参加一些社交活动，让心情开朗起来。同时，还可以配合食疗偏方来缓解焦虑症状。

养生食疗偏方

龙眼肉炖冰糖

【原料】龙眼肉10克，冰糖适量。

【用法】龙眼肉和冰糖炖服，每日喝2～3次。

【功效】补益心脾，宁心安神。适用于精神焦虑者。

【附注】龙眼肉能补益心脾，养血安神，龙眼肉里含有一种腺苷酸，能抑制焦虑，补心安神。但龙眼肉性温，吃多了会上火，尤其是孕妇、便秘患者不能多吃。

百合炖香蕉

【原料】鲜百合120克，去皮的香蕉2根，冰糖适量。

【用法】鲜百合洗净，香蕉切片；将百合、切片香蕉、冰糖一同放入炖盅内，加盖隔水炖30分钟；每日喝2～3次。

【功效】镇静，抗焦虑。适用于精神焦虑、扁桃体炎等症。

【附注】百合有清心安神、补中益气、安神消燥的功效；香蕉含糖量高，糖类能增加大脑中5-羟色胺化学成分活力，患焦虑症的人适当吃香蕉可驱散悲观、烦躁的情绪，增加平静与快感。

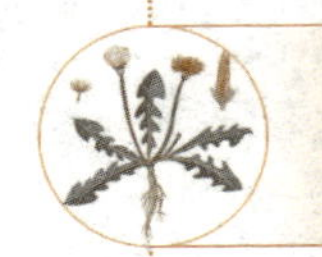

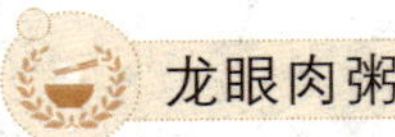

龙眼肉粥

【原料】龙眼肉30克，粳米50克，白糖适量。

【用法】将粳米洗净放入砂锅，加适量清水煮粥，粥将熟时放入龙眼肉煮沸，加白糖即可；空腹服用，每日2次，每次1汤匙，10日为1个疗程。

【功效】宁心安神。适用于焦虑、失眠等症。

降血压、防中风，饭后一根香蕉

对于控制血压来说，增加钾的摄入与限制盐的摄入，这两个方法的效果是相似的。长期摄入钾也可以减少降压药的用量。香蕉富含钾元素，一根香蕉约含400毫克钾。现代研究发现，人体内的钾每增加一个浓度，就能抵消三个浓度盐的升血压作用，具体原因有两个，一是钾可使体内过多的钠离子排出，另一个原因是香蕉内含血管紧张素转化酶抑制物质，可以抑制血压的升高，所以饭后一根香蕉，便能事半功倍。

多吃富含钾的食物，除了降血压外，还可以预防脑中风。脑中风和钾之间有密切的关系：每日摄入钾较低的人，脑中风的危险性明显增加，但如果每日摄入钾能达到1500毫克以上，脑中风的危险性就低很多。其原因是钾能降血压，血压控制好了，脑中风的危险性自然就会降低。

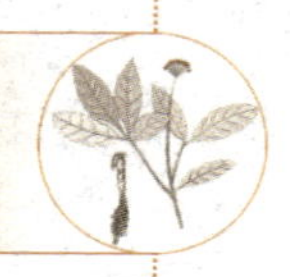

养生食疗偏方

香蕉降血压、防中风

【原料】香蕉1根。

【用法】每日饭后半小时吃1根香蕉。

【功效】可有效预防和治疗高血压，还可预防脑中风。

【附注】除了吃香蕉外，富含钾的食物还有很多，蔬菜中有菠菜、小白菜、油菜、雪里蕻；豆类中有豌豆、毛豆以及土豆；水果中有橘子、桃、葡萄；此外，还有蘑菇、紫菜、海带、木耳等。平常多吃这些食物，就能保证补充足够的钾了，多吃也不用担心不良反应。

防治冠心病，醋豆显神通

冠心病是冠状动脉粥样硬化心脏病的简称，是当前老年人最常见、危害性最大的一种缺血性心脏病。早期的冠心病患者只是胸部有紧压感，隐隐作痛。随着病情的发展，到了后期，发生冠状动脉严重狭窄时，就会频繁地出现心绞痛，甚至发生心肌梗死。心绞痛是指急性暂时性心肌缺血、缺氧所引起的症候群；心肌梗死是冠状动脉闭塞，血流中断，使部分心肌因严重持久性缺血而发生局部坏死。若本病的防治不当，往往会造成比较严重的后果，如心源性休克、心力衰竭、肺水肿、猝死等。

西医治疗早期冠心病一般会开些降脂药和阿司匹林或氯吡格雷来防治冠心病，但西药一般都有不良反应或价格昂贵。对于普通老

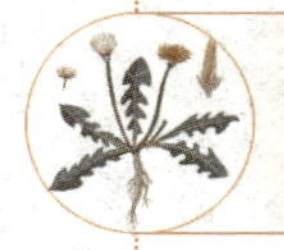

百姓来说，可以试一下花小钱就能治大病的食疗偏方，一日三餐拿它当菜吃，也是一个不错的选择。

养生食疗偏方

米醋浸豆

【原料】黑豆（或者黄豆）500克，米醋1000毫升。

【用法】黑豆（或者黄豆），除去杂质、坏豆，洗净煮熟沥干水分后放到玻璃罐头瓶或者小瓦罐里，倒入米醋，浸泡黑豆，黑豆必须被米醋淹没，将瓶口封严，半个月后就可以一日三餐当菜常吃。

【功效】降血脂，避免血栓形成。可防治冠心病、动脉硬化、脑中风。

【附注】豆里含有异黄酮（黑豆比黄豆异黄酮含量更高），异黄酮可以降低血脂，还能直接作用于血管平滑肌，抑制平滑肌细胞的增殖，避免动脉血管上的斑块进一步增大；异黄酮还具有类似阿司匹林的效果，能抗血小板聚集，避免血栓形成；异黄酮对于引起动脉硬化的基因也有调节、抑制的作用。豆类含有丰富的亚油酸、亚麻酸，这些都是不饱和脂肪酸，吃进人体后能与血液中的胆固醇结合，生成熔点很低的酯。豆子用醋泡过之后，能显著提高其不饱和脂肪酸的含量，所以更有保健意义。

血糖高，赶紧用这三个好偏方

早期轻度糖尿病一般表现为餐后2小时的血糖超标，空腹血糖正常，这种情况在医学上叫“糖耐量异常”，这时患者不必紧张，

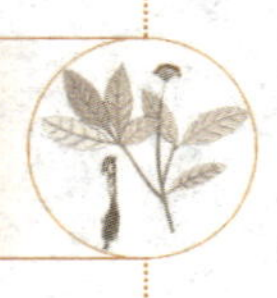

最好不要马上吃西药控制，用一些食疗偏方就可以有效控制餐后的高血糖。

养生食疗偏方

玉米须桑叶茶

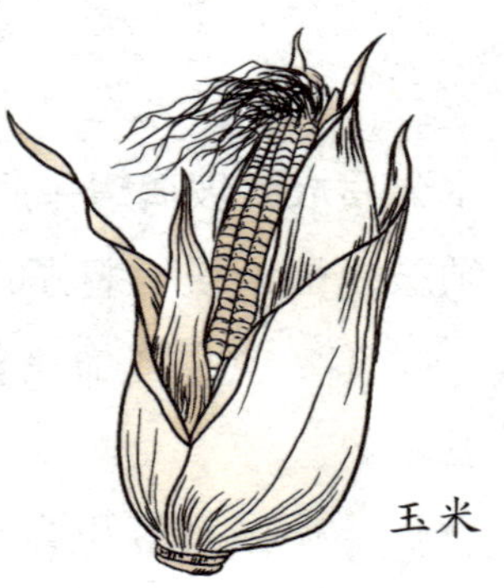
玉米

【原料】干玉米须、干桑叶各10克，茶叶5克。

【用法】将玉米须洗净，同桑叶、茶叶一同放入杯中，冲入沸水250毫升，加盖闷泡5分钟，即可于三餐前后饮用，此茶可反复浸泡。

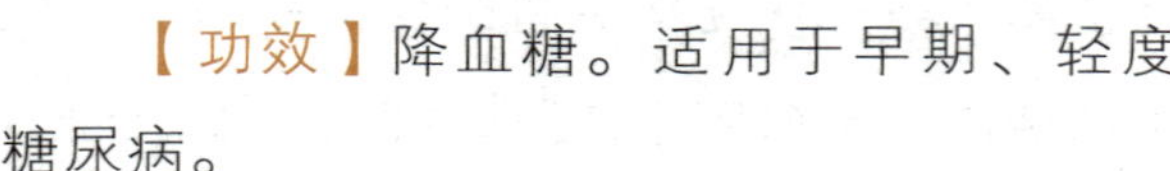

【功效】降血糖。适用于早期、轻度糖尿病。

【附注】玉米须又称龙须，性平，味甘，其所含的多糖、皂苷成分能够降血糖。此外，玉米须还有降血压、降血脂之功效，适宜“三高”人士常服。桑叶自古以来就是治疗消渴证的常用药，可益气养阴、生津止渴。现代药理研究显示，桑叶可提高葡萄糖耐量，预防高血糖和糖尿病；可促进胰岛素分泌，增强胰岛素功能，有效调节血糖。

香菇木耳生姜汤

【原料】新鲜香菇50克，黑木耳30克，生姜10克，调味料适量。

【用法】将所有材料倒入锅中，加水400毫升，煎煮至250毫升，加入调味料，即可当汤饮用。

【功效】降血糖。适用于早期、轻度糖尿病。

【附注】香菇含有香菇多糖成分，香菇多糖可降血糖，改善糖耐量，增加体内肝糖原，其作用是通过调节糖代谢，促进肝糖原合成，减少肝糖原分解引起的，而不是通过胰岛素的作用；黑木耳有延缓、对抗动脉硬化的功效；生姜有减少血栓形成的功效。三者搭配，既能控制血糖，又避免血糖引起动脉硬化、血栓形成。

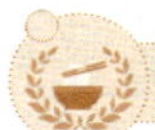

薏苡仁白果粥

【原料】薏苡仁75克，白果（去壳）8枚。

【用法】锅中加入适量水，放入洗净的薏苡仁及白果仁，小火煮至薏苡仁变软，即可食用。

【功效】降血糖。适用于早期、轻度糖尿病。

【附注】薏苡仁具有益气、主消渴的作用，是中医临床治疗消渴证的常用药物之一。薏苡仁含有丰富的水溶性纤维，可以吸附胆盐（负责消化脂肪），使肠道对脂肪的吸收率降低，从而降低血糖及血脂。白果有小毒，每日食用不要超过10枚。

温馨提醒

这三个方子使用的都是食材，做起来也很简单，原理各不相同，早期轻度糖尿病患者可交替使用，哪一个最适合自己就可长期食用，坚持三个月或半年定期复查血糖。对于早期、轻度糖尿病患者，用以上方子是可以达到较理想的控制效果的，但对中、重度的糖尿病患者，这三个偏方只能起到辅助作用，不能替代降糖药物。

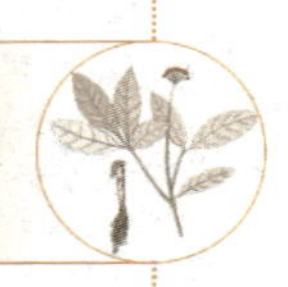

吃出口腔溃疡，涂点蜂蜜就能好

口腔溃疡，是发生在口腔黏膜及舌的边缘上的局限性缺损、溃烂。口腔溃疡可以看作黏膜上的一个小伤口，和皮肤上划破的小伤口本质上是一样的。经常加班熬夜、睡不好、吃饭不规律、工作压力大、疲劳紧张、着急上火、爱挑食，很容易发生口腔溃疡。口腔溃疡多是白色，大小可从米粒扩至黄豆粒大小，周围有红晕，十分疼痛，特别是遇到酸、咸、辣的食物时，痛得更厉害。得了口腔溃疡，吃不了，喝不下，说话费劲，疼痛难忍，如果知道一些自我治疗口腔溃疡的小偏方，那就好多了。涂蜂蜜、猪肝枸杞叶汤可从标、本两个方面治口腔溃疡。

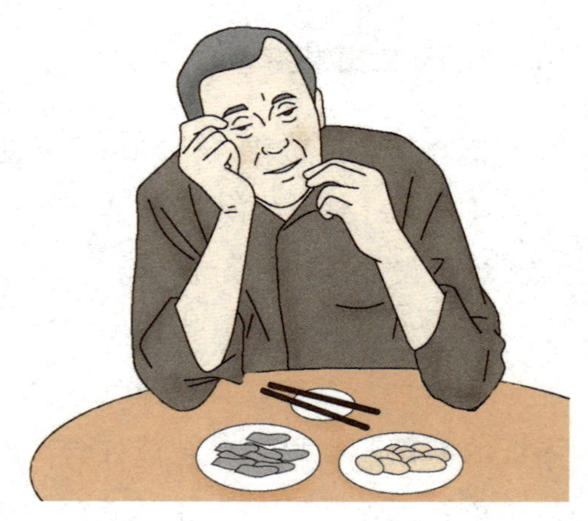

用蜂蜜涂口腔溃疡只是治标，对于反复性发作的口腔溃疡，是由于体内缺乏锌和维生素B_2，再加上免疫力低下造成的。正常人唾液里有分泌型免疫球蛋白，参与口腔的局部免疫，但在复发性口腔溃疡患者身上，其含量远远低于正常水平，所以免疫功能低下也是口腔溃疡复发的重要因素之一。猪肝枸杞叶汤食疗方可从根本上治疗反复性发作的口腔溃疡。

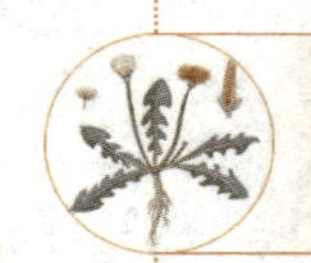

养生食疗偏方

蜂蜜治口腔溃疡

【原料】蜂蜜适量。

【用法】用干净筷子蘸点蜂蜜点在溃疡处，暂时不能说话，不能喝水，也不能把蜂蜜咽下去，保持5分钟以上。每日点4～5次，一般1～2日就能迅速好转。

【功效】消毒和清洁局部伤口，促进愈合。适用于口腔溃疡。

【附注】蜂蜜具有良好的消毒效果，因为它的成分中75%以上都是葡萄糖和果糖，含水量很少。大量的糖分，令蜂蜜成为一种高渗透性的溶液。蜂蜜碰到细菌后，细菌里的水分就会被蜂蜜吸走，细菌就会脱水而亡。此外，蜂蜜是一种酸性食物，而细菌最佳的生长环境是中性，所以细菌在这种酸性环境中是很难生存的。蜂蜜中含有过氧化氢，过氧化氢可以有效地杀菌灭菌。蜂蜜内含的营养成分还能给予伤口营养支持，使组织生长修复得又快又好。

猪肝枸杞叶汤

【原料】枸杞叶50～100克，猪肝50克，食用油、姜片、食盐各适量。

【用法】猪肝洗净切片；锅内加适量食用油烧热，放姜片爆香，放入猪肝稍煎炒一下，再加入适量开水煮沸，加入枸杞叶，连煮10分钟，加食盐调味即可饮用。一周服用1～2次。

【功效】补充锌和维生素B_2，提高免疫力。可预防反复发作的口腔溃疡。

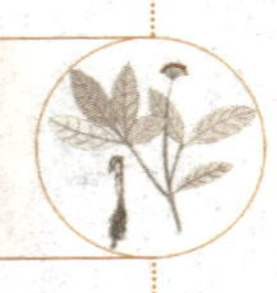

【附注】猪肝内含有丰富的锌、维生素B_2，每100克猪肝中含锌2毫克，维生素B_2 2.75毫克，在常见的食物中可谓名列前茅。枸杞叶有补虚益精的功效，配猪肝可增强其补虚之力。因此常服这个食疗方子，就能够既补充锌和维生素B_2，又提高免疫力，根除口腔溃疡的病根了。

胃病引起缺铁性贫血，蒲公英茶等巧治

缺铁性贫血是一种常见的贫血类型，是由患者体内铁元素不足，致使用于合成血红蛋白的铁缺乏而引起的贫血。而临床上引起缺铁性贫血最主要的原因就是胃病，胃病会导致铁吸收不足，如果不先治胃病，怎么吃补铁剂都没有效果。所以胃病引起缺铁性贫血要先治胃病。胃好了，铁吸收强了，补铁药吃进去就能发挥作用了。缺铁性贫血的患者可常吃含铁丰富的食物，如动物肝脏、蛋黄、菠菜、猪血等，喝淡茶而不要喝浓茶。

养生食疗偏方

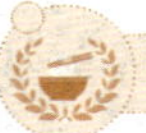

蒲公英茶

【原料】蒲公英30克。

【用法】蒲公英泡水饮用，每日3次，早、中、晚饭后饮。

【功效】清热和营。适用于慢性胃炎。

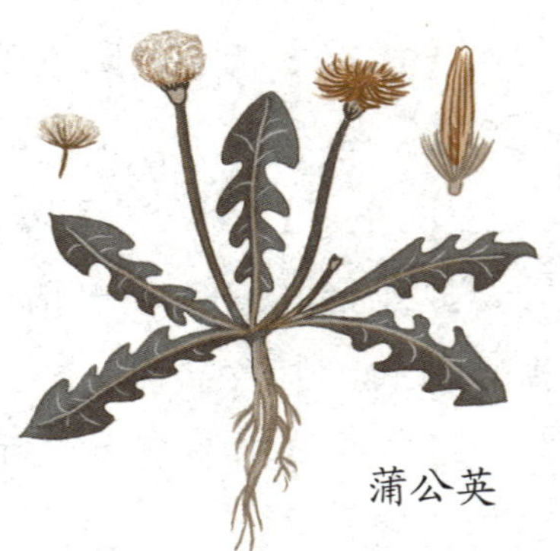

蒲公英

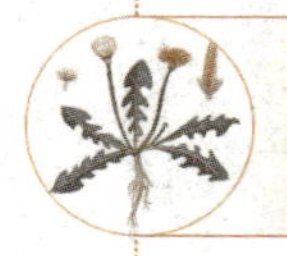

【附注】胃病主要与幽门螺杆菌感染有关。现代药理研究表明，蒲公英既能杀灭抑制幽门螺杆菌，又能修补胃黏膜的损伤，所以对胃病有不错的疗效。

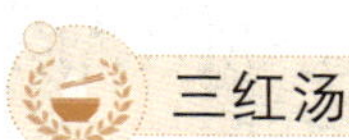

三红汤

【原料】大枣7枚，赤小豆50克，花生红衣适量。

【用法】3味共熬汤，连汤共食之，每日1次。

【功效】增加营养，补益身体。可促进血色素的合成、代谢，加快补血的速度。

【附注】大枣性温，味甘，具有补脾和胃、益气生津的功效，所含的多糖成分能促进造血功能，对红细胞、白细胞、血小板功能均有提升作用；赤小豆性平，味甘，有健脾之效；花生红衣能增加血小板的含量，同时可促进骨髓的造血功能。

老年性贫血，猪肝胡椒汤赶跑不用愁

贫血是一种常见的疾病。老年人发生贫血常见的原因有缺铁、肾病、肿瘤，如果排除了这三种因素，老年人贫血就可能是缺乏维生素B_{12}引起的。维生素B_{12}在人体内是一个很重要的成分，它参与了神经细胞以及血液中血红蛋白的合成，一旦缺乏就会引起贫血，导致头晕、记忆力下降、失眠等症状。临床研究还发现，阿尔茨海默病患者体内的维生素B_{12}明显过低，充分补充维生素B_{12}之后，痴呆的症状便有所改善。年轻人、中年人一般不会缺乏维生素B_{12}，而老年人却很容易缺乏，在只吃素食的老年人中更容易出现缺乏维生素B_{12}的情况。因为人体自身不能合成维生素B_{12}，只能靠吃东

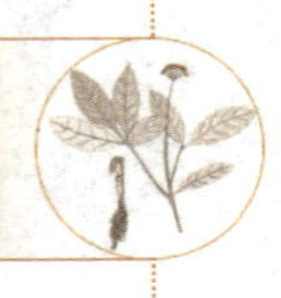

西来补给，但维生素B_{12}在植物里几乎不存在，只能从动物身上摄取。维生素B_{12}进入体内后，大量地储存在肝脏里，足够维持5～10年。动物的肝脏里含有较多的维生素B_{12}，如100克猪肝含有26微克维生素B_{12}，100克鸡肝里含49微克维生素B_{12}。人体每日只需要 5 微克维生素B_{12}，人体肝脏总共也只储存了5毫克维生素B_{12}，所以常吃猪肝或鸡肝就能补充维生素B_{12}。

维生素B_{12}缺乏并不只发生在只吃素食的老年人身上，其他老年人一样会出现，原因不是没有吃含维生素B_{12}的食物，而是吃进肚子后吸收得不好。因为维生素B_{12}需要胃酸作用，才能从食物中分解出来被人体吸收，而老年人的人体机能由于衰老的原因，胃酸往往分泌不足，使维生素B_{12}分解得不多，长此以往，就会导致维生素B_{12}缺乏。另外，糖尿病患者长期服用双胍类降糖药，也会影响维生素B_{12}的吸收。所以老年人应该经常喝点猪肝汤，有病治病，无病防病。

养生食疗偏方

猪肝（鸡肝）胡椒汤

【原料】猪肝（或鸡肝）80克，胡椒粉等调料适量。

【用法】猪肝或鸡肝加胡椒粉等调料煮汤。

【功效】补充维生素B_{12}。主要调治老年人因维生素B_{12}缺乏引起的贫血并伴有记忆力下降、痴呆、失眠等症。

【附注】猪肝或鸡肝胆固醇含量较高，摄入过多会增加患心血管疾病的风险，而胡椒里含有胡椒碱，具有降血脂的功效，正好能抵消吃猪肝引起血脂高的隐忧。但患有高血压、冠心病、肥胖症及血脂高的人应忌食动物肝脏。

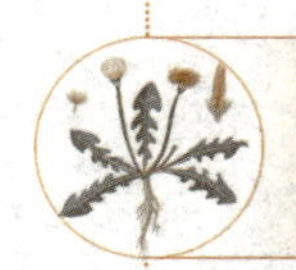

便秘，有一种家用解药叫核桃

便秘是指大便次数明显减少，或排出困难，也指粪便坚硬或有排便不尽的感觉。一般来说，如粪便在肠内停留过久并超过48小时以上者，即可认定便秘。根据有无器质性病变，可将便秘分为器质性便秘和功能性便秘两种。器质性便秘可由多种器质性病变引起，如结肠、直肠及肛门病变，老年营养不良、全身衰竭、内分泌及代谢疾病等均可引起器质性便秘；功能性便秘则多由功能性疾病如肠

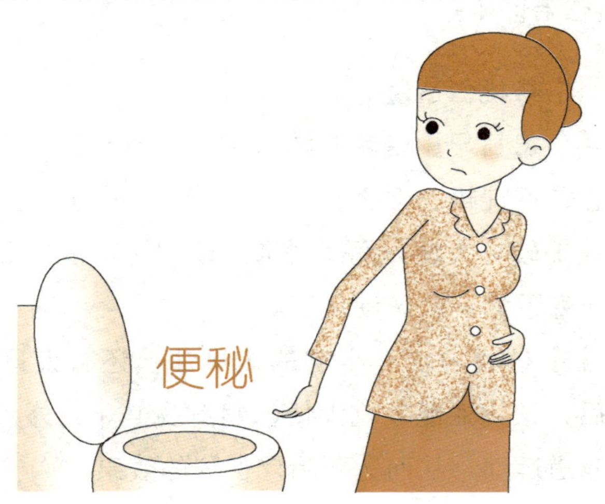

道易激综合征、滥用药物及饮食失节、排便、生活习惯所致。便秘除少数因肠道或其他器质性病变引起外，多数是功能性的。在多种原因中，饮食因素是相当重要的一项。饮食中的纤维素能使粪便量增加，成为肠道运动的有效刺激物，又可保留水分，而免致粪便过分干燥，所以多摄取一些含纤维素的食品，对便秘者有一定作用。

此病除有大便秘结不易排出以外，还会伴有腹胀、腹痛、食欲减退、嗳气反胃等症状。一般说来，短期便秘对人体的影响不大，

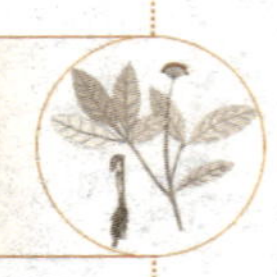

但便秘长期得不到纠正，直肠内的有害物质不能及时排出，就会对人体产生不良影响。由于这些影响是逐渐产生的，不容易立即引起重视，发现后再治疗时已是积习难返。有些人不把便秘当回事，其实，便秘可以引起早衰、营养不良、肥胖、肠癌及某些精神障碍等病症。老年人便秘还会诱发和加重心绞痛、脑出血、慢性阻塞性肺疾病、痔、肛裂等症。

养生食疗偏方

核桃仁治便秘

【原料】核桃仁适量。

【用法】每日早、晚吃几块核桃仁，或闲时随意吃，但一天吃的核桃仁总量不宜超过半两。

【功效】软化大便，润滑肠道。适用于功能性便秘患者，还可预防阿尔茨海默病、动脉硬化等。

【附注】核桃内含有丰富的核桃油，还有大量的粗纤维。吃进肚子里后，核桃油能软化大便，润滑肠道。此外粗纤维能吸水膨胀，刺激肠道运动，从而达到治疗便秘的效果。

温馨提醒

便秘时经常使用番泻叶、大黄等刺激性泻药是不合适的。这些药通过直接刺激肠道肌肉收缩来达到排便的效果，但是用久了之后会形成药物依赖，导致大肠肌无力，所以越用效果就越差。

拉肚子，米汤加盐让你不腹泻

饮食不洁吃坏肚子引起的腹泻，排便次数会明显增多，粪便清稀，甚至如水样，主要病变在脾胃与大小肠，是肠炎、肠结核、胃肠神经功能紊乱等病症的主要表现。这种腹泻等脏东西都排干净了、排光了就没事了，但在治疗的同时尤其要注意饮食宜清淡、易消化。同时可用食疗偏方对症调理，以免因为不停地拉肚子，水分、盐分不断丢失，造成身体脱水、电解质紊乱。

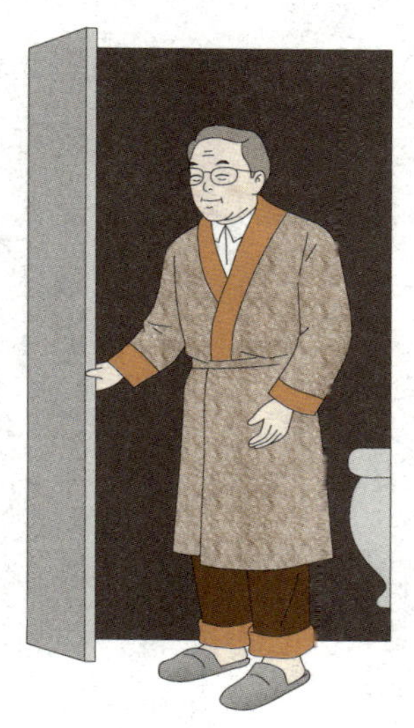

养生食疗偏方

米汤加盐

【原料】米汤500毫升，食盐1.75克；或炒米（炒米粉、熟米粉）25克，食盐1.75克。

【用法】米汤加食盐直接服用即可；炒米（炒米粉、熟米粉）25克加食盐1.75克，再加水500毫升煮2～3分钟服用即可。

【功效】消食健脾，温中散寒，去毒止泻。适用于急性腹泻。

【附注】炒米已部分炭化，炭化的米粒可吸附毒素、消食健脾、去毒止泻；炒米是温性的，米又是养脾胃的，所以喝下去就能调脾胃，温中散寒，而且米汤中的淀粉、维生素及其他矿物质，有利于补充营养和恢复胃肠功能。

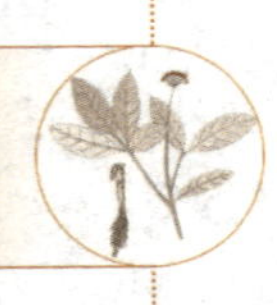

慢性胃炎，两种常见草是“克星”

慢性胃炎即胃部黏膜的慢性炎症，以淋巴细胞和浆细胞浸润为主，是一种多发病。病因与不正确的饮食习惯及不良嗜好有关，幽门螺杆菌感染是其主要病因，此病大多数患者常毫无症状，若有发生则多为消化不良症状，如饭后饱胀、嗳气等。少数患者可有食欲减退、恶心，或有上腹部疼痛、呕吐、反酸，甚者有吐血、消瘦、腹泻等。如果再吃凉食、硬食、辛辣或其他刺激性食物，就会加重症状。另外，天气寒冷、着急上火也会加重疼痛。慢性胃炎总是反反复复的，治疗本病最关键的是杀灭幽门螺杆菌，同时还需要改变不正确的饮食习惯，戒除不良的烟酒嗜好。两种常见草——甘草和蒲公英就是慢性胃炎的克星。

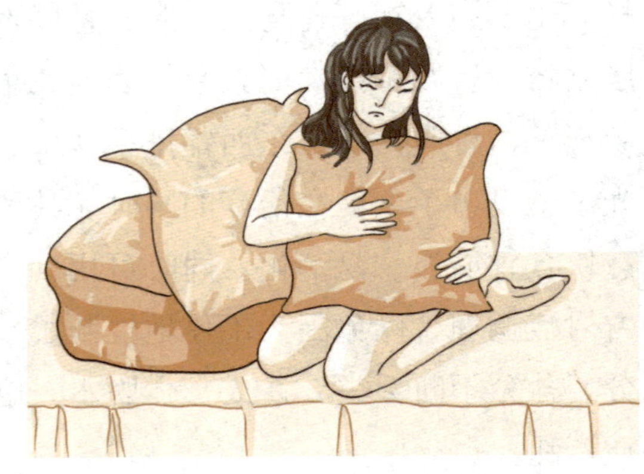

中医学认为，慢性胃炎属胃痛、胃痞范畴。病因有内外两端，在病机上属胃失和降。临床多见脾胃虚寒、胃阴不足两证。

养生食疗偏方

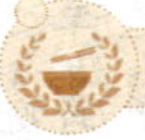

甘草蜂蜜茶

【原料】甘草10克，蜂蜜50克。

【用法】甘草用开水泡10分钟，再加入蜂蜜，搅拌后在饭前

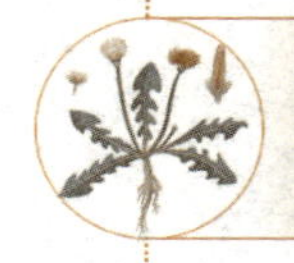

1 小时喝下，每日 3 次，连服2～4周为1个疗程。

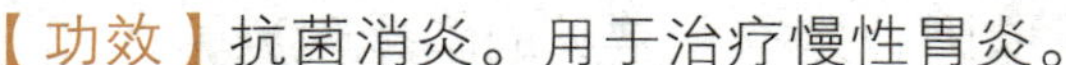

【功效】抗菌消炎。用于治疗慢性胃炎。

【附注】蜂蜜、甘草都有杀菌作用，对常规抗生素耐药的幽门螺杆菌也有抑制杀灭的效果。特别注意本食疗偏方要在饭前 1 小时服用，因为研究发现，如果喝了蜂蜜后马上进食，会促进胃酸分泌，但饭前 1 小时服用却能减少胃酸的分泌。

蒲公英羊肚汤

【原料】蒲公英100克，羊肚1只，生姜5片，葱1段，料酒15毫升，食盐、胡椒粉各适量。

【用法】将羊肚、葱、生姜、料酒炖煮50分钟，再放蒲公英等余料煮15分钟即可食用。

【功效】清热和营，补虚健脾。适用于慢性胃炎。

【附注】蒲公英不但有杀灭抑制幽门螺杆菌的作用，还有修补胃黏膜损伤的效果。

温馨提醒

黄连泡水连服治疗慢性胃炎也很有效，因为黄连对幽门螺杆菌也有杀灭抑制作用，但甘草久服大剂量易致水肿。凡湿阻气滞、食积胀满者忌服。

应酬患了脂肪肝，记得大蒜和赤小豆

脂肪肝，是指由于各种原因引起的肝细胞内脂质堆积过多的病

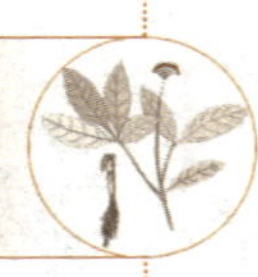

变。近年来脂肪肝已成为仅次于病毒性肝炎的第二大肝病，被公认为隐蔽性肝硬化的常见原因，是一种常见的临床现象，而非一种独立的疾病。其临床表现轻者无症状，重者病情凶猛。一般而言，脂肪肝属可逆性疾病，早期诊断并及时持续地进行食物调节和运动是能够恢复正常的。

养生食疗偏方

大蒜防治脂肪肝

【原料】大蒜1头。

【用法】每天出外应酬前或应酬时吃1头大蒜。

【功效】防治血脂过高。适用于暴饮暴食、喝酒引发的脂肪肝。

【附注】大蒜含有的大蒜素、大蒜精油等对血脂过高有明显的防治作用，除了能够减少脂肪对肝脏的损害，防治高脂饮食引起的脂肪肝，对喝酒导致的脂肪肝也有治疗作用。在喝酒前或喝酒时吃几瓣大蒜，能将酒精对肝脏的损伤降至最低，但如果喝完酒后一两个小时再吃大蒜，就没有效果了。且大蒜生吃为好，因为大蒜素等成分不稳定，高温一煎炒，很快就会被破坏掉，降脂护肝的作用就大打折扣。

温馨提醒

如担心吃生大蒜后会口臭，或觉得生吃大蒜比较辣，可以吃腌制过的糖醋蒜。吃饭前要一盘糖醋蒜，喝酒前或喝酒时食用都很好。

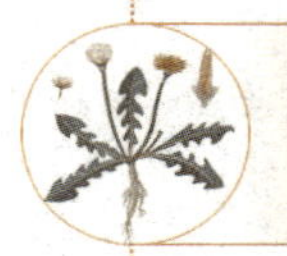

赤小豆冬葵子汤

【原料】赤小豆100克，玉米须60克，冬葵果15克，白糖适量。

【用法】将玉米须、冬葵果加水煎煮至沸后，去渣取汁，在此汁液中加入赤小豆共煮，待熟时加白糖调味，吃豆喝汤，每日1剂，分2次服食。

【功效】利尿，泄热，平肝，利胆。适合脂肪肝患者，尤适用于形体肥胖、舌苔厚腻或有水肿的水湿停滞型脂肪肝患者。

感冒和咳嗽，款冬、紫菀、冰糖三合一

感冒往往会引起咳嗽，原理是病毒或细菌入侵呼吸道后，导致咳嗽反射出现。咳嗽的过程会把痰液、病原体排出体外，从而有利于疾病的恢复。一般来说，引起感冒的病毒、细菌等病原体一旦清除，咳嗽自然就会消失。但临床上常常见到这样的情况：感冒的其他症状如头痛、发热、流涕等已经完全消失，但咳嗽仍然存在，患者往往表现为干咳无痰，或者仅仅为少量的白痰。而且患者往往是在闻到刺激气味、吸入冷空气、烟雾等情况下，才会诱发剧烈咳嗽，离开这些刺激后，咳嗽又会消失。这种疾病，在医学上就叫作感冒后咳嗽，或者感染后咳嗽。这种咳嗽用食疗偏方款冬紫菀汤就能轻松治好。

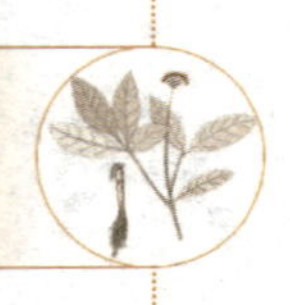

养生食疗偏方

款冬紫菀汤

【原料】款冬花、紫菀各10克，冰糖20克。

【用法】将款冬花、紫菀用纱布包裹扎紧后，加入冰糖共同加水煎服，2大碗水小火煎至1碗即可，每日1剂，1周为1个疗程。

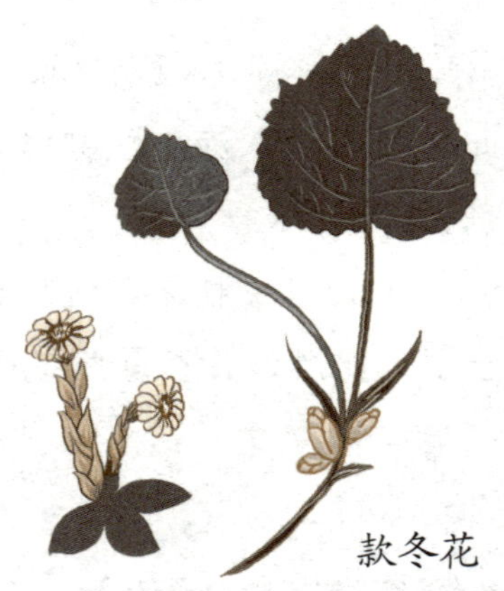

款冬花

【功效】消炎止咳，清肺理气。适用于感冒后咳嗽。

【附注】款冬花性温，味辛，无毒，能润心肺，益五脏，用治咳嗽气喘、哮喘、热痨久咳、咳声不断、咽喉肿痛、各种惊痫、寒热邪气、消渴、呼吸急促等症；紫菀性温，味辛、苦，具有止咳化痰、清理肺气的功效。款冬花与紫菀二者相配，治疗感冒后咳嗽效果更佳。

消化性溃疡，食疗妙方巧治

消化性溃疡分为胃溃疡、十二指肠溃疡。胃溃疡主要以食后30～60分钟中上腹疼痛为特点，十二指肠溃疡主要表现为食后2小时或半夜中上腹疼痛。胃溃疡多与胃黏膜抵抗力减弱有关，而十二指肠溃疡多与胃酸分泌过多有关。常见病因主要为不规则的进食习

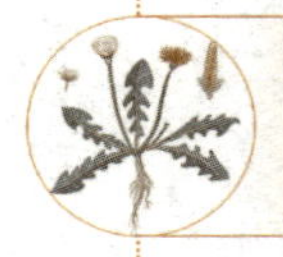

惯削弱了胃黏膜的正常屏障作用；饮食过度粗糙，损伤胃黏膜；乙醇、吸烟造成胃黏膜充血或营养障碍。

消化性溃疡属中医胃痛范畴。常见病因有寒邪客胃、饮食伤胃、肝气犯胃、脾胃虚弱等，主要病机为气机郁滞不通。

养生食疗偏方

莲藕小米糊

【原料】新鲜莲藕300克，小米60克。

【用法】莲藕去皮洗净，切碎；小米洗净，二者一同放入豆浆机中打成米糊即可。

【功效】和胃健脾。适用于消化道溃疡，伴有胃痛、反酸、恶心、呕吐等症状。

【附注】莲藕熟后性温，味甘，有明显的补益气血、增强人体免疫力的作用，而且内含大量的单宁酸，有收缩血管的作用，可用来凉血、止血、散瘀，缩小胃肠中的溃疡面；小米性凉，味甘、咸，具有健脾和胃、清热解毒等功效，特别适合脾胃虚弱的人食用，用小米煮粥，粥稍冷却沉淀，上面会形成一层粥油，粥油具有保护胃黏膜和脾胃的功效，最适合慢性胃炎、胃溃疡患者食用。

乌贝散

【原料】海螵蛸、浙贝母各适量。

【用法】海螵蛸、浙贝母按3∶1比例，两药均烘干后研磨成细末，装入密封的瓶子内搅匀，每次取5克细末，用温开水送服，三餐前各服1次，4周为1个疗程。

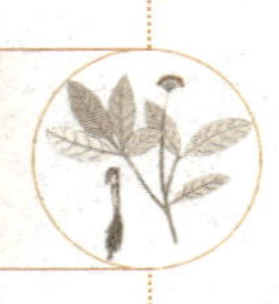

【功效】清热解毒，制酸止痛，祛腐生肌。适用于胃溃疡、十二指肠溃疡。

【附注】乌贼骨也叫“海螵蛸”，具有强大的收敛作用，可治多种内外溃疡出血。浙贝母性寒，味苦，具有清热、散结、消痈的功效。现代药理研究也证实，浙贝母含有“浙贝甲素”和“浙贝乙素”两种成分，具有止痛、消炎的作用，可以缓解胃病的疼痛。另一方面，浙贝母还能够直接作用于溃疡面，起到抑制溃疡形成、促进组织修复之功效。

食无定时胃反酸，饭前常服蛋壳芝麻粉

很多上班族吃饭无规律，三餐不定时，不吃早餐，晚上饿着肚子加班，再加上工作压力大，精神长期处于紧张状态，时间长了，就会感觉到胃不舒服，出现灼热感，吃完饭有时还有酸水从胃里反流至口里，这些症状就是胃酸过多的表现。胃酸在胃里刺激胃壁黏膜神经感受器，就可能引起胃里发热的不适；如果沿着食管向上反流，刺激了食管黏膜的神经感受器，就可能产生灼热感；反流到咽喉处，就会有反酸水的不适。出现了这种情况，就要引起重视，否则，再往下发展，就有可能出现胃溃疡等更严重的胃病。用小偏方鸡蛋壳芝麻粉来调理就能消除这些症状，但要保护好自己的胃，平时还是要养成规律的饮食习惯，否则病情还可能复发。

养生食疗偏方

鸡蛋壳芝麻粉

【原料】鸡蛋壳、黑芝麻各等份。

【用法】将鸡蛋壳洗净碾碎，放入铁锅中用小火炒黄，研细末后，与黑芝麻粉拌匀，密封保存。每次取6克，饭前半小时服用，每日3次，2周为1个疗程。

【功效】中和胃酸，减少胃蛋白酶活性。适用于胃酸过多引起的胃灼热、反酸等。

【附注】鸡蛋壳的主要成分是碳酸钙，碳酸钙是一种很常用的含钙抗酸剂，可中和、缓冲胃酸，其药理学作用机制是通过中和胃酸和减少胃蛋白酶活性，从而达到治疗效果，而且作用缓和而持久。但光吃鸡蛋壳有不良反应，蛋壳中富含的碳酸钙容易导致大便干燥、便秘，而黑芝麻粉有润肠的作用，所以加入黑芝麻粉就能够对抗这个不良反应。

过度疲劳常盗汗，快用米汤和桑叶

凡不受外界环境因素的影响，白天时时汗出，动则加剧者称为自汗；夜间入睡时汗出，醒来自止，则称盗汗。两者统称为汗证。

中医学认为，自汗盗汗或因肺气不足、营卫不和导致表卫不固、腠理疏松引起；或因阴虚火旺、邪热郁蒸导致津液外泄引起。

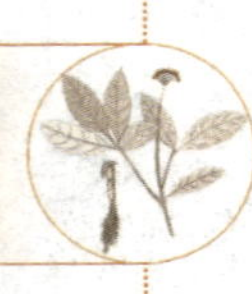

其中，自汗多属气虚不固，盗汗多属阴虚内热。人过度疲劳，就可能导致阴精亏虚、虚火内生，从而出现盗汗的病症。

养生食疗偏方

桑叶末治盗汗

【原料】干燥桑叶若干，米汤适量。

【用法】桑叶研碎末后备用，每晚睡前取9克，用米汤送服，1周为1个疗程。

【功效】养血滋阴，止汗。适用于盗汗症、自汗症。

【附注】桑叶性寒，味甘、苦，寒能泻热，甘能养血滋阴，切中盗汗症阴虚火旺的病机。《神农本草经》中有“桑叶除寒热、出汗”的记载，表明其能够止汗。现代药理研究表明，桑叶里含有的芸香苷和槲皮素能减少毛细血管的通透性，从而起到止汗的作用。

温馨提醒

加强锻炼，增强体质，提高机体免疫力，不能过度劳累，也有助于预防自汗、盗汗的发生。盗汗、自汗，还可能由结核病、甲状腺功能亢进症、肿瘤等疾病引起，这时桑叶的偏方就没什么效果了，这是需要注意的。

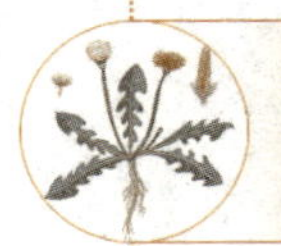

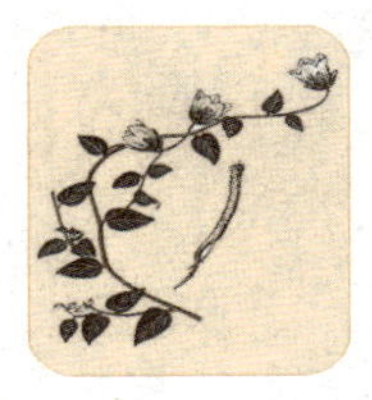

外科老偏方

小烫伤，快用冰水加浓糖浆

身体因接触沸水、热油、烧热的金属、高温蒸汽等高温物体会导致皮肤烫伤，皮肤烫伤后第一时间的处理原则不是找膏药涂，而是进行冷却和散热。家中有冰水就用冰水浸泡烫伤的地方，也可以用冰水浸湿的毛巾敷在上面，至少要敷半个小时。如果一时找不到冰水，用自来水不停地冲洗也行，这样可以通过水流带走局部的热量，达到冷却降温的效果。通过降低温度使伤口处的血管收缩和组织代谢速度减慢，从而抑制炎症反应，并减轻水肿。另外，低温下皮肤的感受器会变得麻木，因而会起到迅速止痛的效果。

烫伤治疗在冷处理之后，接下来就要促进伤口愈合以及防伤口感染，而浓糖浆就完全可以达到这些效果。由于糖浆浓度很高，细菌一粘上去，很快就会脱水死亡。另外，白糖具有清热、消炎、降火的功效，浓糖浆里含有大量的糖分，在伤口组织生长、修复的过程中能提供足够的营养，使伤口加快愈合。

对于局部小面积的烫伤，可以运用冰水加浓糖浆的小偏方在家中施治，对于大面积的烫伤，则宜尽早送医院治疗。

外用药偏方

浓糖浆

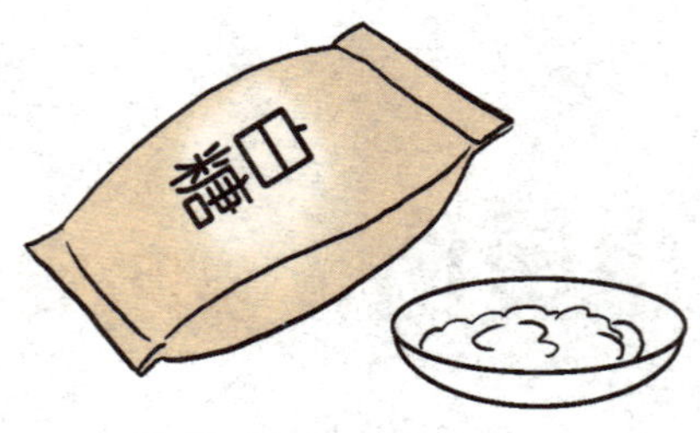

【原料】冰水适量，白糖50克。

【用法】先用冰水冲洗，或浸泡烫伤处至少30分钟，至疼痛感消失，然后用冰水30毫升加白糖50克配成浓糖浆，用医用棉签将糖浆轻轻涂抹于患部，保持湿润1～2小时。

【功效】冷却降温，清热消炎。用于治疗小面积烫伤。

【附注】皮肤烫伤后留不留瘢痕和怎样治疗没有直接的关系，关键是看烫伤的程度，皮肤的真皮层细胞如没受损就不会留瘢痕。轻度的小面积的烫伤只损伤皮肤的表皮细胞，并不会伤到真皮层细胞。

擦伤、割伤，厨房也有急救药

日常生活中，每个人不小心都会有擦伤、割伤的经历，常常让人措手不及。擦伤、割伤常伴有出血症状，一般遇到较轻的擦伤、割伤我们都会到药店买些创可贴治疗，如果家中一时没有创可贴，那就要想其他办法及时处理。其实家中厨房就有擦伤、割伤的急救药，可以促进伤口尽快愈合。下面给大家介绍几种在家自己治疗擦伤、割伤的小偏方。

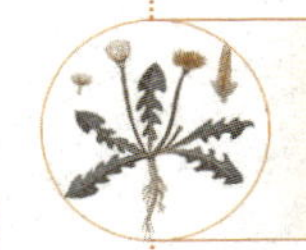

外用药偏方

鸡蛋壳内膜

【原料】鸡蛋数枚。

【用法】把鸡蛋洗干净，用75%的酒精给外壳消毒，或在白酒里泡上一会儿，给鸡蛋壳表面清洁消毒；将生鸡蛋一磕两半，将鸡蛋清和蛋黄倒出来，然后撕下蛋壳里面的薄膜，把内膜贴在经常规清洁后的伤口上，再挤掉蛋膜与伤口之间的空气，使之贴紧。

【功效】收敛生肌，杀菌消毒。适用于治疗小擦伤、小割伤。

【附注】中医把鸡蛋壳的内膜叫作“凤凰衣”，有收敛生肌的作用。鸡蛋壳内膜是接近于生理状态的生物半透膜，薄而柔软，略透气，其中还含有角蛋白、氨基酸，膜的内面附着有黏蛋白纤维，可以很好地保护伤口，促进伤口愈合；新取下来的鸡蛋膜上的蛋清含有溶菌酶，能起到杀菌作用，其营养成分也可促进伤口组织的生长、愈合。

大蒜膜

【原料】大蒜适量。

【用法】取一瓣大蒜，剥去外皮，可以看到有一层晶莹透亮的薄膜附着在上面，小心将这层膜取下，用大蒜膜紧贴蒜瓣的那一面轻轻贴在经常规清洁后的伤口上。

【功效】收敛生肌，杀菌消毒。适用于治疗小擦伤、小割伤。

【附注】大蒜膜的作用和鸡蛋膜相似，因为大蒜膜所含的大蒜素成分也能杀菌消毒。

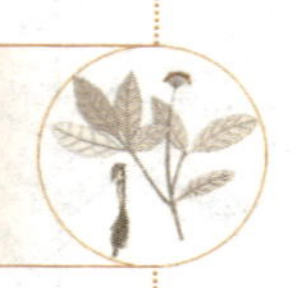

扭伤肿胀，就涂仙人掌止痛消肿

生活中，急性软组织损伤是常有的事，如踝扭伤、腰扭伤等，急性软组织损伤需要及时治疗，治疗不当可成劳伤。急性软组织损伤的治疗原则，首先是用局部冷疗，减轻局部炎症，控制肿胀继续扩大，减少内部的血肿形成，此时绝不能用热疗的方法，比如拿条热毛巾敷伤口。此时热疗会使肿胀更明显，炎症现象更严重，所以必须进行冷疗。一般在受伤24小时后，局部肿胀、炎症得到了控制，才能使用局部热敷的方法来加强局部的血液循环，促进组织的生长和修复。急性软组织损伤会引起毛细血管破裂出血，使血管壁的通透性增加，从而导致肿胀，由于创伤性血肿，或炎性反应物刺激局部神经又会导致疼痛，这时涂抹仙人掌可消肿止痛，效果显著。

外用药偏方

仙人掌泥

【原料】新鲜仙人掌适量。

【用法】刮去仙人掌外皮及刺捣成糊状，再均匀涂于干净布块或纱布上，覆盖于损伤部位并固定包扎，每日涂抹 2 次。

【功效】行气活血，清热解毒，消肿止痛。适用于急性扭伤、挫伤。

【附注】仙人掌性寒，味淡，具有行气活血、清热解毒、消肿止痛的功效。现

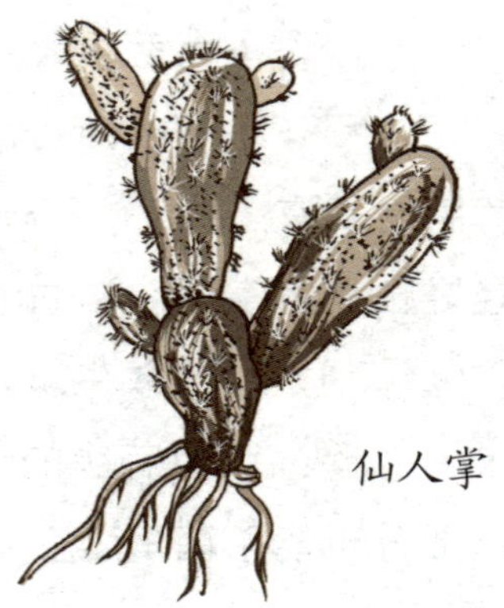

仙人掌

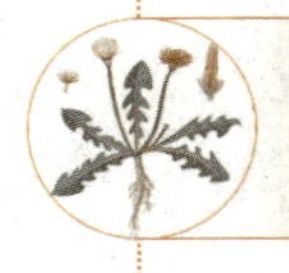

代药理研究显示，仙人掌的茎、果实均含有能镇痛和抗炎的成分，其中谷固醇为抗炎活性成分，三萜皂苷为镇痛活性成分，因此仙人掌既消炎又止痛，对于急性软组织损伤正好适合。

足跟痛，用对醋不再寸步难移

足跟痛多发于老年人，是指足后跟与地面接触时引发的疼痛，比如患者在早晨起床或者睡久、坐久了之后站立，尤其是刚抬脚走的那几步最痛，行走时间过长疼痛还会加重。足跟痛并不是足跟处长了骨刺，主要是跟骨及周围软组织因慢性损伤，产生了无菌性炎症而引起的。西医治疗此病有一个见效很快的方法，就是在足跟处注射激素。激素直接作用于炎症部位，从而抑制炎症反应。但在感受神经分布密集的足后跟打针注射，疼痛感非常强烈，很少人能接受这种治疗方法。下面介绍两个偏方，虽然起效慢，要一个月左右才能痊愈，但花费小，无不良反应。

外用药偏方

陈醋泡脚

【原料】陈醋适量。

【用法】把陈醋加热后倒进洗脚盆里，泡脚约30分钟，每日2次，连续浸泡1个月。

【功效】改善足跟深处的血液循环，消炎止痛。适用于足跟痛。

【附注】醋煮热了泡脚跟，一方面，通过温热刺激改善足跟深处的血液循环，起到止痛、消炎的作用；另一方面，醋的主要成分

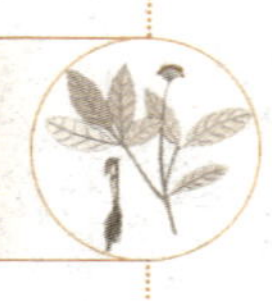

醋酸，可以消除足跟深处的无菌性炎症。在治疗期间，患者应该尽量少走路。如果无法避免长时间的走路，应该穿上厚厚的软底鞋，或者在足跟处垫上厚一点的软垫子，尽可能地给足跟足够的休息和保护。

温馨提醒

跺脚跟也可治疗足跟痛。患者坐在椅子上跷脚，让脚背向上，只剩脚跟着地，然后用足跟反复跺击地面，力量由轻到重，频率由慢而快，跺脚的力量要以患者能忍受的疼痛为限。每日进行多次，坚持跺一个月。跺脚跟的方法，相当于给脚跟按摩，改善局部的血液循环，带走炎性物质。另外，在跺脚撞击地面的过程中，也会改变足跟深处受伤的软组织结构。

压疮，巧用云南白药配蜂蜜来对付

长期卧床患者，由于体力极度虚弱，或感觉运动功能丧失，无力变换卧位，加之护理不当，致位于体表骨隆突和床褥之间的皮肤组织，甚至肌肉，因持续受压，局部缺氧，血管栓塞、组织坏死腐脱而形成的溃疡，称为压疮。压疮多发生于年老体弱、长期卧床、瘫痪及不能自动翻身的患者。初起时局部有一破损面，或为小红斑，色呈暗红，很快形成皮肤发黑，干性坏死，四周的皮肤肿势平塌散漫，腐肉脱落形成溃疡，经久不敛。

压疮产生的主要原因是由于局部组织长期受压而持续缺血、缺氧、营养不良致使组织血脉瘀阻、溃烂、坏死。治疗应以促进局部血液循环，改善局部营养状况为主。此外，床边护理工作十分重要，要勤翻身，保持疮面清洁，这是促进疮口愈合的必要条件。治疗压疮用偏方云南白药蜂蜜糊，轻松治疗效果好。

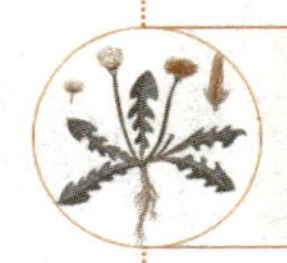

外用药偏方

云南白药蜂蜜糊

【原料】碘酊、无菌棉签、生理盐水、干净的纱布、胶布各适量，云南白药1～3克，3.5倍于云南白药量的蜂蜜。

【用法】用碘酊清洁疮面，无菌棉签蘸取生理盐水擦净疮面及周围皮肤；将云南白药加蜂蜜，调成糊状，用棉签蘸糊，涂在患处，外用干净的纱布覆盖一层；最后用胶布固定。每日换药1次。

【功效】促进局部血液循环，改善局部营养状况。适用于压疮。

【附注】云南白药主要成分为三七、冰片、麝香等，具有化瘀止血、活血止痛、解毒消肿的功效。蜂蜜性平，味甘，具有解毒疗疮的功效，两者合用，更有助于压疮的治疗。

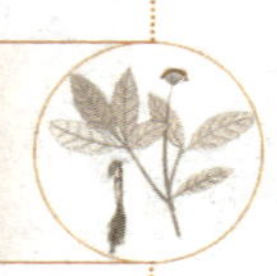

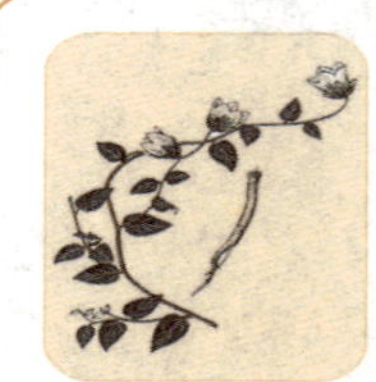

男科老偏方

阳痿，丹参红花酒让你“坚挺”

阳痿是指在性交时阴茎不能勃起或勃起不坚，不能进行正常的性生活，是男子性功能障碍之一。阳痿的原因是多方面的，有大约50%的阳痿患者患的是血管性阳痿，血管性阳痿是由阴茎血管病变引起的。正常情况下，血液流进阴茎的海绵体里，海绵体充血胀大，阴茎就会勃起。而血管性阳痿患者因血管狭窄，导致血液无法及时流进阴茎，从而导致阳痿。血管性阳痿其实是心血管疾病、脑血管疾病的先兆预警信号，因为血管性阳痿患者阴茎的微小血管已经发生了病变，导致血液无法顺利流动；病情再发展，就轮到心脏、大脑这些器官的大血管发生病变，血管狭窄不通，最终导致冠心病、脑梗死之类的重大疾病。血管性阳痿患者，可以用食疗偏方丹参红花酒来治疗。

血管狭窄易致血瘀，丹参红花酒专门用来活血化瘀。其既能预防冠心病，对心脏的血管进行活血化瘀，喝的时间长了，又能对阴茎的血管活血化瘀，血管性阳痿也就治愈了。

养生食疗偏方

丹参红花酒

【原料】丹参60克，红花15克，白酒500毫升。

【用法】将丹参、红花放入白酒中密封浸泡1个月，每日饮1～2小杯。

【功效】活血化瘀。适用于阳痿中属于血管性勃起功能障碍者。

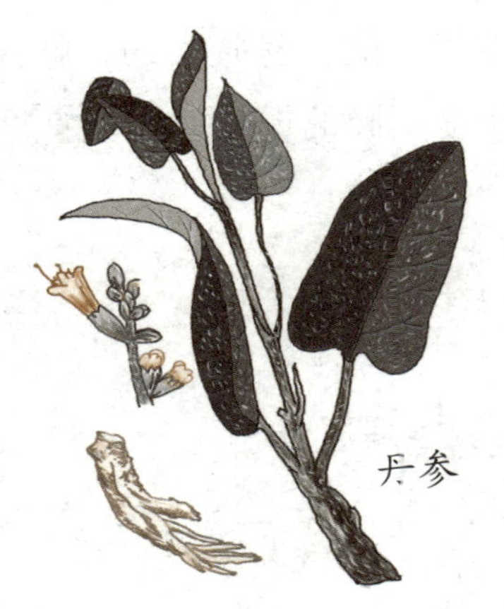

【附注】丹参具有活血祛瘀、凉血消痈、养血安神的功效。现代药理研究表明，丹参对心血管系统具有多方面的作用：能增加冠状动脉血流量，扩张周围血管，降低血压；对心肌有明显的保护作用，还能缩小心肌梗死范围；能改变血液流变性，降低冠心病患者的血浆黏度，加速红细胞电泳率，进而改善微循环。红花具有活血祛瘀的功效。现代药理研究表明，红花能增加冠状动脉流量及心肌营养流量，降低冠状动脉阻力，对心肌缺血及心肌梗死有明显的治疗作用。

肾阳虚尿频，用对妙方不用慌

凡排尿次数增多者称为尿频。尿频的产生可以由生理性和病理性两方面因素造成。生理性尿频指正常人因大量进水、出汗减少、气温降低、精神紧张等原因引起的尿频，而病理性尿频包括各种尿路感染、尿路结石、前列腺肥大等，主要因为炎症或异物刺激压迫尿路，导致尿频。

中医学认为，肾主水，人体的排尿功能与肾相关。因为肾与膀胱是互相络属、互为表里的。小便的排泄与储留，全靠膀胱气化所司约，而膀胱要靠肾阳的温养，才能气化津液和司开阖以约束尿液。肾气充足，温煦膀胱，人体水液就会正常代谢。但肾阳不足，

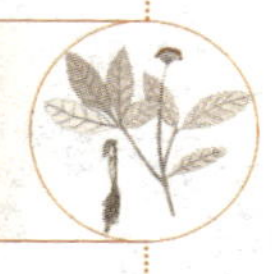

中气下陷，膀胱失约，就会导致膀胱气化不利，从而引起尿频。肾阳虚引起的尿频，可用食疗偏方缩尿汤来治疗。

养生食疗偏方

缩尿汤

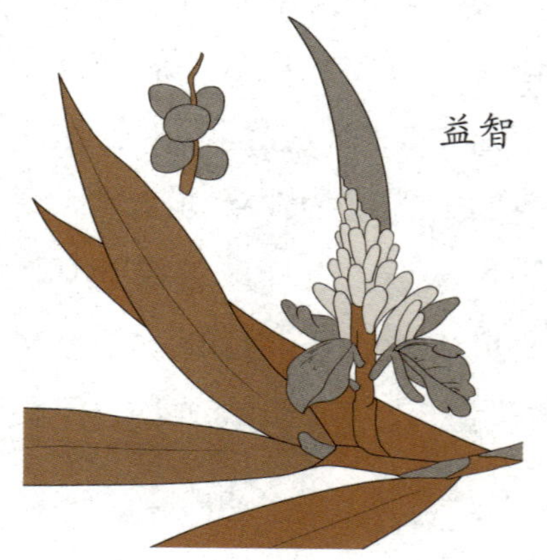

【原料】乌药、益智、山药各10克。

【用法】上述3种药加3碗水煎至1碗水服用，每日1剂，每日1次，连服1个月为1个疗程。

【功效】补肾固精，温肾缩尿。适用于老年人肾阳虚引起的尿频。

【附注】乌药性温，味辛，入胃、肾经，具有温肾散寒、行气止痛的功效；益智性温，味辛，入脾、肾经，具有补肾壮阳、温脾暖肾、涩精固气、悦色延年、提高记忆力的功效；山药性平，味甘，入脾、肺、肾经，上能养肺，中能补脾，下则益肾，药性平和，阴阳兼补，不燥不腻，具有补脾养胃、生津益肺、补肾涩精的功效。三者共奏补肾固精、温肾缩尿之功。服用本方，能使肾虚得补，精气益固，寒气温散，遗尿自止。

慢性前列腺炎，多喝山楂水

慢性前列腺炎分为细菌性的慢性前列腺炎和非细菌性的慢性前列腺炎。细菌性的慢性前列腺炎临床所占的比例很小，在10%以

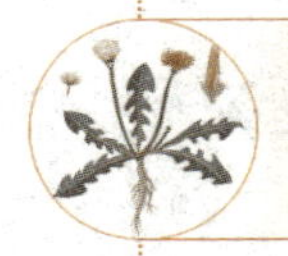

内，非细菌性的慢性前列腺炎临床上占90%以上。由于前列腺扼守着尿道上口，一旦发炎，首先排尿就会受到影响，从而导致尿频、尿急、下腹隐隐作痛等，还会导致性功能障碍，给男性带来难以言状的痛苦。消炎针、消炎药虽然能暂时消除症状，但是一段时间后又会复发。不过，只要不是细菌感染的，非细菌性的慢性前列腺炎也不可怕，通过偏方自己调节完全可以治愈。

养生食疗偏方

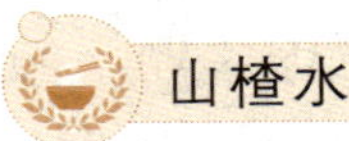

山楂水

【原料】山楂50~100克。

【用法】每天用山楂泡水，代茶常饮。

【功效】消炎，抗水肿，促进尿道平滑肌松弛。适用于慢性前列腺炎。

【附注】山楂中富含一种叫槲皮素的有益成分，槲皮素具有消炎、抗水肿、促进尿道平滑肌松弛等作用，很适合治疗慢性前列腺炎。山楂泡水当茶喝，不仅能治疗慢性前列腺炎，还有降脂、开胃的作用，非常适宜长期饮用。

温馨提醒

每天按摩小腹也可治疗非细菌性的慢性前列腺炎。具体操作如下：每天起床和睡前，先排空小便，然后平卧屈腿，放松小腹，搓热双手，右手平放在肚脐下方，左手压在右手上，按顺时针方向缓慢按摩。刚开始的时候，每天按摩50圈，以后逐渐增加到100圈或更多。这个方法主要是通过对腹部穴位的刺激，达到一定的治疗效果，虽然做起来有些麻烦，但只要坚持锻炼，不仅对慢性前列腺炎有疗效，身心也会倍加舒畅。

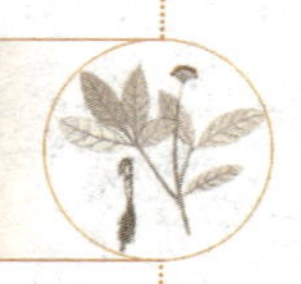

肾虚引起腰痛，自制杜仲酒能解决

中医学认为，腰为肾之府，故腰痛与肾的关系非常密切。一般肾虚引起的腰痛，腰痛发作时以酸软为主，且患者会反复发作，喜按揉痛位，且伴有膝腿无力的症状。

从现代的观点看，导致腰痛的原因很多，而且每个人的症状也不大一样，中医讲的肾虚腰痛，尤其是老年人的肾虚腰痛，与西医学中骨质疏松引起的腰痛关系最为密切。现代药理学研究发现，杜仲含有作用于成骨细胞的活性物质，对于防治骨质疏松有很好的疗效。

养生食疗偏方

杜仲酒

【原料】杜仲50克，白酒或米酒500毫升。

【用法】将杜仲切碎，放入酒中浸泡，密封，浸泡1周后就可饮用。每日2次，每次10毫升，1个月为1个疗程。

【功效】补肝益肾，活血通络。适用于中老年人因肾虚引起的腰痛。

【附注】杜仲性温，味甘，入肝、肾经，具有补肝肾、强筋骨、安胎的功效。现代临床也认为，杜仲可治疗肾虚腰痛、腰膝乏力、眩晕耳鸣、阳痿早泄、小便清长及高血压等症。

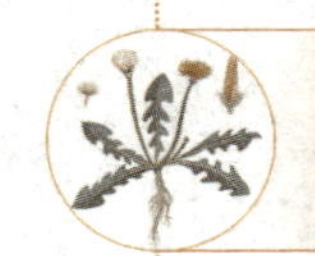

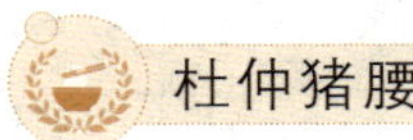

杜仲猪腰

【原料】杜仲30克，猪腰1个，调味料适量。

【用法】将猪腰洗净，从中间剖开，去掉筋膜，切成片；将猪腰片与杜仲一起放入碗中，加调味料；将碗放入蒸锅中隔水蒸至猪腰片熟透，去掉杜仲即成，只吃猪腰，7～10日吃1次，一般1个月左右为1个疗程。

【功效】补肝肾，强筋骨。适用于中老年人因肾虚引起的腰痛。

【附注】按照中医“以形补形”的理论，猪腰有滋补肾阴的作用，不过此方起主要作用的还是杜仲，猪腰只是辅助。猪腰不宜多食，尤其是肾气虚寒者不宜食用。

前列腺增生，油菜花蜜解决难言之隐

前列腺增生症，旧称前列腺肥大，是老年男子常见疾病之一，为前列腺的一种良性病变。临床上主要表现为尿频、尿急、排尿困难、夜尿多等，其发病原因与人体内雄激素与雌激素的平衡失调有关。在增生的前列腺组织里，含有一种叫DHT的超强劲的雄激素，这种激素直接导致了前列腺增生。既然DHT雄激素是引起前列腺增生的罪魁祸首，那么治疗此病就要设法减少患者体内的DHT雄性激素。目前有一种叫非那雄胺的药，已经成为公认的治疗前列腺增生的有效药，它能抑制体内的一种酶，从而减少DHT含量。不过，此药有明显的不良反应，会导致男人性功能下降、阳痿等，让很多老年男子望而却步。而食疗小偏方油菜花蜜能轻松解决前列腺增生患者的难言之隐。

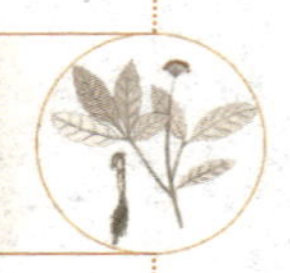

养生食疗偏方

油菜花蜜

【原料】油菜花蜂蜜1勺。

【用法】取油菜花蜜，用温开水冲服，每日2次，1个月为1个疗程，可长期服用。

【功效】减少雄激素，改善尿道黏膜及其周围组织水肿，缩小前列腺体积。适用于轻微前列腺增生者。

【附注】油菜花里含有一种叫甾醇类的成分，具有抗前列腺增生的功效，它能对抗雄激素，使雄激素的量减少，并能改善尿道黏膜及其周围组织水肿，缩小前列腺体积，味道香甜且没有不良反应。此外，油菜花蜂蜜里还含有多种氨基酸、维生素、矿物质等营养成分，若长期服用，既能防治前列腺增生，又能增强人体免疫力。

肾结石，玉米须磁化水防治妙方

泌尿系统结石属中医石淋、血淋、癃闭、腰痛等范畴，疼痛是肾结石的主要症状，疼痛在肾区域或上腹部，可为钝痛或绞痛。其形成原因非常复杂，一般认为其病因是肾、膀胱湿热，所以中医学认为清热祛湿是此病的常见治疗原则。

西医治疗肾结石一般是通过手术将结石取出，以绝后患，但做手术花费高，手术后的复发率也不低。据统计，肾结石的男性患者复发率大概为 80%，女性则为60%，且容易引起一些并发症。所以肾结石患者可以试一试中医的非手术疗法即食疗小偏方玉米须磁化水，玉米须磁化水也有很好的利尿、溶石、排石作用，对于预防结石的产生也有很大的意义。

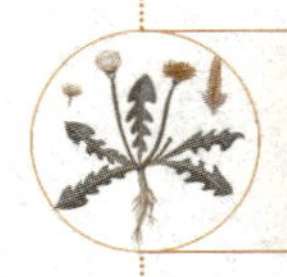

养生食疗偏方

玉米须磁化水

【原料】玉米须50克左右。

【用法】每日将玉米须加适量水大火煮沸后，转小火煎15～20分钟，至药液为300毫升左右，再将药液置于磁化杯中，放置数小时后，当茶饮用。药液饮毕后，还应注意尽量用磁化杯饮用磁化水，每天饮用1500毫升左右。1个月为1个疗程。一般应使用1～2个疗程。

【功效】利尿，去湿，清热。适用于肾结石。

【附注】玉米须多糖成分具有明显的利尿作用；玉米须对尿液中草酸钙晶体具有抑制作用。临床试验也表明，玉米须煎水服用治疗肾结石的有效率达60%。磁化水是现代发现的一种防治肾结石的方法，其具体机制还不太清楚，但临床试验证实其确有一定的效果。

阴囊湿疹，外敷中药穿心莲

阴囊湿疹又称为“绣球风”，现代医学认为本病是外因与内因共同作用引起的：男性的阴囊表面有很多皮肤皱褶，这些皮肤皱褶看上去很厚，但实际上却是又松又薄的一层皮肤，非常敏感，如阴囊常处在高温潮湿的环境下，汗水难以挥发，极易造成阴囊皮肤受

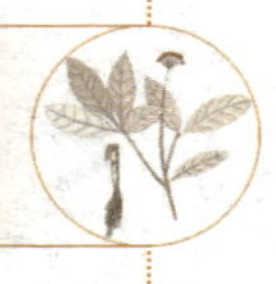

损，并引起局部炎症，这是外因；过敏体质的人如阴囊皮肤受损，会引发体内免疫系统的过敏炎症反应，这是内因；内外因相结合，就会导致阴囊湿疹的发生。由于部位敏感，患者往往会讳疾忌医，经常自己购买些激素类药物外用，但很多人用药后只能获得短暂的效果，一旦停药即迅速复发，而且症状更加严重。中医学认为，本病是由于体内湿热下注，加上风、湿等外邪侵袭共同所致。男性患阴囊湿疹不需要去医院，用小偏方穿心莲糊外敷就能轻松治好。

外用药偏方

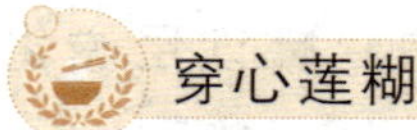

穿心莲糊

【原料】20片穿心莲，甘油100毫升。

【用法】将穿心莲片碾成粉末，加甘油调成糊状，敷于病灶处，上面再用纱布覆盖后以胶布固定，每次外敷30分钟以上，每日使用2次，一般1周左右即可痊愈。

【功效】清热祛风，化湿。适用于高温高湿环境引发的阴囊湿疹。

【附注】穿心莲具有清热祛风、化湿的功效，常用于风热感冒、咽喉肿痛、泄泻等症，对于阴囊湿疹也适用。现代药理研究发现，穿心莲具有调节免疫系统功能、抗过敏、对抗炎症反应的功效，这对于阴囊湿疹患者的过敏体质有针对性治疗作用；此外，穿心莲还能抗菌、抗病毒，应用于病灶局部皮肤，能起到防治皮肤感染，促进皮肤愈合的效果。甘油主要是为了滋润皮肤，有利于受损皮肤愈合。

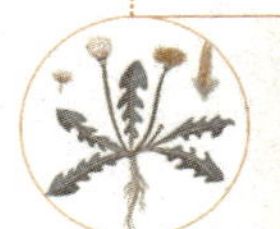

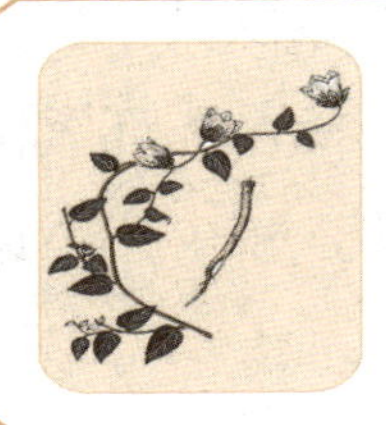

妇科老偏方

原发性痛经，吃维生素E疼痛消

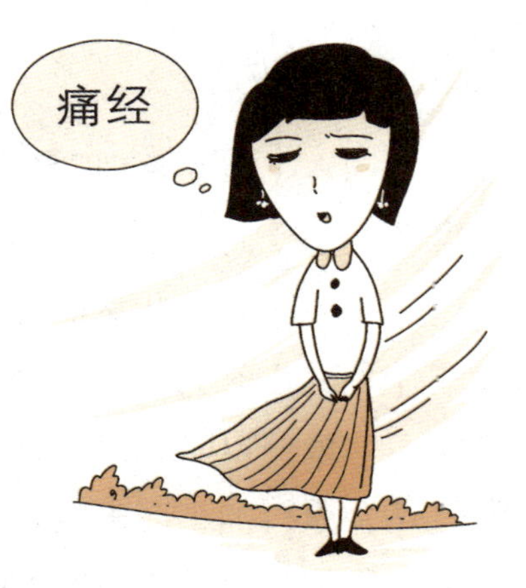

痛经是困扰很多女性的一个常见问题，它是指经期前后或行经期间，出现下腹部痉挛性疼痛，并有全身不适，严重的甚至会影响日常工作和生活。痛经又分为原发性痛经和继发性痛经。原发性痛经指的是从有月经开始就发生的腹痛，生殖器官无明显器质性病变的月经疼痛，又称功能性痛经，常见于未育女性。

对于原发性痛经的原因，现代医学认为，原发性痛经与体内的前列腺素水平有关。痛经患者的体内前列腺素含量比正常人高，尤其是“不良前列腺素”含量明显较高。人体内有很多种前列腺素，其中大部分前列腺素对人体是有益的。但有两种前列腺素PGF2α和PGE2却是“不良前列腺素”。这些“不良前列腺素”会刺激女性的子宫，引起子宫血管发生强烈收缩，缺血缺氧，然后就产生了剧烈的疼痛。从痛经的原理出发，不管使用什么手段进行治疗，最终目的都是降低并清除“不良前列腺素”。吃避孕药、止痛药就能起到这

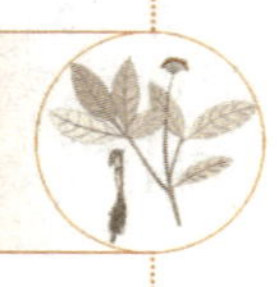

个作用，但有明显的不良反应。吃维生素E也能降低并清除“不良前列腺素”。不良前列腺素在体内合成、产生，需要磷脂酶A_2和环氧化酶进行加工；维生素E恰恰能够抑制这两种酶的活性，减少“不良前列腺素”的产生，降低其含量，从而防止痛经发生。

中医学认为，痛经是气血不畅所致。阴阳失衡、气血失调、脏腑功能失常会导致冲任瘀阻，胞宫经血流通受阻，引起疼痛，即所谓“不通则痛”，或者冲任、胞脉失于濡养，“不荣而痛”。

养生食疗偏方

维生素E

【原料】维生素E适量。

【用法】月经来潮前2天至月经第3天每天服用1粒维生素E。

【功效】活血化瘀。适用于原发性痛经。

【附注】在月经前一周左右应当注意忌口，不要吃奶制品，少吃肉，最好以吃素为主。因为“不良前列腺素”是由“花生四烯酸”这个原料加工而来的，而“花生四烯酸”主要存在于奶制品和肉类中，所以应提前在饮食中避免或减少这类食品。

温馨提醒

震腹法也可治疗原发性痛经，具体做法是：在来月经的前3天左右，取仰卧位，全身放松，将掌心置于神阙穴（肚脐），靠腕关节带动掌指关节，产生柔和的震颤并作用于腹部，震颤的频率要高。每次操作10～20分钟，每日1次。通过在腹部的高频率按摩，能达到通血脉、通气的效果，对于原发性痛经正合适。此外，如果觉得震腹动作自己难以做到，可以在来月经前3天，每日在肚脐及以下的小腹处多拔几个火罐，也能达到同样的效果。

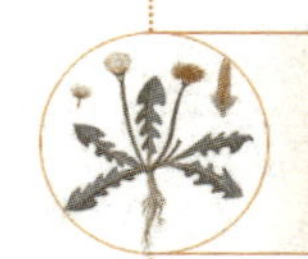

急性乳腺炎，芒硝和大黄外敷轻松治

急性乳腺炎是由细菌感染引起的乳腺组织急性化脓性病变，多见于哺乳期，尤其是初产后3～4周的妇女，由致病菌金黄色葡萄球菌、白色葡萄球菌和大肠埃希菌引起。婴儿在吃奶时，可能会损伤乳头，给细菌入侵制造方便之门；另外，婴儿患有口腔炎或婴儿口含乳头睡觉，都可能使细菌直接通过乳腺导管开口，进入乳房里发生感染。病初仅表现为乳房部红肿热痛，如处理不及时，可形成脓肿、溃破或瘘管。常伴有皮肤灼热，畏寒发热，患乳有硬结、触痛明显、同侧腋窝淋巴结肿大等症状。

本病治起来不难，主要是解外毒、散瘀积，用中药中的“抗生素”——芒硝和大黄就行了。除了芒硝、大黄这个方子，还有一个蒲公英薄荷饮的食疗偏方也可以使用。

外用药偏方

芒硝大黄散

【原料】芒硝60克，大黄30克。

【用法】将芒硝、大黄研成粉末后混匀，装入一个缝制的薄布口袋，封口；将口袋外敷在乳房肿块表面，面积略大于肿块，然后戴上乳罩固定住就可以了。

【功效】解毒散结。适用于急性乳腺炎。

【附注】芒硝是散结的好手，大黄则是泻火解毒的好药，它对金黄葡萄球菌很敏感，能够抑制细菌的蛋白质、核酸的合成，从而达到杀菌的效果。两种药配合，一个解毒，一个散积，效果特好。

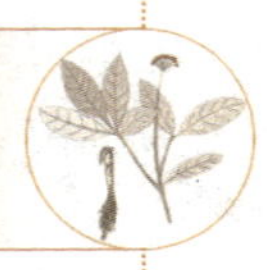

温馨提醒

如果乳腺已经化脓了，出现了明显的发热症状，光用这个方子外敷就不保险了，还得接受抗生素治疗，甚至可能需要引流排脓，才能保证疗效。一般情况下，芒硝大黄外敷法每天要外敷至少6小时，时间越长效果就越好，但每天一定要更换一次。此外，在治疗期间，暂时不能给宝宝喂奶，而且每天都要按摩乳房，尽量把奶水挤光，否则瘀积的乳汁就会为细菌繁殖创造条件。

养生食疗偏方

蒲公英薄荷饮

【原料】蒲公英10克，薄荷、鲜葱须、菊花、陈皮各5克，白糖50克。

【用法】将上述5味药及白糖同放入茶壶内，用沸水闷浸15分钟，频饮。

【功效】清热解毒，疏肝散结。适用于急性乳腺炎。

【附注】蒲公英、菊花清热解毒，消痈散结；陈皮、薄荷疏肝理气；葱须配薄荷有发散作用。本方适于乳痈初起红肿热痛之证。

乳腺增生，防治方法力求三合一

乳腺增生，医学上认为是由于乳腺生理性增生过度和复旧不全所造成的乳腺组织结构紊乱，它是乳腺组织的一种既非炎症又非

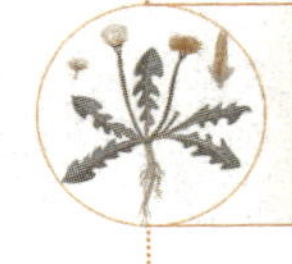

肿瘤的良性增生性病变。乳腺增生发病的根本原因是女性内分泌失调、雌激素过多。乳腺增生具体表现为乳房的不同部位出现了肿块，质地柔软，边界不清，可活动，常伴有不同程度的疼痛。尤其在月经前、劳累后或是生气(中医称气郁)等情绪波动时，肿块增大，疼痛加重，而在月经后肿块明显缩小，疼痛减轻。乳腺增生可发生于青春期后任何年龄的女性，但以30—50岁的中青年妇女最为常见。

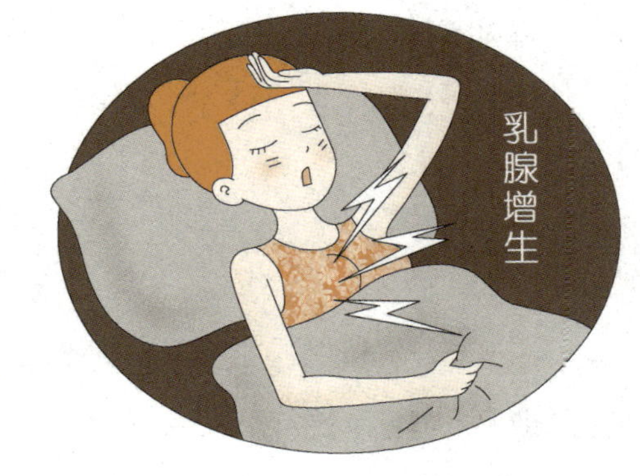

如今，乳腺增生患者数量有增长的趋势，主要因素有两个：一方面，现代人的精神压力大，精神因素直接导致了女性内分泌紊乱，即中医说的肝郁气滞导致冲任失调进而引起肿块。另一方面，乳腺增生还与饮食有关。我们现在吃的肉类，养殖时加了不少额外的饲料，这样的肉类吃多了，日积月累，体内的雌激素过多，就会引起乳腺增生。

由于乳腺增生并不影响生活，且只有极少数个例发展成为乳腺癌，所以一般女性朋友并不在意。实际上，对乳腺增生，女性朋友既不必紧张，又不能放任不管，延误病情。乳腺增生患者不妨试用以下的食疗偏方。

养生食疗偏方

昆布萝卜汤

【原料】昆布100克，萝卜300克，食盐、葱、姜末、酱油、鸡精、香油各适量。

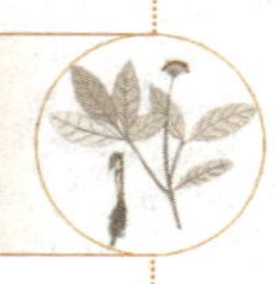

【用法】昆布洗净切丝，萝卜切条，在砂锅内倒入适量清水，放入昆布、萝卜条、葱、姜末、酱油煮熟，再放入适量食盐、鸡精、香油调味即可。

【功效】活血，消肿，散结。适合气滞型的乳腺增生患者。

芝麻尖椒海带

【原料】熟芝麻30克，青尖椒、红尖椒各50克，昆布250克，姜末、酱油、食盐、醋、白糖、香油各适量。

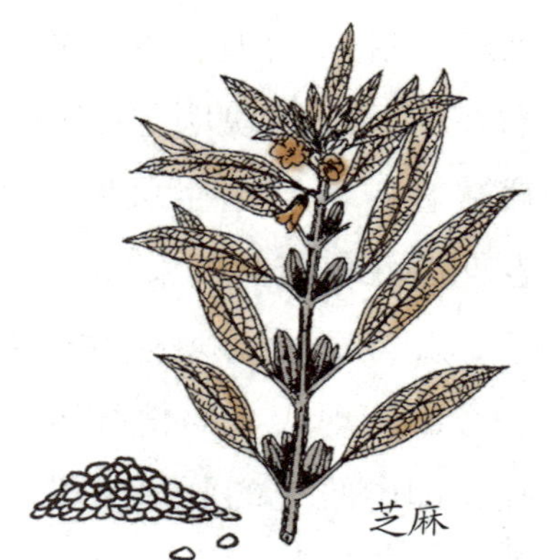
芝麻

【用法】昆布洗净备用；青尖椒、红尖椒去蒂、去子后洗净、切成丝，分别放入开水中焯一下，捞出过凉，沥干水分；将昆布、尖椒丝同姜末、酱油、食盐、醋、白糖、香油搅拌均匀，再撒入熟芝麻即可。

【功效】清热，活血，消肿。适用于乳腺增生患者。

【附注】昆布对乳腺增生有一定的辅助治疗作用。昆布含有大量的碘，碘可以刺激垂体前叶分泌黄体生成素，促进卵巢滤泡黄体化，从而使雌激素水平降低，恢复卵巢的正常功能，纠正内分泌失调，常吃可消除乳腺增生的隐患。

经期乳房胀痛，喝玫瑰花金菊饼茶

一些女性患者检查没有乳腺增生等妇科疾病，但乳房胀痛也会伴随月经周期而发，胀痛多在经前2～7日，在经前2～3日到达高峰，月经一来疼痛自消。有少数女患者自排卵开始就出现乳房胀

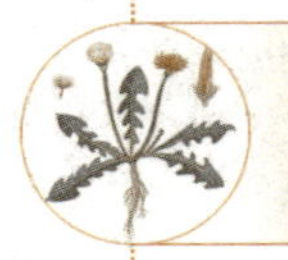

痛，一直到经期来临疼痛才开始消失或减轻。乳房胀痛程度因人而异，大部分人都有胀、痛、痒的感觉，疼痛厉害的，连衣服都不能碰触；还伴有经前烦躁易怒、失眠多梦等症状。这种情况可以试试食疗偏方玫瑰花金菊饼茶。

养生食疗偏方

玫瑰花金菊饼茶

【原料】玫瑰花6克，金菊饼半块。

【用法】将玫瑰花从花蒂处取散瓣，洗净控干，金菊饼切碎，二者同放入有盖的茶杯中，用开水冲泡，盖上杯盖，闷15分钟即可，频频饮用，可冲泡3～5次，当日饮完，玫瑰花瓣、金菊饼一并嚼服；隔日可泡服1剂，经前连服7日。

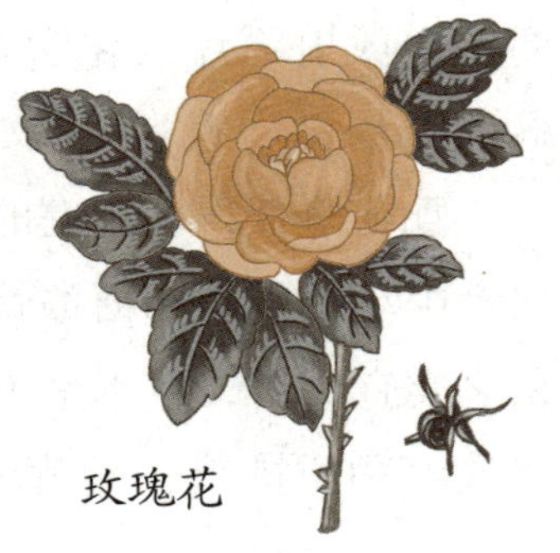
玫瑰花

【功效】疏肝理气，止痛。适用于经期乳房胀痛的患者。

温馨提醒

情绪波动大、爱生闷气、容易抑郁焦虑的女性更易发生经期乳房胀痛，患乳腺增生的概率也较大。所以有这个毛病的女性，平时要注意保持良好的情绪，生活要有规律，要劳逸结合，才能防止病情复发。

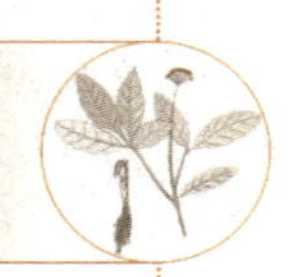

预防乳腺癌，小小胡萝卜有大功效

乳腺癌是发生于乳腺的小叶和导管上皮的恶性肿瘤。主要表现为乳房肿块。本病属中医乳岩、乳石痈范畴，病机是由于情志不舒、肝气郁结或冲任失调、气血不畅，以致气滞血瘀、痰热瘀毒内结乳中而成乳癌。乳腺癌治以手术切除为主。有时需要结合放射治疗或化学药物治疗。食疗对于预防乳腺癌可起到积极的作用。

如何降低得乳腺癌的风险，饮食原则有两条：一是从幼儿起，饮食中动物脂肪和糖类就不宜过高，注意膳食平衡；二是蔬菜、水果之类宜常食，但水果不能代替蔬菜，蔬菜中的纤维素有利于肠道将致癌物质排出，而黄绿色蔬菜中所含的β-胡萝卜素对乳腺癌的生长有抑制作用，而胡萝卜里富含的β-胡萝卜素最高。所以经常食用胡萝卜有助于防治乳腺癌。

养生食疗偏方

胡萝卜炒菠菜

【原料】胡萝卜150克，菠菜100克，食用油、食盐各适量。

【用法】胡萝卜洗净，去皮，切丝；菠菜洗净，入开水锅中焯熟后切段；锅置火上，倒食用油烧热，放入胡萝卜丝翻炒至将熟时，加入菠菜，放食盐炒匀出锅。

【功效】防癌，抗衰老。适用于预防乳腺癌。

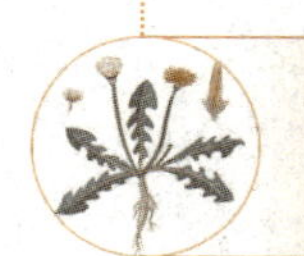

【附注】β-胡萝卜素存在于胡萝卜的细胞壁里，而细胞壁是纤维素构成的，人体难以直接把这个细胞壁消化破坏，吸收里面的β-胡萝卜素。只有通过切碎、炒熟、咀嚼等方式，才能有效地破坏掉细胞壁，释放出里面的β-胡萝卜素。而需要加植物油快炒的原因是，因为β-胡萝卜素完全不溶于水，却溶于植物油。所以加多点植物油，就能够最大限度地将胡萝卜里的β-胡萝卜素释放出来。但是要注意，炒的时间不能太久，过度高温也会大量破坏β-胡萝卜素。

白带异常、外阴瘙痒，中草药来帮忙

白带异常、外阴瘙痒，这是女性私处常见的症状，瘙痒严重者影响工作和休息。引起这两个病的主要原因，其实就是外邪入侵引起的感染，主要常见的外邪是细菌、真菌、滴虫、病毒这四大类病原体。通常在妇科看外阴瘙痒、白带异常之类的病，一般都要进行妇检，取些分泌物送去化验，以确定致病原因，才能对症下药。比如真菌感染的就用抗真菌药，滴虫感染的就用专门的杀滴虫药等。而偏方参黄薄荷煎对因细菌、真菌、滴虫、病毒感染这四大类病原体引起的白带异常、外阴瘙痒都有作用，所以不管是哪类病原体引起的白带异常、外阴瘙痒，用此偏方治疗都有效。此外，白带异常、外阴瘙痒者，还要保持外阴清洁干燥，不用开水烫洗患处，清洗时不用强碱肥皂；浴具毛巾要个人独用。内裤以纯棉布料为宜，勤洗换。本病未愈应节制房事。

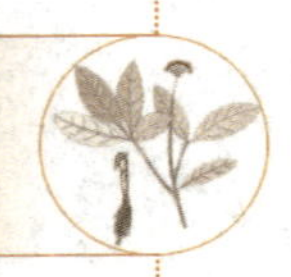

外用药偏方

参黄薄荷煎

【原料】苦参、大黄、蛇床子、地肤子、防风各30克，薄荷10克。

【用法】上述6味药先用冷水泡半小时，然后小火煎汤至剩余汤液约500毫升；冲洗下阴处、阴道处，尤其阴道深处应注意冲洗，坚持使用1周。

【功效】杀灭外邪。适用于细菌、真菌、滴虫、病毒感染引起的白带异常、外阴瘙痒。

【附注】蛇床子有杀滴虫的作用，单独用药时，只要有足够的浓度，30分钟后滴虫就会大量死亡；苦参具有杀真菌的作用，尤其对于引起妇科病的常见真菌白色念珠菌，效果尤甚；大黄里含大黄素，大黄素不仅能杀病毒，对真菌、细菌都有杀灭作用；地肤子对真菌、细菌都有杀灭作用；薄荷除了能杀病毒，也有较强的杀菌抗菌作用，且洗到身上也会感到凉爽舒服。这个偏方里的几味药配合起来，比单独一味药的作用更强，而且药效不会互相抵消，能把常见的细菌如金黄色葡萄球菌、大肠埃希菌等有效杀灭。

阴道干涩，猪肝豆腐汤成就“性福”

引起阴道干涩的常见原因有两个：一是体内性激素分泌不足，尤其是绝经后的老年人；二是与体内维生素B_2缺乏有关。体内维生素B_2缺乏，会导致皮肤黏膜受损，细胞代谢失调。在阴道处就会表

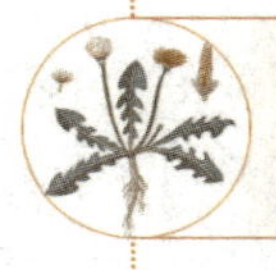

现为阴道干涩；在皮肤就会表现为皮肤干燥；还会表现为嘴角发炎、鼻子发干等。对于因体内维生素B_2缺乏而导致阴道干涩的中青年女性，可用食疗偏方猪肝豆腐汤来调理。

养生食疗偏方

猪肝豆腐汤

【原料】猪肝50～100克，豆腐250克，调味料适量。

【用法】猪肝、豆腐一起煮汤，加适量调味料食用，每周3次，一般1个月即可见效。

【功效】补充维生素B_2。适用于中青年女性阴道干涩、房事不利。

【附注】猪肝富含维生素B_2，常食能补充人体的维生素B_2；豆腐里含有的“大豆异黄酮”成分是一种植物雌激素，长期食用能起到补充体内雌激素的作用。此外，猪肝胆固醇含量高，多食会增加患心血管疾病的危险，但猪肝与豆腐搭配，就不必担心身体会吸收过多的胆固醇，因为豆腐中含有丰富的大豆卵磷脂，可控制血脂，二者是理想的饮食搭配。

温馨提醒

阴道干涩还可见于一种叫作“干燥综合征”的疾病。干燥综合征又称SS综合征，是口干眼干与结缔组织病并发的一种综合征。这是一种自身免疫性疾病，多发于40岁以上女性。表现为口腔唾液分泌减少甚至无分泌液，口腔黏膜随之无光泽，变薄发红；有干燥性角膜炎，泪液可呈黏丝状，阴道干涩也是其中一种比较次要的表现。如果是这种病，猪肝豆腐汤就不起作用了，一定要去医院诊治。

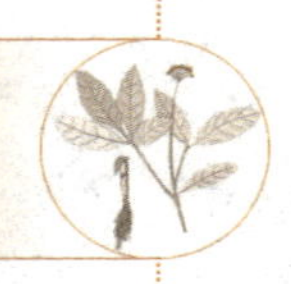

排卵期出血，淫羊藿是“妙药”

排卵期出血，即月经中期出血，是指患者月经周期正常，但在两次正常月经间隔的中期（恰好是排卵期）阴道会有一次少量出血，并可能伴着不同程度的小腹疼痛。这种出血量一般很少，有时仅表现为白带略有红色而已。出血的时间也不长，一般仅持续几个小时，长的也不超过2～3天。排卵期出血一般不是什么大病，其原因可能是由于排卵后卵泡破裂，体内雌激素水平急骤下降，不能维持子宫内膜生长，引起子宫内膜表层局部溃破、脱落，进而导致少量出血。当体内卵巢黄体形成后，分泌出足量的雌激素、孕激素，就会使溃破的子宫内膜表层迅速修复，出血也就停止了。女性排卵期出血不用慌，用食疗偏方淫羊藿茶就能轻松调理。

养生食疗偏方

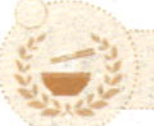

淫羊藿茶

【原料】淫羊藿10～15克。

【用法】将淫羊藿洗净，用开水泡10分钟饮用，重复泡饮3～5次，至无苦味时停用，以此为1剂。自月经结束后第9天起（也就是排卵期前6天左右），每天饮1剂，连用1周为1个疗程，月经第15天后停用。下个月经

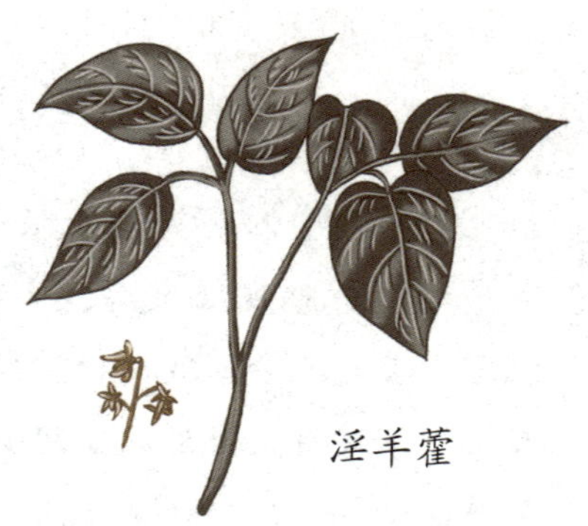

淫羊藿

周期重复使用，一般1个疗程见效。

【功效】补肾壮阳，祛风除湿。适用于排卵期出血（经间期出血）。

【附注】喝淫羊藿茶后可能大便稍稀，停药后就可恢复正常，喝此茶期间，还要忌食辛辣等刺激性食物，注意休息。

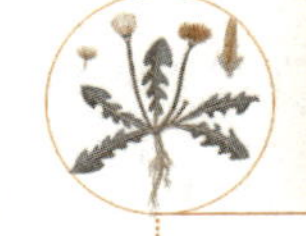

温馨提醒

从现代药理学的角度看，淫羊藿具有类似雌激素的作用，在排卵期到来前，即月经结束后9天左右开始服药，等于是提前服用少量的雌激素，这样可保证排卵后体内雌激素仍保持一定的水平，这样就能使子宫内膜维持生长，不至于溃破、脱落而出血。此外，淫羊藿还具有调节内分泌的作用，能够直接作用于高级生殖调控中枢。

更年期综合征，黑豆核桃除烦解躁

更年期综合征是女性在50岁左右的时候，由于生理规律，卵巢功能开始衰退，卵巢分泌的性激素数量下降，尤其是雌激素分泌减少，导致内分泌功能失调，自主神经功能紊乱所产生的一系列症状。雌激素减少的过程是缓慢的，有些女性由于身体适应性强，在这个减少的过程中并无不适症状出现，但不少女性却不能适应这种变化，从而出现烦躁易怒、焦虑、易激动、心慌、失眠等症状。

中医学认为，妇女到45岁以后，肾气渐衰，精血不足，经脉失养，冲任二脉虚弱，脏腑功能紊乱，阴阳失去平衡。更年期综合征证型分肾阳虚与肾阴虚，也有肾阴阳俱虚，虚实错杂并见，但以肾

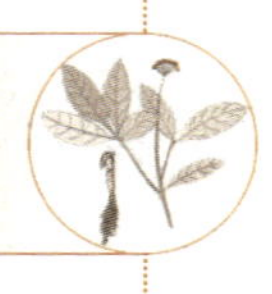

阴虚、肝火旺多见。肾虚是引发这个病的根本，可通过食疗偏方黑豆核桃粉来应对。

养生食疗偏方

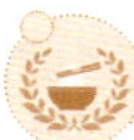

黑豆核桃粉

【原料】黑豆、核桃各适量。

【用法】取黑豆、核桃等量，共研细末，每次取5克，每日2～3次，开水冲服。

【功效】补充体内雌激素。适用于更年期综合征。

【附注】黑豆内含有植物性雌激素大豆异黄酮，作为食疗使用，能够补充体内雌激素，从而减轻体内雌激素缓慢减少的进程，且黑豆、核桃都是补肾佳品。

温馨提醒

本方不仅出现更年期症状的患者可以使用，未到更年期的中年女性也可提前使用，以预防更年期综合征的出现。此外，在更年期期间应注意劳逸结合，适当进行体育锻炼，合理饮食，保持心情舒畅。

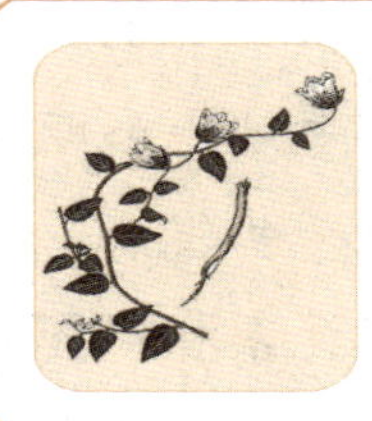

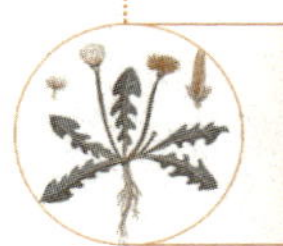

五官科老偏方

急性咽喉炎，巧用草莓、盐水和土豆能治好

急性咽喉炎即急性咽炎和急性喉炎，可单独发生，也可两病同发。急性咽炎主要表现为咽干、疼痛、灼热感、吞咽困难、唾液增多、咽黏膜急性充血水肿、悬雍垂肿胀、咽后壁淋巴滤泡有黄白色点状分泌物等症状。急性喉炎主要表现为声音嘶哑、喉痛、呛咳、多痰、声带充血、关闭不全等症状。可因伤风感冒引起，也可因发声不当或使用声带过多引起。平时接触有害气体、高温、粉尘者，遇到病毒入侵更易发病。中医学认为，本病因肺胃蕴热，复感风邪而致。急性咽喉炎发作时，我们可以使用一些清咽利喉的食疗偏方来改善。

养生食疗偏方

草莓治咽喉炎

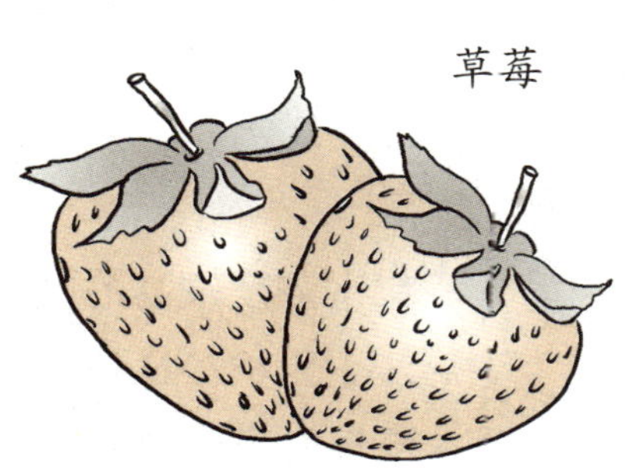
草莓

【原料】草莓适量。

【用法】取草莓适量，用盐水洗净，食用即可。

【功效】消炎止痛。适用于因咽炎而引起的咽干、咽喉肿痛、声音嘶哑等症。

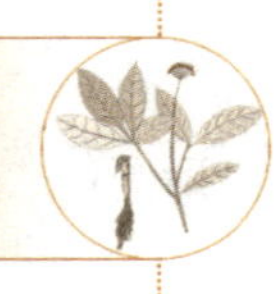

【附注】一般来说，咽喉炎如果没有导致高热、喉头水肿、化脓这些比较严重的症状，不用特别去吃药也可以，多喝水、多吃些含维生素C丰富的食物，就能帮助消炎和防止病情进一步发展。草莓是维生素C含量较高的水果，同时也含有多种营养元素和果胶，对肠胃也非常有益。因此用草莓来治疗咽喉痛，既能消除炎症，又不怕损伤肠胃，口味也好。

外用药偏方

土豆贴

【原料】新鲜土豆适量。

【用法】将新鲜土豆洗净切片，贴在发炎的咽喉部位，再用胶布固定。等土豆片干了以后再换新鲜的。

【功效】促进咽喉部的血液循环。适用于急性咽喉炎、扁桃体炎，对慢性咽喉炎、扁桃体炎也有疗效。

【附注】土豆含有胆碱烷衍生物茄碱，能促进局部的血液循环，咽喉部的血液循环加强了，这意味着有更多的免疫细胞能通过血液循环杀灭病毒，所以这个贴土豆片的方法，并不是直接杀细菌、病毒，而是通过扶正气来达到治疗目的。

浓盐水

【原料】浓度较高的盐水适量，医用棉签若干。

【用法】用棉签蘸浓度较高的盐水，伸到咽喉部位轻点，闭上嘴让盐水浸润发炎的部位；或用热水泡一杯浓盐水，水温下降成温水时，就开始漱口腔、咽喉，让浓盐水在咽喉停留大概20秒，然后吐掉，每隔10分钟重复漱口一次，连续10次即可。

【功效】杀灭细菌、病毒。适用于急性咽喉炎、扁桃体炎，对慢性咽喉炎、扁桃体炎也有疗效。

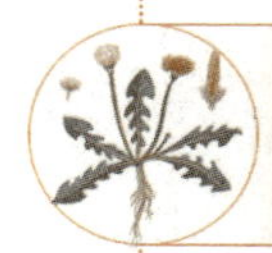

温馨提醒

急性咽喉炎如治疗不当，会转化为慢性咽喉炎，或并发中耳炎、鼻窦炎、肺炎等其他炎症，故应积极治疗。咽喉水肿严重影响吞咽者应尽早去医院诊治。平时应加强锻炼，提高机体抗病能力，防止伤风感冒。要注意保护声带，避免用嗓过度，尽可能避免接触有毒、有害气体和干热高温气体。

小儿得了中耳炎，黄连滴耳朵可恢复如初

化脓性中耳炎是耳科常见病，也是一种对听力造成极大危害的疾病。急性化脓性中耳炎好发于儿童，常继发于上呼吸道感染，咽鼓管途径为最常见的感染途径。现代医学认为，儿童咽鼓管宽短而平直，细菌很容易侵入中耳，引起中耳黏膜及骨膜急性化脓性炎症。化脓性中耳炎虽是小病，但马虎不得，特别是婴幼儿患者，由于不会表达，只能是莫名地哭闹、焦躁或者想用手拉扯耳朵，此时家长要高度重视，及时带孩子去医院就诊，避免迁延成慢性病，杜绝致聋的可能。

中医将化脓性中耳炎称为脓耳，系由肝胆湿热、肾阴不足、虚火上炎、热蒸耳道、络脉不通而致耳内红肿，甚者溃烂化脓。中药黄连苦寒，善清热燥湿、泻火解毒、清心经之火、清利肝胆湿热。治疗中耳炎，用黄连是个不错的选择。

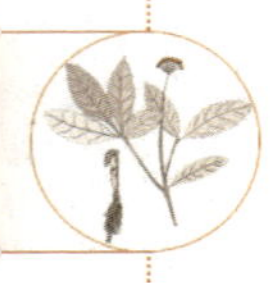

外用药偏方

黄连浓汁

【原料】黄连20克。

【用法】用黄连煎浓汁，外滴于小儿耳朵患部。每日3次，10日为1个疗程。

【功效】清热燥湿，泻火解毒。适用于中耳炎缓解期。

【附注】化脓性中耳炎常见的是由溶血性链球菌、金黄色葡萄球菌、肺炎双球菌及变形杆菌等致病菌引起。而黄连的主要成分是黄连素，它是一种生物碱，对以上致病菌等均有抑制作用，在体内可加强白细胞吞噬作用，有良好的利胆、扩张末梢血管、降压、解毒作用。

温馨提醒

中耳炎多是由感冒引起的，一定要预防孩子感冒。婴幼儿抵抗力弱，而且中耳构造还不完善，平时要注意哺乳姿势，避免母乳流入耳腔引发炎症。另外，小儿躺卧啼哭时眼泪进入耳道、洗澡时污水进入耳道、睡觉时异物入耳、随便给孩子掏挖耳朵、不小心损伤了外耳道黏膜或鼓膜等，都可能导致耳朵感染，所以家长平时一定要注意这些问题。

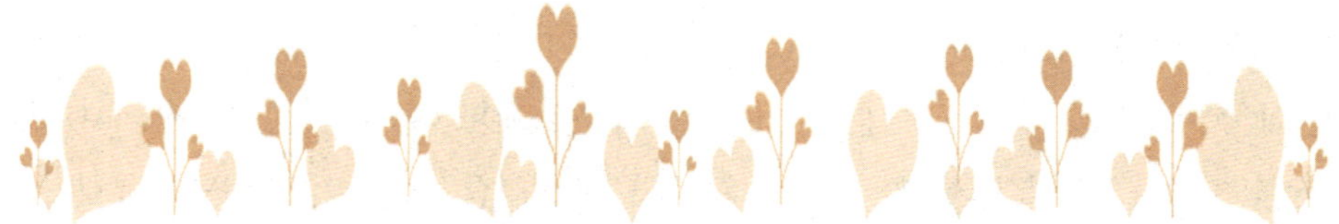

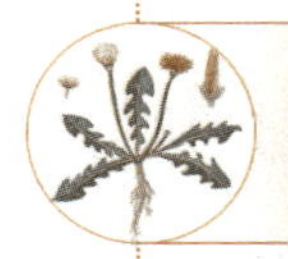

儿童牙周炎，快用生姜泡茶

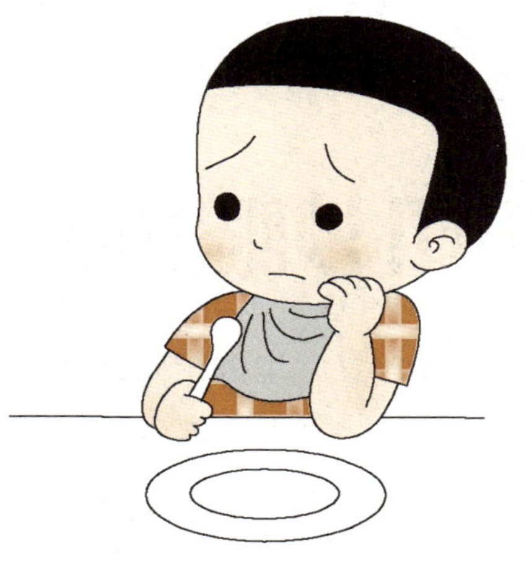

牙痛是口腔科最常见的症状之一，可由龋齿、牙周炎等多种牙源性疾病引起，以锐痛、钝痛、冷热刺激痛等为特征。牙周炎是侵犯牙龈和牙周组织的慢性炎症，成人和儿童都有可能得牙周炎，只是儿童牙周炎比成人牙周炎发展更快，在短时间内就会出现牙根暴露、牙齿松动的情况，一旦发现孩子患了牙周炎应尽快给孩子治疗牙病，并督促其每天用软毛牙刷认真刷牙。

中医学认为，牙痛由风热外感、胃火炽盛、风寒凝滞、虚火上炎等原因引起。

养生食疗偏方

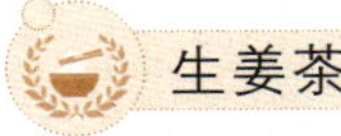

生姜茶

【原料】3～4片带皮的生姜。

【用法】将生姜切片，加适量的水煮开，可以根据水量酌情增加鲜姜用量，先用热姜水清洗牙齿，然后用热姜水代茶饮用，每日1～2次，一般6次左右即可消除炎症。

【功效】杀菌解毒，消肿止痛。适用于牙周炎。

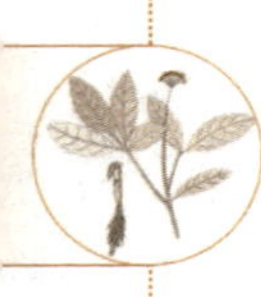

【附注】现代药理研究表明，生姜含有姜辣素、水杨酸、姜酚等多种化合物，其提取液对金黄色葡萄球菌、白色葡萄球菌、伤寒杆菌、铜绿假单胞菌等均有明显的抑制作用，能杀菌解毒，消肿止痛，对口腔内牙周致病菌也很有效果。生姜性温，味辛，属热性食物，过多食用会破血伤阴，尤其不适宜阴虚体质的人。

小儿沙眼泪流，菊花桑叶消炎不泪流

沙眼又称椒疮，为眼科最常见的疾病之一，是由沙眼衣原体病毒引起的一种慢性传染性结膜炎和角膜炎。有发痒、流泪、怕光、疼痛、分泌物多、异物感等症状，严重者可造成眼睑内翻倒睫，损害角膜，视力减弱，甚至失明，所以要重视此病的治疗与预防。

小孩儿患了沙眼，最麻烦的就是因为痒会不由自主地去揉搓，结果病情发展比较快。西医治疗主要是抗生素，常用利福平滴眼液、红霉素药膏等，但有些孩子因为抗生素用得太多，产生耐药现象，病情就会经常出现反复。所以小孩儿使用抗生素，一定要注意用药的量和时间，不能轻易给孩子用这些抗生素，可使用中药桑菊汤来治疗小孩儿的沙眼。

外用药偏方

桑菊汤

【原料】野菊花、桑叶各10克，白朴硝5克。

【用法】上述3味药水煎后去渣，取澄清液，每日分3次滴眼。

【功效】清热解毒，消肿散结。适用于沙眼。

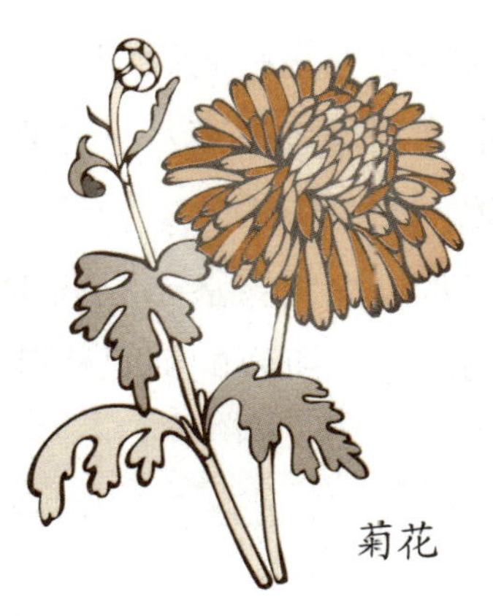
菊花

【附注】野菊花性凉，味苦、辛，清热解毒力很强，广泛用于治疗疔疮痈肿、咽喉肿痛、风火赤眼等症；桑叶性寒，味苦，入肝、肺经，具有疏散风热、清肺润燥、平抑肝阳、清肝明目、凉血止血等功效；朴硝为矿物芒硝经加工后的结晶，性寒，具有泻热、润燥、软坚的功效，多用来治疗实热积滞、腹胀便秘、目赤肿痛等症，跟野菊花和桑叶配合，治疗沙眼效果很好。

温馨提醒

小孩儿沙眼是一种常见的儿童眼病，因沙眼衣原体的传染力很强，稍不注意卫生，就很容易感染。所以要格外注意小孩儿的卫生习惯，用个人毛巾和脸盆，不可长期在过度疲劳的状态下使用眼睛。一旦小孩儿眼睛有不适，家长要给予重视，先到医院进行确诊，如果患了沙眼，要积极治疗，同时加强消毒，注意水源清洁，培养孩子的良好习惯。

红眼病，用野菊花水洗洗好得快

红眼病又称为急性结膜炎，是由于病毒、细菌感染所致，好发于春、秋二季，具有很强的传染性。表现为结膜充血水肿，渗出物增多，眼睛有烧灼、刺痛和异物感。角膜受损后有畏光流泪、视

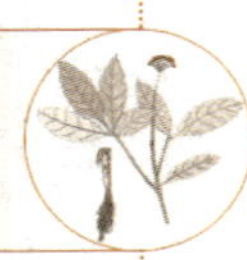

物模糊等角膜刺激症状。红眼病如由细菌感染引起，用抗生素眼药水（氯霉素眼药水、金霉素眼药膏、氧氟沙星眼药水等）就可以见效，如由病毒感染导致，用抗生素就没有用了，而应该用抗病毒眼药水，如阿昔洛韦眼药水等。而用小偏方野菊花水洗眼对因病毒或细菌感染所致的红眼病都有效。

外用药偏方

野菊花水

【原料】野菊花（新鲜的最佳）100克。

【用法】野菊花煮水或用开水泡5～10分钟，冷却后外用消毒后的纱布擦洗眼睛10分钟以上，让水液进入眼皮下，使眼睛能接触到野菊花水，每日2～3次。一般当天就能见效，坚持用上几天，就能治好红眼病了。

【功效】抗菌，抗病毒。适用于红眼病、针眼。

【附注】野菊花含有丰富的黄酮类化合物，具有抗菌、抗病毒的作用，用于治疗红眼病具有较好的效果。针眼又称睑腺炎，是发生在眼皮上的一种脓肿。本病的病原菌主要是葡萄球菌侵入睫毛根部的皮脂腺内，引起感染化脓。由于野菊花有抗菌的效果，所以擦洗同样有效。

养生食疗偏方

明目粥

【原料】菊花、枸杞子各10克，决明子10～15克，粳米50克，冰糖适量。

【用法】将菊花、枸杞子、决明子共入砂锅中，加清水适量，煎煮30分钟，弃渣留汁；药汁中加水适量，下入粳米煮粥，煮至粥将熟时，加入冰糖，再煮片刻即可食用。每日1次，一般7日左右即可见效。

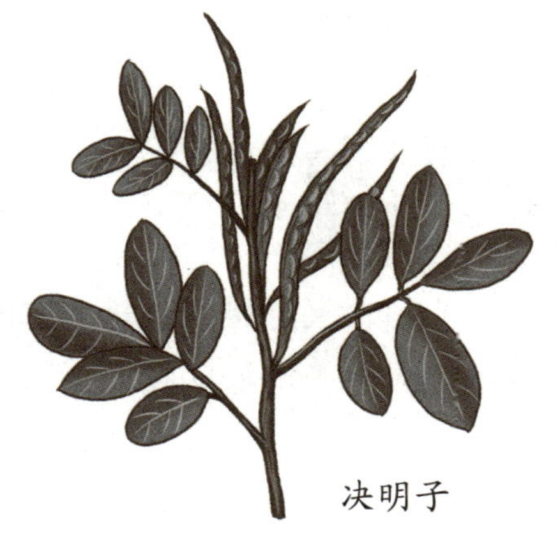
决明子

【功效】疏风清热，平肝明目。适用于红眼病。

【附注】决明子自古以来就是清热明目的要药，现代药理研究证实，决明子所含的有效成分具有调节免疫、抑菌及明目等作用；白菊花有抗炎解热的作用，能抑制肝脏中胆固醇的合成和加快胆固醇的分解代谢；枸杞子中胡萝卜素含量显著高于水果、蔬菜，还含有维生素E、维生素D、磷脂及硒等成分，这些都是眼睛保健的必需营养。三种中药与有益肠胃的粳米合煮成粥，对红眼病有辅助的食疗作用。

温馨提醒

红眼病传染性极强，只要健康的眼睛接触了患者眼屎或眼泪污染过的东西，如毛巾、手帕、脸盆、书、玩具或门把手、钱币等，就会受到传染，在几小时后或1～2天发病。所以加强预防是防治红眼病的根本途径。一旦患病，要立即做好隔离，对患者的物品消毒，同时注意个人卫生，不共用毛巾、脸盆。勤洗手，保持眼部清洁，及时治疗，以免发展成慢性结膜炎。

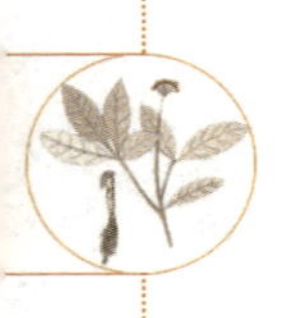

流鼻血，一瓶冰水让你鼻血不流

流鼻血又称鼻衄，是一种由多种疾病引起的常见鼻部症状。出鼻血后人出于本能反应，会马上把头往后仰，不过这样做没有太大的意义，鼻子里的血会流到鼻腔后方，进入咽喉，甚至可能会咽到食管里。所以流鼻血的时候，科学的做法是把头向前倾，让血自动从鼻孔里流出来。流鼻血者应保持镇静，减少活动，用冷毛巾敷额头进行持续的冷刺激等多种方法迅速止血。出血轻者可用鼻翼部加压法压迫止血，仍不能止者，可准备些冰水，将小手帕卷成细条状并浸泡在冰水里，再塞进出血的鼻孔里，越深越紧越好，其目的是直接压迫出血点，刺激局部的血管并使之收缩，同时将鼻子整个浸泡在冰水里，加强冷刺激。如果鼻子出血量很大，也可以直接把鼻腔浸泡在冰水里。

本病属中医血症范畴，有虚证和实证之分。实证因肺热、肝火、胃热引起；虚证由肝、肾、肺三脏阴虚所致。

外用药偏方

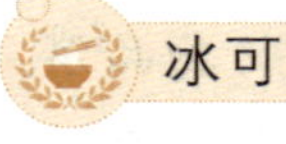

冰可乐

【原料】冰可乐1瓶。

【用法】紧捏住鼻梁上部硬骨两侧的凹陷处，喝一口冰镇饮料，不要咽下，含在口里即可，用力将冰镇饮料瓶紧贴于前额。

【功效】压迫止血，进行冷刺激。适用于轻度的流鼻血者。

【附注】以上止鼻血方法儿童、成人都适用。采用以上方法

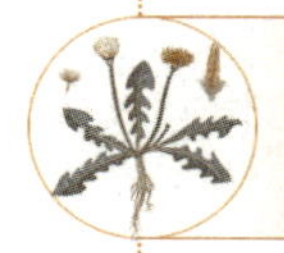

不奏效者，应立即送医院做后鼻孔堵塞、血管结扎术等止血治疗。血止后应辨清起病原因，有针对性地治疗原发病。中医辨虚证和实证，是指导用药的基本前提。

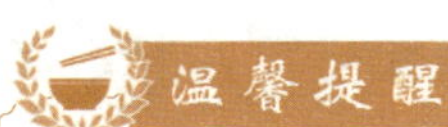

温馨提醒

平时要注意鼻腔卫生，改掉挖鼻习惯。多食新鲜时令瓜果蔬菜，忌食辛辣厚味，保持心情舒畅，养成良好的生活习惯。伴高血压者，在治疗的同时要注意避免负重、低头弯腰时间过久等可能引起流鼻血。

老年性口干，枸杞治疗奇妙又简单

正常情况下，人如果运动量大或长时间不停地说话，就会感觉口干舌燥，一般情况下歇口气、喝点水就能缓解。但随着年龄增大，产生口干症状的原因就不仅仅是讲话多、运动量大了。从中医角度来说，这种老年性口干是因为阴阳皆衰、阴液不足，尤其是肾精不足时，嘴里的津液稀少。从西医角度来说，如果排除其他疾病导致的口干，它是由于人的器官衰退，分泌唾液的腺体功能下降所致。治这种老年性口干，用食疗偏方枸杞子就简单易行。

养生食疗偏方

枸杞子

【原料】枸杞子30克。

【用法】将枸杞子洗干净，每晚睡觉前慢慢嚼服，一般10天

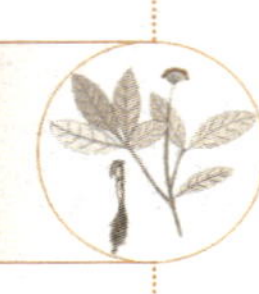

后就会见效。

【功效】补肾益精，养肝明目，润肺生津。适用于阴液缺乏的老年口干症患者。

【附注】枸杞子是一味著名的补阴中药，具有补肾益精、养肝明目、润肺生津等功效，对于阴液缺乏的老年口干症患者十分有效。现代研究也发现，枸杞子具有清除体内自由基、调节免疫、延缓衰老的作用。此外，它还能有直接刺激唾液腺分泌唾液的功能，而且咀嚼动作本身就能刺激唾液的分泌。

鼻窦炎，盐水冲鼻子治好不用愁

鼻窦炎是一种鼻窦黏膜的化脓性炎症，鼻寒、头昏痛、流脓涕为其常见症状，有急性、慢性之分。急性者常因伤风感冒引起，来势急剧，发热，咽干，胃口差，打喷嚏，严重者可有眉宇间、眼眶上方或鼻背两侧的骨壁压痛。慢性者常因急性鼻窦炎医治不力、邻近器管炎症（如龃齿）、污水入鼻等原因引起，表现为程度不同的鼻塞、鼻黏膜水肿、肥厚、息肉样增生以致阻塞鼻道造成呼吸困难。用小偏方盐水冲鼻子可从根本上治好鼻窦炎。

外用药偏方

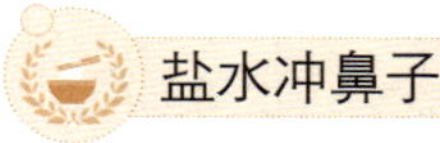

盐水冲鼻子

【原料】食盐2～3克，温开水100毫升，去掉针头的注射器1个。

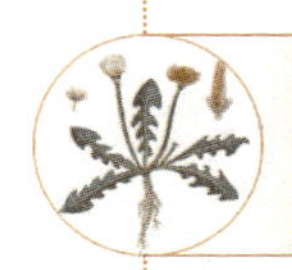

【用法】将食盐和温开水调成2%～3%浓度的盐水，用去掉针头的注射器抽取盐水，快速将盐水注入鼻腔，待鼻腔里的液体流出后，再换另一侧鼻腔，反复多次冲洗。

【功效】消除水肿、炎症，并明显提高鼻腔黏膜处纤毛的功能。适用于急慢性鼻窦炎。

【附注】使用2%～3%的盐水是因为这个浓度的盐水能消除水肿、炎症，并明显提高鼻腔黏膜处纤毛的功能。这个方法要长期坚持，才能保证鼻窦开口畅通，提高鼻腔纤毛的功能，增强鼻腔处的免疫力，防止反复发作。

过敏性鼻炎，辣椒水擦鼻巧对付

过敏性鼻炎以阵发性鼻痒、喷嚏、流清涕为主要特征，可伴有不同程度的鼻塞、嗅觉减退、头痛、耳鸣、流泪、声音嘶哑、咳嗽、哮喘等症状。患者多属过敏体质，当吸入粉尘、花粉、皮屑、真菌等，或食入鱼虾、牛奶等食物，或接触碘酊、某些化妆品等，都可能发生过敏反应，引起本病。中医学认为，本病是由肺脾气虚或肾元虚亏所致。根治过敏性鼻炎的发作现在还是个世界性的难题，不过对它进行控制却是非常容易的。外用小偏方辣椒水擦鼻可以让过敏性鼻炎保持半年到一年不复发。

除了用偏方辣椒水擦鼻控制过敏性鼻炎外，患有过敏性鼻炎的人平时还要加强体育锻炼，增强体质，防止伤风感冒。除食物性过敏原要尽可能避免外，还应避免接触粉尘、药物、螨、化学品等过敏原。

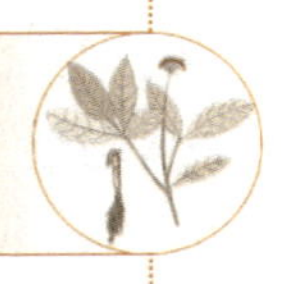

外用药偏方

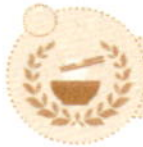

辣椒水擦鼻

【原料】干红辣椒1～2个。

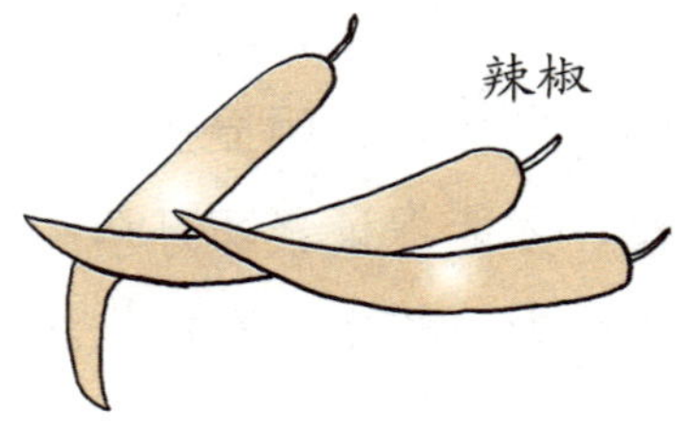

【用法】将干红辣椒用开水泡10分钟，或小火煮10分钟，再用棉签蘸辣椒水，伸入两个鼻孔里涂抹。每日1次，7～10日为1个疗程。

【功效】消除过敏原。适用于过敏性鼻炎。

【附注】鼻子接触过敏原后，鼻腔黏膜会出现炎症，进而导致过敏性鼻炎；在炎症过程中需要一种P物质（是广泛分布于细神经纤维内的一种神经肽）的参与，如果鼻腔里没有这种P物质存在的话，那么过敏性鼻炎就不会发作了。辣椒里富含的辣椒素就能消耗P物质，使它完全消除，这样再接触过敏原的时候，鼻炎就不会发作了。

温馨提醒

辣椒有很强的刺激性，开始使用时患者会感觉不舒服，甚至还会使鼻涕增多。但用的时间久了、次数多了，辣椒素慢慢消耗掉P物质后，刺激反应也就消失了。这个疗法可以让过敏性鼻炎保持半年到一年不复发，但是这个偏方并不能让过敏性鼻炎永久断根，P物质只是暂时让辣椒素给消耗光了，以后还会重新生长出来。

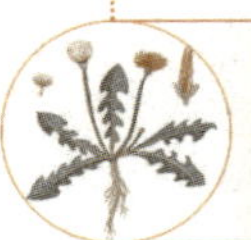

皮肤科老偏方

宝宝长痱子，桃叶煮水洗澡解烦忧

痱子是一种夏季最常见的皮肤急性炎症。常由外界气温增高时，汗液分泌过多而停留于皮肤表面所致。表现多为密集红色小豆疹或小疱，感染后可发展成脓疱疮或疖肿，有瘙痒和灼热感。发生的部位，以头、面、胸、腹、肩颈、肘窝和股部较多。痱子主要是由于汗孔堵塞引起的，宝宝皮肤细嫩，汁腺功能尚未发育完全，而热天温度高，孩子本来就容易出汗，但是汗孔堵塞了，排不出去。汗腺导管内汗液潴留后，因内压增高而发生破裂，汗液渗入周围组织引起刺激，于是自汗孔处发生痱子。用小偏方桃叶煮水给宝宝洗澡就能轻松治疗痱子。

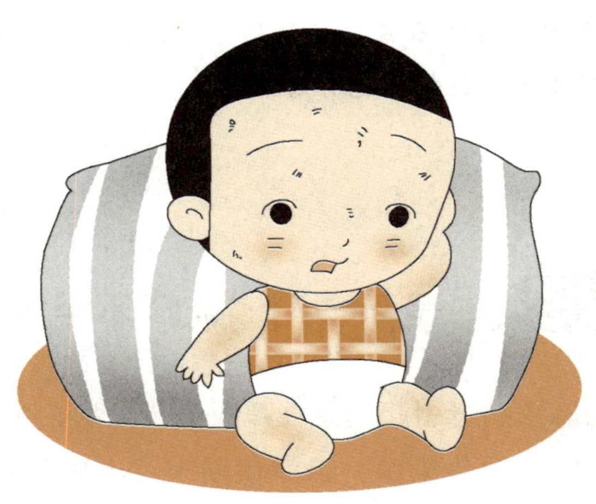

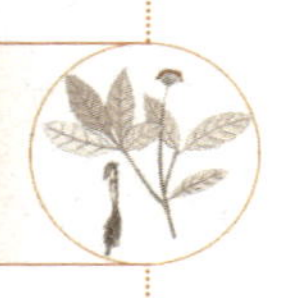

外用药偏方

桃叶水

【原料】新鲜桃叶100克（干品50克）。

【用法】将桃叶用清水1000毫升煎汁，水煎到还余50%的时候，可以用此水直接涂抹患处，或兑入洗澡水中洗澡。

【功效】解毒消炎，止痛止痒。适用于长痱子的患者。

【附注】解决宝宝痱子的根本所在，就是要解决孩子的排汗问题。而桃叶的“发汗”功能正是直接针对这一症状的。现代药物学研究发现，桃叶的成分中含有柚皮素，柚皮素具有显著的抗炎作用，桃叶中还含有丹宁，丹宁可使痱子迅速消散，并起到解毒消炎、止痛止痒的作用。

温馨提醒

用桃叶来洗澡，不仅对痱子有效果，对带状疱疹等皮肤病也有一定的效果。当然，对于小孩子容易长痱子，除了使用偏方外，父母也应该注意孩子在热天时的清洁卫生，多给孩子洗澡，注意给孩子穿通爽透气且吸汗的衣服，皮肤尽量保持干燥，食物中注意有一定瓜果蔬菜的搭配，这样就能有效预防。

小儿麻疹，荸荠酒酿汤麻疹不用慌

麻疹是由麻疹病毒引起的急性呼吸道传染病，主要靠空气飞沫传染，患者是唯一的传染源，自潜伏期末至出疹后5日内均有传染

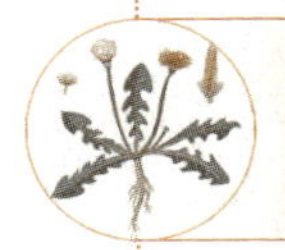

性，多见于婴幼儿。临床以发热、眼结膜炎、上呼吸道炎症、麻疹黏膜斑和全身性斑丘疹、疹退后糠麸样脱屑，并留有棕色色素沉着为特征。病程中可出现肺炎、喉炎、脑炎等并发症。患病后一般可获得持久免疫力。

小儿麻疹主要是因为麻疹病毒引起的，麻疹病毒在现代医学上暂无特效抗病毒药物，主要根据麻疹的不同程度，用透疹、清热、解毒等治法，使疹毒外透来减轻临床症状，减少并发症的发生。食疗偏方荸荠酒酿汤可治疗小儿麻疹。

养生食疗偏方

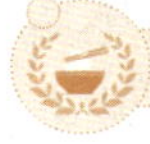

荸荠酒酿汤

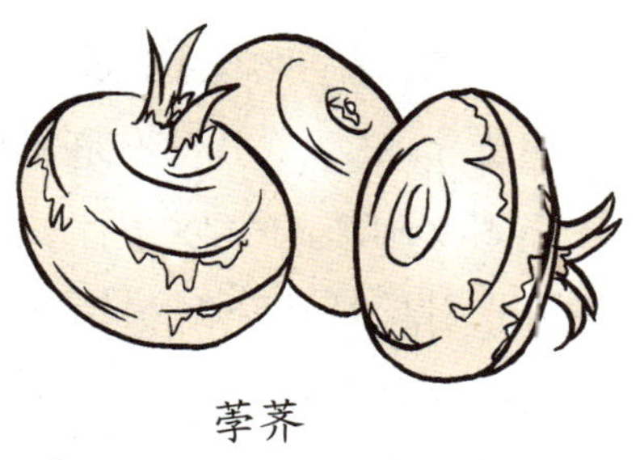

荸荠

【原料】酒酿100毫升，鲜荸荠10个。

【用法】荸荠去皮、洗净、切片，然后将酒酿和荸荠片加水少许，煮熟，连荸荠带汤汁吃完，每日2次。

【功效】催发生疹，使热毒外透。适用于小儿麻疹。

【附注】荸荠酒酿治小儿麻疹这个方出自《良方集要》："荸荠捣汁，和白酒酿炖温服之。"是相当符合医理的。酒酿为糯米和酒曲酿制而成的酵米，性温，味甘、辛，具有活血补气、散结通乳、消肿托毒的功效，酒酿性善窜透，升发，用以佐药，发痘疹，托疮毒，活血行经，散结消肿；荸荠性寒，味甘，常作为阳热亢盛和热病后期、阴虚内热者的调养品，具有清热化痰、开胃下食、生津止渴、凉血解毒的功效，并能除胸中实热，疗膈气，能明耳目，既可作水果生食，也可作菜肴煮食。二者结合，能够催发生疹，从而达到热毒外透的功效。

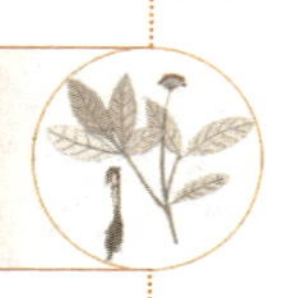

小儿冻疮，抹抹大蒜安然过冬早预防

冻疮是指局部皮肤、肌肉因寒气侵袭、血脉凝滞，形成局部血液循环障碍，而致皮肉损伤的疾病。受冻疮困扰的主要是儿童、妇女及老年人，多患于手、足、脸颊、耳郭等暴露部位。寒冷的刺激造成局部毛细血管的收缩，血液循环发生障碍，时间一长，局部组织就会缺血缺氧而发生坏死。在复温的过程中，由于收缩的毛细血管迅速扩张，造成局部的血液瘀积，坏死组织水肿、溃烂，形成冻疮。所以治疗冻疮最根本的方法，在于加强易生冻疮部位的血液循环能力。对于年年复发的冻疮，用小偏方大蒜治就有很好的效果。

中医学认为，引发冻疮有内外两个因素，外因是寒气外袭，特别是在潮湿刮风的气候条件，内因是素体阳虚，不耐其寒，两者共同作用，引起经络阻塞，气血凝滞，形成冻疮。

冻疮以外治法为主，同时也可配合适当的内治法。当然，对冻疮还是应着重于预防，每到冬季来临之际，注意手、足、耳等部位的保暖和干燥，对易生冻疮的部位应多活动多摩擦，以保持局部血液循环的通畅。平时应增强体质，加强耐寒训练。此外要注意手足受冻后不要立即烤火或用热水浸泡，以免加重组织的瘀血水肿，从而促使冻疮的发生。

外用药偏方

大蒜治冻疮

【原料】独头蒜1个（紫皮效果更好）。

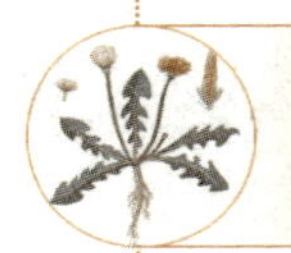

【用法】大蒜去衣捣烂后，放在太阳下面晒热，在易发冻疮部位反复揉擦，每日揉擦4～5次，连擦4～5日。

【功效】加速血液循环。适用于冻疮。

【附注】大蒜性温，味辛，具有散瘀消肿、解毒杀虫、祛风邪、祛风湿、健脾胃等多种功效。散瘀消肿、祛风湿，就是指大蒜对于活血化瘀、去湿消寒方面的功效。现代科学对大蒜功能的研究更证明了这一点，大蒜能够抑制动脉硬化、扩张血管、加速血液循环、使手脚发热、降低血小板浓度。这一功能针对冻疮成因中的血管瘀血，能起到疏导的作用，同时也能有效保障那些受冻后的毛细血管供血，从源头上解决生冻疮的问题。

小儿口角炎，花椒水外擦来疗伤

口角炎俗称“烂嘴角”，是不同因素所致的口角部位的皮肤及其临近黏膜的急性或慢性炎症。主要在儿童间流行，与化脓性球菌或白色念珠菌感染或缺乏维生素B_2、维生素P等有关。表现为口角潮红、起疱、皲裂、糜烂、结痂、脱屑等。患者张口易出血，吃饭说话均受影响。用小偏方花椒煮水外涂就可轻松治好。

外用药偏方

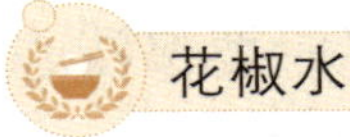

花椒水

【原料】花椒适量。

【用法】将花椒加适量水煮5分钟左右，用棉签蘸花椒水，涂在嘴角炎患处，每日2～3次，一般涂2～3日就好了。

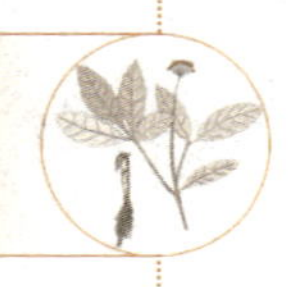

【功效】抑菌杀菌，麻醉止痛。适用于小儿口角炎。

【附注】花椒水煮好后，家长可自己涂一点，如只有轻微的麻痹感，可直接涂在孩子的嘴角，如嘴唇感觉明显刺激，就要再加点水降低药液浓度。花椒是一种天然的抑菌药物，对多种杆菌及球菌都有明显的抑制作用，对引起感染性口角炎的金黄色葡萄球菌等也具有抑菌作用；花椒所含挥发油有局部麻醉及止痛作用，可缓解口角炎的痛感。花椒既能抑菌，又能接触小儿的口腔，比较适合用来治疗小儿的口角炎。

赶走青春痘，内治外调让你有面子

青春痘又称痤疮，中医名为粉刺，多发于青春期男女。多发于脸部、前胸、后背等皮脂腺丰富、出油比较多的地方，表现为黑头、丘疹、脓疮、结节、囊肿等症状。本病病因既与内分泌异常、雄性激素水平增高有关；又与细菌感染，如痤疮棒状杆菌的寄生有关；也与代谢紊乱、皮脂腺分泌旺盛和胃肠功能障碍、便秘等有一定的关系。痤疮切忌用手挤捏、剥除，否则容易继发感染，遗留瘢痕。可适当用硫黄香皂擦洗，以减少油腻。平时要保持心情舒畅和大便畅通，注意食用偏凉性的新鲜时令蔬菜水果。

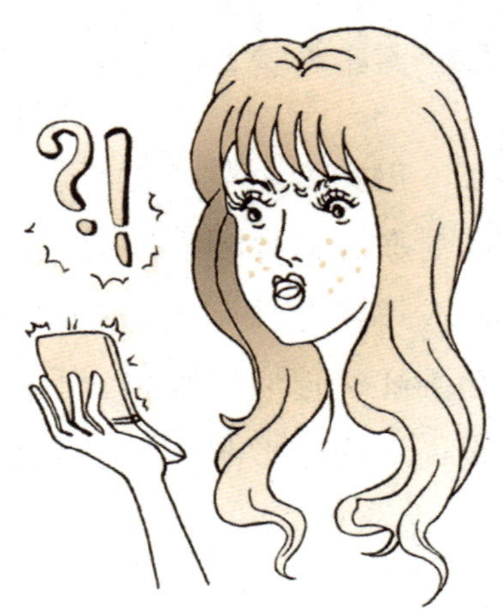

中医学认为，痤疮是因肺气不清、外受风热，或因过食辛辣油腻，胃肠湿热内生，蕴阻于肌肤而成。

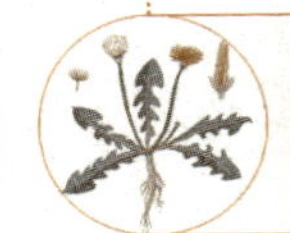

外用药偏方

白果治痤疮

【原料】白果1～2颗。

【用法】晚上睡前用温水清洗痤疮患处后，将白果去壳切开，用白果切开的面频搓患处，一边搓一边削去用过的部分，换新鲜的切面继续搓。次日早上洗干净，一般用药1～2周痤疮就可消失。

【功效】杀菌消毒，抑制炎症。适用于痤疮红肿、发炎、脓疮。

【附注】白果有微毒，可在耳后皮肤先试用，无异常，再用于脸部和其他痤疮患处。

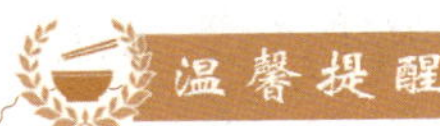

白果外用有杀菌消毒的功效，对于因细菌感染发炎而导致的痤疮可谓对症下药。白果里含有一种叫白果酸的成分，对于引起痤疮的痤疮丙酸杆菌和表皮葡萄球菌均有较强的抑制和杀灭功能，此外，白果内含有的白果内酯有抑制炎症反应的作用。

养生食疗偏方

绿豆薏苡仁薄荷粥

【原料】绿豆、薏苡仁各30克，薄荷6克，冰糖适量。

【用法】绿豆、薏苡仁用小火煮烂，加少许冰糖，最后加薄荷煮沸取出，待温食用。

【功效】利水渗湿，清热排脓，消炎止痛。适用于痤疮红肿、发炎、脓疮等症。

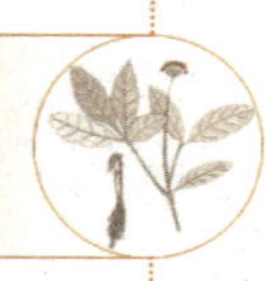

扁平疣，有了蒜瓣不再招人烦

扁平疣是由疣病毒引起的赘生性病毒性皮肤病，多见于青年男女，尤以青春期前后的少女为多，所以又被称为青年扁平疣，俗称“扁瘊”。它主要出现在面部、手背以及手臂上，也可出现于颈部、腕部、膝部等处。一般都是黄豆或米粒大小，呈圆形、椭圆形或不太规则的多边形，境界明显，颜色要么是跟正常的肤色一致，要么就是淡褐色、褐色、淡黄或淡白色。治扁平疣有许多简便易行的办法，用蒜瓣切片治扁平疣就是一个很好的方法。

中医学认为，本病由肝火妄动、气血不和、外感风热之毒阻于肌肤所致，又与个人免疫力有关，“邪之所凑，其气必虚”，“正气存内，邪不可干”，故治疗既要重视清热解毒、祛除风热之毒，又要重视健脾益气、扶助正气。

外用药偏方

蒜瓣治扁平疣

【原料】大蒜适量。

【用法】将大蒜去皮，蒜瓣切成与疣的大小相同的薄片，用胶布将蒜片固定在疣上。每日早、晚各更换1次，2周左右见效。

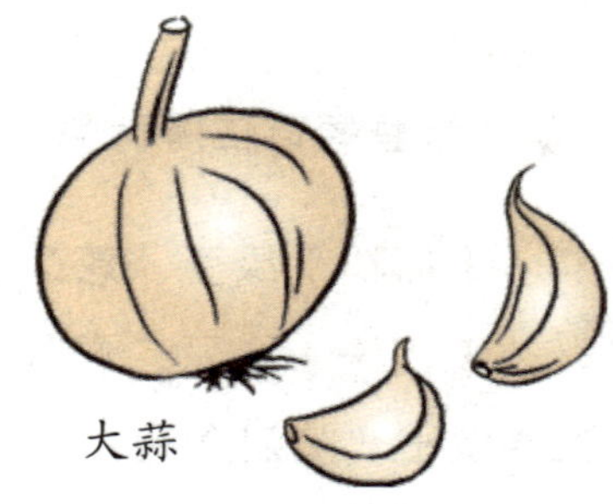
大蒜

【功效】杀灭病毒。适用于扁平疣。

【附注】大蒜里含有大蒜精油、大蒜素等成分，大蒜精油具有较强的杀灭细菌作用，也有一定的杀病毒能力。此外，大蒜还具有激活免疫细胞的功效，能增强人体的正气，促进免疫细胞加快杀灭扁平疣的病毒。

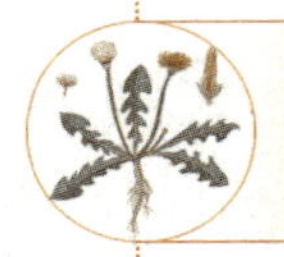

疮疖，蛋清治疗，一治一个准

疖是指单个毛囊和皮脂腺的急性化脓性炎症，多因局部皮肤破损后感染金黄色葡萄球菌所致。从病程看，分为初起期、成脓期和溃后期三个阶段。具有色红、灼热、疼痛、突起根浅、肿势局限、多在3～6厘米、出脓即愈的特点。疖随处可生，尤以头、面、颈、背等毛囊较多的部位更易发生。任何季节都可发生，发于酷暑者，称为暑疖。

中医学认为，疖可因外感六淫之邪，侵入人体，郁于肌表，气血凝滞而成；或因过食肥甘厚味、辛辣之品等，湿热郁遏于肌肤而致；也可因内脏燥热，加上肝郁化火形成。此外，肌肤受到外来伤害后，也可影响气血运行，壅遏成病。常用治法有清热解毒、清暑化湿、健脾益气、滋补肝肾等。

外用药偏方

蛋清治疮疖

【原料】新鲜鸡蛋1枚，脱脂棉、胶布各适量。

【用法】新鲜鸡蛋用水洗干净后，放在一只倒了白酒的碗里浸泡，15分钟后取出来；在长疮疖的地方铺上一层脱脂棉，略大于炎症范围；用筷子在鸡蛋两端各打一个小孔，让蛋清流在脱脂棉上，

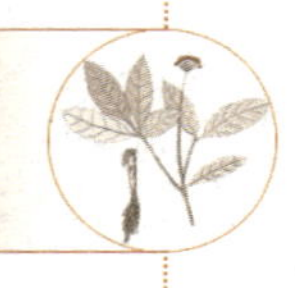

等脱脂棉均匀吸饱蛋清后，再用胶布固定。

【功效】杀菌止痛。适用于治疗疮疖。

【附注】新鲜蛋清中含有溶菌酶，它能溶解破坏细菌的细胞壁，从而杀死细菌，所以用蛋清外敷，能很快地治好疖子。把鸡蛋泡在白酒里15分钟，是为了杀灭蛋壳上的细菌，避免在打破蛋壳倒蛋清的时候细菌混入蛋清里。

温馨提醒

湿热内盛之体特别易生疖肿，患本病后忌食辛辣燥热的食物和油腻、海腥等发物，宜食清热、解毒、凉血作用的食物，如绿豆、西瓜、菊花、芹菜等，还要注意个人卫生，勤洗澡，勤换衣，勤理发，保持疮口周围皮肤的清洁。若已成脓，尤其是面部的疖肿，切忌自行用力挤压排脓和防止碰伤，以免毒邪内陷，引起严重后果。对于溃后久不愈者，应及时治疗全身疾病，以增强体质，促进疮口的愈合。

脚气，生姜、食盐、陈醋泡脚让你走路更神气

脚气又名足癣，是一种浅部真菌感染所致的常见皮肤病，有较强的传染性，可分为干性和湿性两种类型。干性脚气的症状为脚底皮肤干燥、粗糙、变厚、脱皮、冬季易皲裂等；湿性脚气的症状是脚趾间有小水疱、糜烂、皮肤湿润、发白、擦破老皮后可见潮红、渗出黄水等。二者均有奇痒的特点，也可同时出现，反复发作，春夏加重，秋冬减轻。一般来说，如果上医院看脚气，医生大多数都是开西药达克宁给患者。达克宁对付脚气真菌效果良好，一抹就好，但停一个星期又会复发，时间长了，会大大加

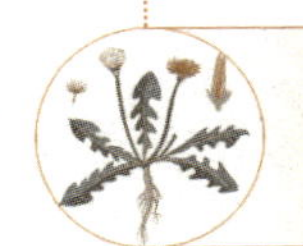

重患者的痛苦。用小偏方生姜、食盐、陈醋泡脚简便易行，且可根除脚气，不留后患。

中医学认为，本病多因饮食失调，脾胃受伤，或肾精亏虚，感受水湿之气等内外因所致，且二者常为因果。膳食疗法多以培补脾肾、祛邪利湿为主要方法。

外用药偏方

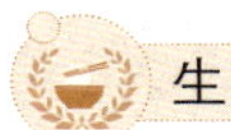

生姜食盐水

【原料】生姜100克，食盐50克，陈醋100毫升。

【用法】生姜、食盐加清水约两大碗煮沸10分钟，倒入洗脚盆里，待其自然冷却至脚能接受的温度，加陈醋，泡脚30分钟，每日1次。3～7次可见好转，但要让脚部皮肤恢复光滑，就需1～2周。为了保证根除，最好能坚持4周。

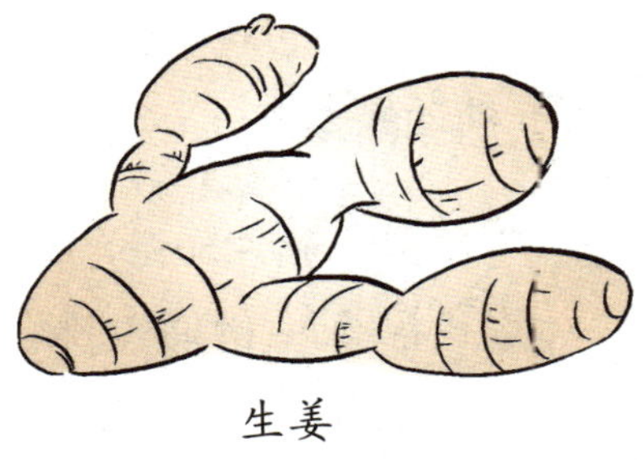

生姜

【功效】杀菌消毒。适用于脚气、脚臭。

【附注】生姜、食盐、陈醋这3种材料都有杀菌作用，单独使用杀菌效果并不强，联合起来却可以起到很强的杀菌效果。最好连泡1个月以上，因为短时间内无法完全清除脚上的真菌，有些真菌藏在脚趾缝里，这也是脚气反复发作的原因之一。治脚气要有耐心，就算脚气看上去似乎好了，也应该继续泡1个月，这样才能彻底治好，不留后患。

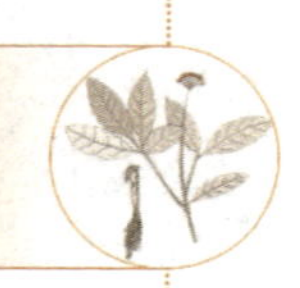

足跟干裂，猪油拌蜂蜜远离足痛

手足皲裂这个病好发于中老年人身上，尤其是在秋冬天容易出现。由于中老年人身体衰老，器官老化，皮下腺体分泌的油脂减少，手足的皮肤缺少油脂滋润，再加上秋冬季气候干燥，皮肤水分容易挥发，就容易出现手足皲裂了。

外用药偏方

猪油蜂蜜膏

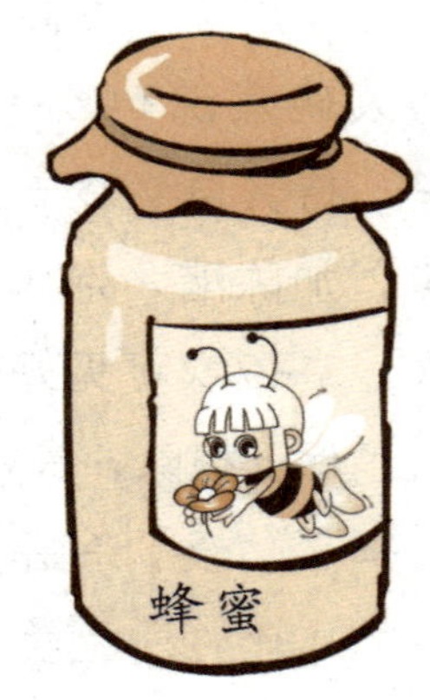

【原料】猪油30克，蜂蜜70克，醋适量。

【用法】将猪油煮沸，稍冷却但未凝固时，与蜂蜜调匀；使用前先用热水加少量醋浸泡裂口处约20分钟，再刮去裂口附近的死皮，将猪油蜂蜜膏涂在裂口处，如裂口深，则尽量将口子填满，一般3～7日痊愈。

【功效】滋润肌肤，抗菌消炎。适用于足跟干裂。

【附注】猪油俗称板油，性凉，味甘，具有补虚润燥、解毒通便、祛风杀虫的功效，内服可治体虚、脏腑枯涩、大便不利、燥咳等，外用则能滋润肌肤，治皮肤皲裂、外伤肿胀；蜂蜜性平，味甘，既能润燥，又有抗菌消炎、保护创面、促进细胞再生、促进伤口创面愈合之效。两者合用，就能起到既补充皮肤油脂，又促进裂口迅速愈合的效果了。

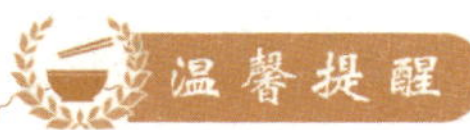

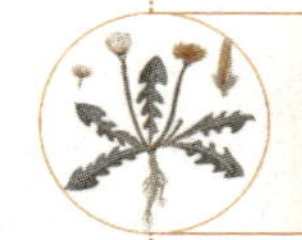

预防秋冬季的手足皲裂有以下几个注意事项：一是要注意好手足保暖，尤其是气温低的时候要穿戴好手套、袜子；二是要减少冷水洗手的次数，少用碱性强的肥皂、药皂洗手，以免进一步减少手足的皮脂数量；三是在气温低时，应注意每天用热水浸泡手脚，以补充皮肤水分，加强血液循环，保证皮脂腺的正常功能。